rororo

ro
ro
ro

FRANCA PARIANEN

HERZ, HIRN UND HORMONE

Wie Kortisol, Testosteron und Co unser Leben steuern und warum sie besser sind als ihr Ruf

Rowohlt Taschenbuch Verlag

Dieser Titel ist eine vollständig überarbeitete und gekürzte Ausgabe des 2020 bei Rowohlt Polaris von Franca Parianen erschienenen Titels «Hormongesteuert ist immerhin selbstbestimmt».

Veröffentlicht im Rowohlt Taschenbuch Verlag,
Hamburg, März 2023

Covergestaltung zero-media.net, München
Coverabbildung Eugene Mymrin/Getty Images
Satz aus der Proforma
bei CPI books GmbH, Leck
Druck und Bindung GGP Media GmbH, Pößneck
ISBN 978-3-499-01021-7

Die Rowohlt Verlage haben sich zu einer nachhaltigen Buchproduktion verpflichtet. Gemeinsam mit unseren Partnern und Lieferanten setzen wir uns für eine klimaneutrale Buchproduktion ein, die den Erwerb von Klimazertifikaten zur Kompensation des CO_2-Ausstoßes einschließt.
www.klimaneutralerverlag.de

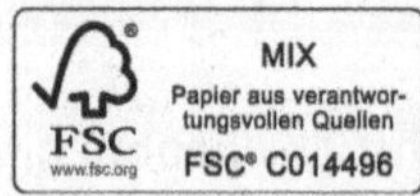

INHALT

EINLEITUNG: VOR DER REISE

WAS BISHER GESCHAH

«Der Brief ist so lang geworden, weil ich keine Zeit für einen kürzeren hatte.»

(MÖGLICHERWEISE BLAISE PASCAL)

Abstand zum eigenen Text zu gewinnen wird deutlich erleichtert, wenn einem eine Pandemie dazwischenkommt. Insbesondere, wenn am Erscheinungstag sämtliche Buchläden schließen. Sie wissen schon, in jener wilden Anfangsphase der Corona-Pandemie, als Leute ähnlich wenig Masken trugen wie heute, aber dafür ihr Telefon sehr sorgfältig mit Rasierwasser abwischten. Die Welt hatte Wichtigeres zu tun, als sich um unsere Pläne zu kümmern, und auch Buchmessen erschienen plötzlich wie eine ziemlich fragwürdige Idee. («Und wenn man die Bücher auch mit Rasierwasser abwischt?») Mit jedem Anruf, den ich bekam, purzelten Vorträge und Pressetermine aus dem Kalender, und so wurde aus der Lesereise zu «Hormongesteuert ist immerhin selbstbestimmt» noch im Fahren ein lustiger Tagesausflug. Immerhin mit Sekt anstoßen konnten wir noch auf das Buch, aber danach saßen wir erst mal in Quarantäne. Die Welt stand still. 2020 eben.

Mehrere Jahre Pandemie und beunruhigend viele Weltereignisse später ist zwar nichts vorbei, aber alles anders, und ich habe noch mal die Gelegenheit, mein Buch aus dem Regal zu nehmen. Zeit, den Laptop aufzuklappen und daraus eine ganz neue Ausgabe zu machen – die halten Sie gerade in den Händen.

Seit dem ersten Erscheinen ist schließlich einiges passiert. Spätestens jetzt haben wir alle unsere Stresshormone entdeckt – und wie es sich anfühlt, wenn sie keine Pause kriegen. Oder wie stark das, was unseren Körper angreift, auch auf unser Gehirn wirkt. Ein kollektiver Crashkurs in Sachen Zerbrechlichkeit. Worüber wir dagegen viel zu wenig gelernt haben, ist Resilienz (aber dazu später mehr). Anderswo haben wir im Chaos unsere Hormone eher laufen lassen – dank Homeoffice konnten Jugendliche länger ausschlafen, einige Väter waren zum ersten Mal mit ihren Kleinkindern zu Hause. Und wenn Sie nicht gerade ein Buch darüber schreiben mussten, war das genug Zeit, für sie und Ihre Partner*innen um alles an unserem Leben und Arbeiten infrage zu stellen, genauso wie den ganzen Rest. Gleich nachdem wir alle unseren Impfpass und unsere Konzentration wiedergefunden hatten (letztlich war beides hinter dem Sofa).

Aber auch auf der politischen Bühne toben die Themen um Hormon und Hirn. Die Diskussionen um Sex und Gender werden mit jeder Woche lauter und im Ausgleich schlechter informiert. Was wiederum jenen nutzt, denen es dabei ohnehin nie um Information ging.

Die Sorge ums Testosteron befeuert YouTube-Videos,

und in den USA befeuert unser Unwissen in Sachen Uterus die Angriffe auf reproduktive Rechte. Auf TikTok sagt alle elf Minuten ein Influencer was Komisches über Serotonin. Es sind aufregende Zeiten für uns – und unsere Hormone –, in denen wir dringend Informationen brauchen. Allein schon, um der Desinformation etwas entgegenzusetzen. Denn, was sich in der Zwischenzeit nicht geändert hat, ist das Maß, in dem wir Hormone falsch verstehen. Ganz im Gegenteil.

Zum Glück gibt es seit der letzten Veröffentlichung brandneue Studien, überraschende Ergebnisse und ja, auch Neues zur Pille für den Mann. Beziehungsweise – viel zu lang Vernachlässigtes zur Pille, mit der sich der Rest der Weltbevölkerung seit Jahrzehnten rumschlägt.

Die Neuauflage ist eine Chance, über all das Neue zu reden, genauso wie das große Ganze, das man jetzt viel besser sieht, und die Ideen, die man am liebsten beim ersten Mal schon gehabt hätte. So, wie einem die richtig guten Antworten auch immer erst dann einfallen, wenn man schon wieder zu Hause ist und unter der Dusche. Nur kann man dann nicht mehr zurück. Hier schon. Also dann, ein Buch, wie eine Unterhaltung, in die man gern noch mal eintauchen würde, mit allem, was man weiß, drei Jahre später. Mit netter Gesellschaft, Snacks und Wein. Das Cover ist auch viel schöner.

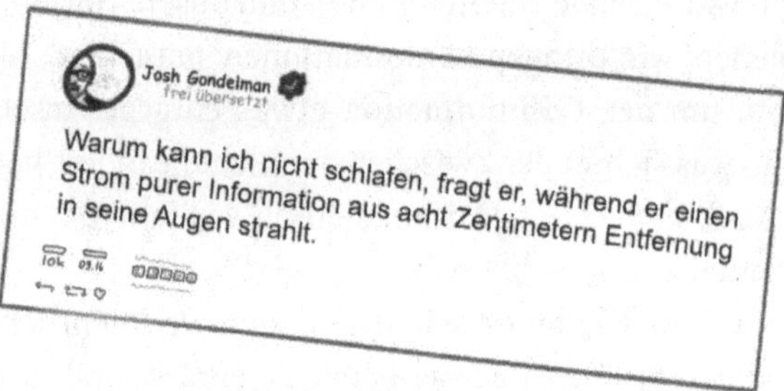

Ein paar echt gute Gründe, über Hormone zu reden, und ein paar andere, warum wir's trotzdem nicht tun.

Was meint er denn damit? Juliette dreht sich zur anderen Bettseite und strahlt ihrem Freund den *Twitter*-Feed ins Gesicht. Leo zuckt die Schultern, rückt sein Kopfkissen zurecht und wendet sich wieder seinem eigenen Handy zu. In seinem Kopf fragt sich unterdessen ein ganzes Hormonsystem, warum es nicht dunkel wird. Es kennt weder Handys noch soziale Medien. Aber es weiß, dass die Stäbchen im Auge immer noch Licht melden. Genauer gesagt: blaues Licht, denn das ist es, was Bildschirme absondern. Es signalisiert: helllichter Tag. Um drei Uhr nachts. Melatonin wird langsam nervös. Leo braucht den Schlaf zum Regenerieren. Für emotionale Aufarbeitung! Nichts Dramatisches –

irgendjemand hat seine E-Mail nicht beantwortet, aber das Hirn meint, Leo neigt zum Selbstmitleid. So oder so funktioniert das Aufarbeiten nicht ohne eine Tiefschlafphase. Wenn dagegen tatsächlich noch die Sonne scheint, müsste das Melatonin wahrscheinlich den Sommer einleiten. Keine leichtfertige Entscheidung, weil es dadurch Sexhormone, Stimmung und Immunsystem mit reinzieht. Nervös zieht es die Stirn in Falten. «Übrigens …», das Wachstumshormon knufft ihm Energieriegel-kauend in die Seite, «…die Tagschicht beschwert sich auch ständig. Der Typ bekommt nicht genug Sonnenlicht! Darum ist er ständig so unterkühlt und schmerzempfindlich. Sein Serotoninspiegel ist der Horror!» Melatonin zieht ungläubig die Augenbrauen hoch. «Hochsonne bis drei Uhr nachts, und er hat Lichtmangel?» Grimmig beugt es sich wieder über seine Monitore. «Womit haben wir es hier nur zu tun?»
In dem Moment kommt Kortisol mit eiligen Schritten um die Ecke: «Also ihr könnt hier jetzt erst mal einpacken. Das Gehirn hat ein Klingelgeräusch gehört, das es an Arbeit erinnert hat. Ich hab alles wieder hochgefahren, und wir spielen jetzt ein Medley aus ‹Sorgen von morgen›.»
Vier Stunden später wird Leo von seinem Wecker aus dem Schlaf gerissen. «Bah, ist das kalt hier … und warum hab ich nur solche Kopfschmerzen?»

Leo wird das Rätsel des verlorenen Schlafes heute nicht mehr lösen. Genauso wenig wie das der Kopfschmerzen oder der allgemeinen Grummeligkeit. Sonst wüsste er, wer da mitentscheidet, ob wir Typ Eule sind oder Typ Lerche oder mehr so chronisch zerrupfter Spatz.

Er wüsste, dass bei allem, was Kopf und Körper verbindet, wahrscheinlich ein Hormon beteiligt ist, das mit Herz und Nieren per Du ist und von seinem Gehirn intimste Informationen erhält: über seine Sexualität bis hin zu noch viel intimeren Themen wie seinem eigentlichen Stresslevel. Und er wüsste, dass diese Hormone dabei längst nicht nur *Boten*stoffe sind, sondern unser Gehirn aktiv mitgestalten. Mitentscheiden, wie schnell wir reagieren; wie stark wir fühlen; was uns begeistert, beruhigt oder Angst macht ... und ob wir darauf mit dynamischer Problemlösung reagieren oder uns sicherheitshalber erst mal tot stellen (mehrere Hormone halten das für eine gute Idee). Als offizielle Schnittstelle zwischen Geist und Körper verbinden Hormone Medizin mit Psychologie, Umwelt mit Politik und Arbeitsrecht mit Reizdarm. Sie sind *das* Thema für Menschen mit Entscheidungsschwierigkeiten.

Aber obwohl wir ahnen, dass sich Körper und Geist irgendwo treffen und zusammen was trinken gehen, wissen wir erstaunlich wenig über diesen Ort oder das, was sie sich dabei erzählen. Was wir noch weniger wissen, ist: warum eigentlich? In unserer Vorstellung wabern die Hormone schließlich ziemlich planlos durch unser Hirn, grätschen ständig wichtigen Gedanken dazwischen, bleiben mit dem

Fuß an irgendeinem Kabel hängen und reißen Stecker aus der Wand, sodass wir plötzlich im Dunkeln stehen. («Mein klares Denken war doch gerade noch da?») Aber auch wenn wir «hormongesteuert» gern als Synonym für «hirnlos» benutzen – ohne Hormone wäre unser Gehirn langfristig vor allem eins: aufgeschmissen. Schlaf-, lieb- und motivationslos.

Wir haben also viele gute Gründe, über Hormone zu reden. Fragt sich nur, warum wir es nicht tun? Bei unserer Entscheidungsfindung stellen wir uns fast nie vor, den Teil des Körpers miteinzubeziehen, der sonst zum Herabsenken der Hodensäcke zuständig ist. Oder für die Wanderbewegung von Eibläschen. Und diese Einstellung trifft sich gut mit dem Verhalten der Wissenschaft: Auch die tendiert beim Thema Hormone bis jetzt vor allem zum «Nicht-darüber-Reden» (erste Regel des Hormonklubs). Also zumindest nicht in der Öffentlichkeit. Denn das ist unsicheres Gelände, und Wissenschaftler sind beruflich verpflichtet, so was zuzugeben. Darum liefern sie uns auch keine klaren Take-home-Messages oder zitierfähige Instagram-Kacheln, sondern eher Sätze wie «Metaboliten von Progesteron, speziell Allopregnanolone, modulieren GABA(A)-Rezeptoren, was in einigen Fällen zu angstlösenden, in anderen zu nervös reizbaren Effekten führt»[1] – was uns dann eher mit Take-home-Questions zurücklässt. Oder mit der Herausforderung, daraus eine vernünftige Botschaft zu basteln. («Ah, schreib einfach, Progesteron macht Stimmung!») Immer auf die Gefahr hin, dabei Mythen und Missverständnisse zu produzieren. Die Verkürzung Progesteron = Stimmung wird z.B. sehr explosiv, wenn man anmerkt, dass das gleiche Hormon mit dem Zyklus schwankt. Man könnte hinzufügen, dass es auch auf Männer wirkt, aber da reden schon wieder alle durcheinander.

Hormondebatten tendieren dazu, aus dem Ruder zu laufen, und das ist noch ein Grund, warum wir selten über sie reden: Die regen immer alle so auf. Also überlassen wir das Thema lieber der Medizin, den Ernährungswissenschaften und der Abteilung *Selbstoptimierung und Co KG.* Hin und wieder Büchern mit den Titelbegriffen «Mars» und «Venus». So muss niemand an Hoden denken. Und das ist doch eine Win-win-Situation. Für den Rest können wir ja einfach diese Strategie fahren:

Solange Männer nicht zugeben, dass sie Hormone haben, müssen Frauen das auch nicht.

Problem gelöst. Oder? Ehrlich gesagt: nein. Aus mehreren Gründen.

Blöderweise heißt das nämlich nicht, dass die gesellschaftliche Debatte anderswo nicht schon in vollem Gange ist. Nur lauter und weniger informiert. Schließlich sind Hormone viel zu faszinierend, um nicht darüber zu reden. So sammelt sich immer mehr Krimskrams im Schrank unseres Hormon-Weltwissens, und weil wir ihn nie ausmisten, müssen wir uns auf der Suche nach Antworten immer wieder neu hindurchwühlen. Stapelweise veraltete

Konzeptideen, angestaubte Sexualkundemodelle und liebgewonnene Mythen. («Wenn man sich *so* hinstellt, wird man von Testosteron durchflutet.»)

Im Zweifel stürzt einem dann *alles* entgegen, und man muss die ganzen nervigen Klischees erst wieder reinstopfen und die Tür zudonnern in der Hoffnung, dass sie nie wieder aufgeht. Aber wenn wir Pandoras Bücherschrank einfach erschrocken zunageln (mach ich mit all meinen unordentlichen Schränken), dann gelangen wir erst recht nicht an bessere Antworten.

Dabei könnten Hormone Vorurteile nicht nur bestätigen, sondern auch damit aufräumen. Wussten Sie z. B., dass Östrogen die männliche Sexualität mitformt? Und dass Stresshormone auch zur Resilienz beitragen?

Zu all dem kommen wir noch, und das ist ein weiterer guter Grund, um über Hormone zu reden. Idealerweise auf eine Art, die uns statt Klischees lieber Antworten bietet, auf all die drängenden Fragen, die früher mal tabu waren, aber heute endlich aufs Tapet kommen: Sex, Liebe und Burn-out. Konzentrationsschwierigkeiten, Aggression und Ängste. Periode, Schwangerschaft, Kinderwunsch oder der Wunsch, Kinder mindestens drei Armlängen von uns fernzuhalten. Männer, Frauen, wir alle dazwischen. Wenn es um Hormone geht, hat fast jeder eine Geschichte dazu zu erzählen und die ein oder andere unbeantwortete Frage. Manchmal auch ein mulmiges Gefühl in der Magengegend. Wenn wir Hormone ignorieren, macht uns das also nicht gerade rationaler. Im Gegenteil: Wir verzichten damit auf alles, was uns mit unseren Fragen hilft. Oder mit dem mulmigen Gefühl. Genauso wie auf jede Menge Tipps, Tricks und Werkzeuge, die wir noch nicht kennen. Zuletzt fehlt uns damit ein Bewusstsein für die Katastrophen, an denen wir mit unserem Hormonunwissen nur knapp vorbeischlittern. Denn, dass wir viel zu wenig über Hormone wissen, hält uns Menschen selten davon ab, alles Mögliche damit anzustellen. Ob wir den Schlafrhythmus über Schichtarbeit aushebeln, Hormone in Pillenform einnehmen oder hormonelle Wirkstoffe durch Industrie, Landwirtschaft und Abwässer so weit in der Weltgeschichte verteilen, dass sie längst auf dem Grund des Ozeans sind.[2] Komischerweise wird man bei *den* Themen viel seltener von Debatten erschlagen, sondern höchstens von dröhnendem Schweigen.

Das geht immer ein bisschen unter bei der ganzen hormonellen Balance-Abnehm-Selbsthilfe-Sache: Beim Thema Hormone ist das Private durchaus politisch. Aber auch dann reden wir über Hormone zu leise, zu laut und fast immer voll am Thema vorbei. Beispiel gefällig?

UNSER PARADOXES VERHÄLTNIS ZU DEN HORMONEN. EIN BEISPIEL

Es gibt vielleicht keine bessere Geschichte, um unser merkwürdiges Verhältnis zum Hormon zu illustrieren, als die von zwei Staatschefs im Januar 2018, die gar nichts und gleichzeitig alles miteinander zu tun haben.

Die eine Hälfte der Geschichte beginnt mit der neuseeländischen Premierministerin Jacinda Ardern, die zu diesem Zeitpunkt eine Sensation verkündet: Sie ist schwanger. Ein absolutes Novum für den Großteil der Welt – schwanger und gleichzeitig Staatschefin sein, das hat vor ihr nur Benazir Bhutto in Pakistan geschafft. 800 internationale Zeitungen berichten und eine *Daily-Mail*-Kolumnistin wirft ihr Betrug am Wähler vor. Der Südwestrundfunk nennt sie «kugelrund».

Fast zur gleichen Zeit wartete die Welt auf Donald Trumps ärztliche Untersuchung, die ihm zur allgemeinen Enttäuschung geistige Gesundheit bestätigt. Was dabei allerdings völlig unterging, war ein Nebensatz: Trump nimmt gegen Haarausfall Propecia, ein Medikament mit dem Wirkstoff Finasterid. Die Inspiration dafür bildete eine Gruppe Menschen in der Dominikanischen Republik, die Guevedoces. Der Name lässt sich grob übersetzen mit «Penis mit zwölf», denn die Guevedoces entwickeln erst in der Pubertät die äußeren Geschlechtsorgane – Penis und Hoden. Wenn wir später zu dem Thema Gender kommen, verstehen wir vielleicht sogar, warum, was das für ihre Identität bedeutet oder unseren Glauben an die Idee von *zwei* Geschlechtern. Für den Moment reicht es zu wissen, dass den Guevedoces genetisch bedingt ein Enzym fehlt, das Testosteron in sein ungemein stärkeres Alter Ego Dihydrotestosteron verwandelt, das wiederum die Ausbildung der männlichen Geschlechtsorgane steuert, aber auch bei Haarausfall und Prostataproblemen seine Finger im Spiel hat. Als die Pharmaindustrie von diesem Phänomen erfuhr, reagiert sie fix und produzierte ein Medikament, das das Enzym bei *jedem* ausschalten kann – gegen Prostataprobleme ... oder eben Haarausfall. Die Einführung wird in den Medien gefeiert als: «Viagra für die Kopfhaut» oder «Lebensfreude aus dem Labor»[3].

Inzwischen nehmen es eine ganze Menge Männer. Und das mit ziemlich weitreichenden Folgen![4,5] Weil im Hormonsystem alles mit allem zusammenhängt, wirkt Finasterid nicht nur auf Dihydrotestosteron, es senkt auch den Testosteronspiegel, lässt Östrogen ansteigen, verändert ein paar entscheidende Rezeptoren ... Zu den häufigen Nebenwirkungen gehören (irreversible) Erektions- und Ejakulationsstörungen oder Brustwachstum. Die Nutzer berichten aber auch von Antriebsschwäche, Reizbarkeit, kognitivem Nebel und schleppenden Gedanken.[6,7] Das Ausmaß ist schwer zu beziffern, denn eine unabhängige Ärztekommission stellte substanzielle Fehler in allen entsprechenden Studien fest. Aber jetzt schon warnt das Bundesinstitut für Arzneimittel vor Depressionen, verminderter Libido und Angststörungen – und schließt sich damit Warnmeldungen aus 19 weiteren Ländern an.[8] In Deutschland und den USA laufen Klagen von Patienten.

Zusammengefasst bringt Finasterid, wie es der abgewählte amerikanische Präsident nimmt, nicht nur das Gleichgewicht der Sexhormone komplett durcheinander, sondern offenbar auch uns. Trotzdem haben nur ein paar Zeitungen das Thema aufgegriffen («Warum Sie sich das Haarwundermittel trotzdem nicht sofort besorgen sollten»). Öffentlich diskutiert wurde allerdings nur die Schwangerschaft von Jacinda Ardern. Dabei wirken Schwangerschaften auf Dauer nicht annähernd so ominös auf Kopf und Körper wie Finasterid – selbst wenn sie auch Brustwachstum verursachen.

Das ist unser Umgang mit Hormonen: Wir machen uns gleichzeitig zu viel *und* zu wenig Sorgen um sie. Zu viel um das, was die Hormone ohnehin seit Millionen von Jahren tun («Und du sagst, am Ende entsteht dabei ein Baby?»), zu wenig über unsere eigenen bedenklichen Ideen («Solange sie Haare machen, ist mir alles egal!»). Am Ende sind diese beiden Geschichten ein gutes Beispiel, warum man beim Hormonthema ziemlich oft die Fernbedienung an die Wand werfen möchte. Und wenn das kein guter Grund zum Schreiben ist, dann weiß ich auch nicht.

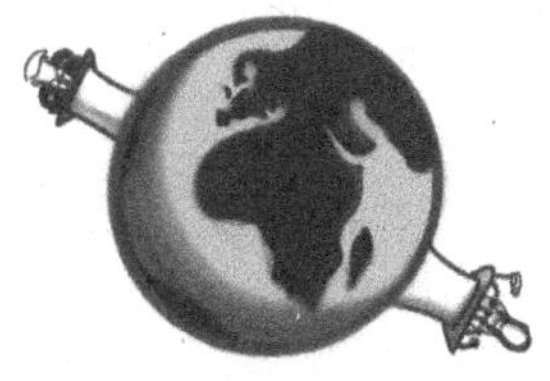

TEIL 1

THE BASICS: WAS MACHEN MEINE HORMONE EIGENTLICH DEN GANZEN TAG?

Also denn, ein Hormonbuch. Wenn wir uns dem Thema Schritt für Schritt nähern, kann ja eigentlich nichts schiefgehen. Wir fangen mit den W-Fragen an, gehen weiter zu den Hormoneffekten des Alltags, bis hin zu den hormonellen Schwankungen über die Zeit und das Leben. Und von dort aus dann zum Teil der Strecke, an dem es wirklich wackelig wird: die hormonellen Wirkstoffe und wo sie sich verstecken. Zeit, diese ganze Hormonlandschaft zu entdecken und dabei «Oh» und «Ah» zu sagen. Oder wahlweise auch «Oh Gott!».

DIE WICHTIGSTEN FRAGEN

Fangen wir mit den W-Fragen an. Wer oder was sind Hormone? Wo kommen sie her, wie arbeiten sie? Wobei wir als Erstes klären sollten, woher wir überhaupt etwas darüber wissen.

WOHER WISSEN WIR DAS, WAS WIR WISSEN?

Der Weg zum Hormon ist lang, steinig und überrannt von etwas zu begeisterten Wissenschaftler*innen. Aber er kann uns schon mal etwas Wichtiges erzählen: Keine Hormone sind auch keine Lösung.

Weil Hoden außen am Körper angebracht sind und Menschen neugierig und ein bisschen doof, haben wir zuallererst damit experimentiert, was passiert, wenn man Hormonpfade zerstört. Kastriert wurde fast immer und überall und in einem Ausmaß, das unseren Ruf als intelligente Spezies deutlich infrage stellt. Dabei fiel allerdings schon den alten Griechen auf, was für massive Folgen so ein kleiner Eingriff im Lendenbereich haben kann: fehlender Bartwuchs, schwindende Muskeln und geringe Libido. Außerdem – weil Hormone auch die Knochendichte beeinflussen – ein schmerzhafter Hang zur Osteoporose.[9] Im Vatikan sangen Kastraten noch bis ins letzte Jahrhundert hinein (da Frauen auf der Bühne nicht erlaubt waren), und es ist schon beeindruckend, wozu Männer bereit sind, bevor sie sich zu Gleichberechtigung durchringen.

Hoden leben also gefährlich, immer und überall. Aber sie werden auch gefeiert oder gleich verspeist, auf Brot oder mit Honig. Der Kölner konsumiert seine pulverisierten Schweinehoden schon seit Jahrhunderten mit Rotwein.

Auch die Rolle anderer Hormone für unsere Gesundheit haben wir weitaus früher entdeckt als die Moleküle selbst. Die alten Ayurvediker z. B. verorteten die Chakren ziemlich genau auf der Höhe der Hormondrüsen (und ein paar entscheidender Nervengeflechte),[10] während Hippokrates lange vor der Entdeckung der Bauchspeicheldrüse untersuchte, was passiert, wenn wir nicht mehr auf sie zählen können – nämlich eine Erkrankung, die er am süßlich schmeckenden Urin diagnostizierte. In Indien hätte man angemerkt, dass derselbe Urin auch Ameisen anzieht. Aber erklären konnte man das damals weder in Indien noch Europa. Geschweige denn behandeln.

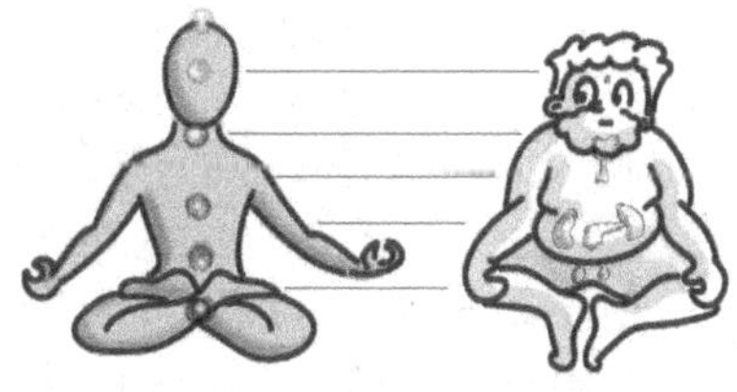

Echte hormonelle Durchbrüche sind uns erst gelungen, als wir es ein paar Hundert Jahre später geschafft haben, Hormone wieder aufleben zu lassen. Ein Göttinger namens Arnold Berthold macht 1850 den Anfang mit einer völlig neuen Idee: Eier wieder drannähen! Und zwar an Hähne. Obwohl die Nervenbahnen sich nicht wieder verbanden, hatte allein die Anwesenheit der Hoden einen einleuchtenden Effekt: Auf einmal erstrahlt der Kamm und das morgendliche Krähen kommt zurück, genauso wie Imponiergehabe, Hahnenkämpfe und ein gesundes Interesse an Hennen (Testosteron in der Nussschale). Es musste also noch einen anderen Verbindungsweg als Nerven geben. Merke: Das Erste, was uns an Hormonen aufgefallen ist, ist, wie doof es ist, wenn sie fehlen. Und das Zweite: Wie schön es ist, wenn sie zurückkommen.

Blöderweise geht der Professorentitel dann aber nicht an unseren Göttinger, sondern an seinen eifersüchtigen Kollegen. Darum muss die Hormonforschung noch 50 Jahre warten, bis zum Anfang des letzten Jahrhunderts, als den Physiologen Starling und Bayliss ein ähnliches Kunststück mit der Bauchspeicheldrüse gelingt. Die geben unserem Kind dann auch endlich einen Namen: «Hormone». Vom griechischen Wort für «antreiben, in Bewegung sein».

Von da an überschlagen sich Wissenschaftler*innen fast auf ihrer Suche nach den Hormonen. Testen an Tieren, sich selbst und in mindestens einem Fall gleich noch am eigenen Sohn (Kontrollgruppen sind *so* wichtig). Eine Menge von ihnen bekommen Nobelpreise. Für die Synthese von Testosteron z.B., das vorher noch aus 15 000 Litern Urin extrahiert wurde – gespendet von der Berliner Polizei.

Mit der Entdeckung der Hormone rückt auch die Lösung um das Rätsel des süßlichen Urins endlich in greifbare Nähe. Sie wird händeringend erwartet, denn auch, wenn man die Krankheit dahinter inzwischen als «Diabetes» identifiziert hat, gibt es bislang keine Behandlungsmethode, als das Unvermeidliche, den Tod, etwas hinauszuzögern. Das gilt, bis 1921 ein Arzt von einer Idee aus dem Schlaf gerissen wird. Zusammen mit seinen Unterstützern macht Banting so ziemlich alles falsch, was man falsch machen kann, einschließlich der Schreibweise von «Diabetes». Trotzdem produzieren sie wenig später: Insulin. Kein *reines* Insulin. Als sie es dem ersten Patienten spritzen, leidet der neben seinem Delirium gleich noch an einer unangenehmen allergischen Reaktion. Aber elf durchgearbeitete Nächte später lebt er. Der Anwendung stand nichts mehr im Wege (ich hätte an dieser Stelle eigentlich gerne etwas über Langzeitfolgen und die Bedeutung longitudinaler Studien gesagt, aber es war wirklich keine Zeit).

Die Szene, die darauf folgte, ist so gänsehautauslösend, dass man sie am liebsten mit dramatischer Hintergrundmusik verfilmt sehen möchte: Sie spielt in einer jener langen Hallen, in denen diabeteskranke Kinder zu dieser Zeit aufgebahrt wurden, umringt von trauernden Familien. Dort gingen die drei Ärzte (Banting und seine Kollegen Collip und Best) mit dem lebensrettenden Elixier von Bett zu Bett, um es einem Kind nach dem anderen zu spritzen. Noch bevor sie am Ende ankamen, erwachten die ersten aus ihrem Dämmerzustand, und das, was vorher ein Trauerraum war, füllte sich nun mit Jubeln.

Einer der wunderbaren Aspekte der Hormonforschung ist der, dass Effekte mitunter sehr schnell sichtbar werden. Dann reicht eine Sekunde, um Herzen wieder zum Schlagen oder Augen wieder zum Sehen zu bringen. Und so werden Moleküle, die wir im Allgemeinen für Quälgeister halten, plötzlich zu lang ersehnten Wundern.

Aber noch etwas hat sich seitdem an unserem Verhältnis zum Hormon geändert: Banting sagte nach seiner Entdeckung «Insulin gehört nicht mir, Insulin gehört der Welt» und übergab die Patentrechte an diesem Menschheitswissen der Universität für einen symbolischen Dollar. Heute scheinen wir diesen Anspruch der Welt nicht mehr selbstverständlich zu finden. Weltweit fehlt vielen Menschen der Zugang zum Insulin. Die Universitäten haben die Weiterentwicklungsrechte an Pharmaunternehmen abgegeben, und die machen es vor allem in den USA so teuer, dass ein Viertel der Betroffenen ihre Dosis streckt. Immerhin hat Kalifornien gerade angekündigt, demnächst sein eigenes Insulin zu produzieren. Vielleicht erkämpfen wir uns die Hormone ja zurück.

Dass sich unsere Einstellung überhaupt so gewandelt hat, hat wahrscheinlich auch damit zu tun, dass die Wunder der Hormonforschung ziemlich oft in einer krakeelenden Nachhut untergehen, eine Pflugschar aus Quacksalbern und Scharlatanen. Direkt nach der Hormonentdeckung geht das Spektakel los. Frei nach dem Motto: «Wenn es in einem Organ ist, wird es schon gut für uns sein!» Schafsdrüsen-Extrakt durchs Taschentuch gefiltert? Hilft angeblich gegen Haarausfall und bringt bis zu 30 zusätzliche Lebensjahre. Hodenextrakt von Meerschweinchen? Hilft angeblich gegen alles! Brachte aber eigentlich niemandem irgendwas. Schon gar nicht den Meerschweinchen. Trotzdem beflügelte dieser Placeboeffekt einen ganzen Wirtschaftszweig und eine Fabrik direkt neben dem Central Park (heute zweifelsohne gentrifiziert zur Szenekneipe «Alte Meerschweinchenhodenquetscherei»). Dabei ist zumindest der speziesübergreifende Ansatz nicht ganz so doof, wie er klingt, denn Hormone sind ziemlich universell. Pferdehormone können Kaulquappen in Frösche verwandeln und Menschenhormone könnten es wahrscheinlich auch. (Wissenschaft. Wir probieren komische Dinge seit mindestens 1312.) Und weil auch die hormonellen Drüsen ziemlich universell sind, gibt es peinliche Bilder, auf denen wir sehen können, wie viele davon wir mit Fischen teilen.

Mit Fischen teilen Menschen nicht nur viele Hormone, sondern auch die entsprechenden Drüsen. Aber das ist nicht schlimm («Mein Eierstock kann mit Barschen reden?!»), denn je komplexer der Organismus, desto komplexer die hormonellen Effekte.

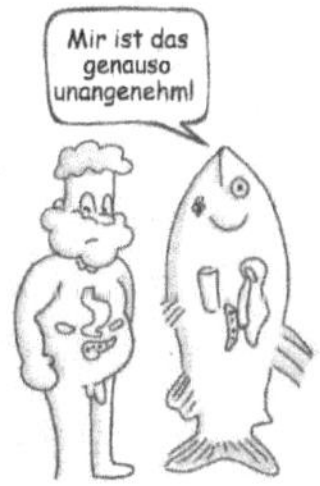

Viel fragwürdiger an den Hormonwundermitteln ist die Idee mit dem Verspeisen. Hoden z.B. produzieren zwar Testosteron, aber sie speichern es nicht. Um den Tagesbedarf eines Erwachsenen zu decken, müssten Sie sich mindestens 1,5 kg Bullenhoden aufs Butterbrot schmieren. Und das wird dann mit ziemlicher Sicherheit noch in der Leber ausgeschaltet. Aber bevor wir die Vergangenheit für rückständig erklären können, meldet sich aus dem Hintergrund ein Influencer zu Wort und möchte uns ein Hormon-Energie-Superfood für 349,99 Euro verkaufen (keiner der Inhaltsstoffe geht durch die Blut-Hirn-Schranke).

Aber bei all ihren Risiken und Nebenwirkungen hat die

Hormonforschung unterwegs eben immer auch viel zu viel Wunderbares hervorgebracht, um das Thema an den Nagel zu hängen: Wege, unser Immunsystem in die Schranken zu weisen, neue Angriffspunkte für psychologische Probleme. Allein der In-vitro-Behandlung entstammen aktuell ungefähr so viele Menschen wie die Schweiz bewohnen (Service: Die Einwohnerzahl liegt zurzeit bei um die 8,6 Millionen).

Der andere rote Faden der (pseudo-)wissenschaftlichen Hormonforschung ist ihre anhaltende Begeisterung für Sexismus. Denn wo Hoden seit Jahrhunderten über den grünen Klee gelobt werden, gelten Eierstöcke mindestens genauso lange als *suspekt.* Wenn Sie den alten Griechen glauben, können sie im Körper wandern und richten viel Schaden an, wenn sie sich dabei dem Gehirn nähern. Auch das könnte man für historisch-rückständig halten, aber dann mussten wir bei der Erfindung der Eisenbahn trotzdem noch mal diskutieren, ob man Frauen wirklich sicher auf 30 km/h beschleunigen kann. Das ist lustig – und nicht viel anders, als wir heute über Hormone reden. Sucht man auf *YouTube* nach Sexhormonen, findet man 37 000 Wege, um Testosteron zu steigern, und mindestens genauso viele, wie man Östrogen unterdrückt. «Klar, *YouTube*!», könnte man mit intellektuellem Augenrollen sagen, aber wenn man dann die Zeitung aufschlägt, steht im Feuilleton das Wort «Hysterie» – wörtlich ein «Uterusleiden», abgeleitet von den Sorgen unserer alten Griechen, und außerdem ein guter Grund, dieses Buch nach den Verfassern solcher Artikel zu werfen. Es ist schon ein bisschen ironisch, dass wir's geschafft haben, Hormone überwiegend zu einem Frauenproblem zu machen, nachdem wir 4000 Jahre lang Hoden erforscht haben.

Dabei sollte inzwischen klar sein: Hormone betreffen alle Geschlechter. Ihre problematischen genauso wie ihre wunderbaren Seiten. Beispielsweise sind es längst nicht nur die Hähne, die von einem Wiedererwachen der Hormone profitieren. Wenn man einer 100-Kilo-Sau, die eigentlich kein Östrogen mehr produziert, weniger als ein Milligramm davon verabreicht, weckt das in ihr eine Bandbreite sexueller Gefühle, von denen sie vermutlich nicht mal mehr wusste, dass sie sie mal hatte. Außerdem eine ehrliche Begeisterung für Textur, Geräusche und den Geruch eines Ebers. Und wenn ein Stoff Begeisterung für den Geruch eines Ebers weckt, dann muss er schon ziemlich magisch sein.

Also, wie funktioniert er?

WO KOMMEN HORMONE EIGENTLICH HER?

Hormone sind chemische Botenstoffe, Moleküle. Sie kommen von den Drüsen, und sie gehen über die Blutbahn fast überall hin.

Wenn Sie Ihre Hand an Ihren Halsansatz legen, direkt über dem Schlüsselbein, von dem Beautyzeitschriften meinen, das sei sexy, können Sie nicht nur Ihren Herzschlag, sondern auch ein kleines schmetterlingsförmiges Organ spüren: Ihre Schilddrüse. Hier werden u. a. die Hormone T3 und T4 hergestellt, die Ihren Kreislauf, Ihren Stoffwechsel, Ihre Knochendichte und die Herz- und Gehirnentwicklung mitregulieren. Die Schilddrüse braucht Jod, um gesund zu bleiben und diese Hormone herzustellen. Außerdem Q10, um sie zu aktivieren. Also das, worauf die Leute in der *Nivea*-Werbung immer so viel Wert legen. Q10 hält Menschen jung und Spermien beweglich, zumindest, bis es sich mit 35 nach und nach zu seiner Finca auf Mallorca zurückzieht, woraufhin Ihre Spermien anfangen, sich heimlich Bücher über die Menopause durchzulesen. Zum Thema Andropause gibt es ebenso wenig. (Aber freuen Sie sich auf mehr zum Thema «Hormonelle Stoffe in *Nivea*-Kosmetik» und «Liebling, meine Spermien ziehen sich zurück!» weiter hinten im Buch.)

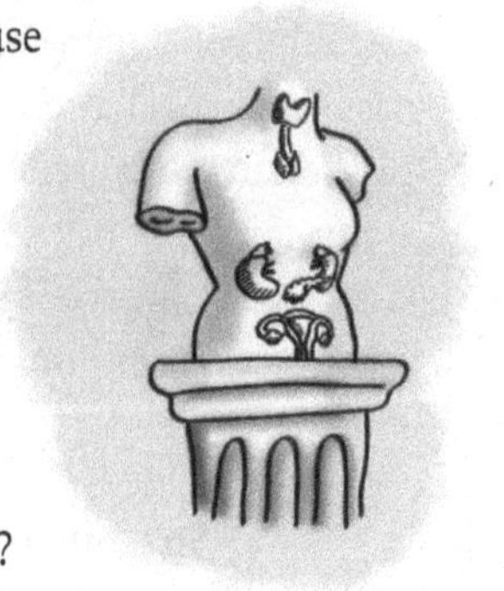

Welche Drüsen gibt es noch? Oben auf den Nieren, kurz unter dem Zwerchfell, wo man beim Joggen die Seitenstiche spürt, sitzen die Adrenaldrüsen. Hier wird sowohl das Stresshormon Kortisol produziert, das uns schlaflose Nächte bereitet, als auch jede Menge andere kribbelige Stoffe wie Adrenalin. Im Grunde die Reaktionen auf alles, was uns sprichwörtlich an die Nieren geht. Nicht immer nur negativ, sondern von Gänsehaut bis Schmetterlingen im Bauch. Ohne Adrenaldrüsen wäre *Titanic* ein völlig anderer Film und DiCaprio säße jetzt irgendwo im Trockenen. Würde aber wahrscheinlich immer noch niemanden über 25 daten. Hormone können eben auch nur mit dem Gehirn arbeiten, was da ist.

Die Bauchspeicheldrüse produziert an bekannten Hormonen eigentlich fast nur Insulin. Aber das ist mit seiner Hauptaufgabe «Blutzucker in die Zellen transportieren» immerhin so überlebenswichtig, dass von Hippokrates bis Banting alle versucht haben, ihm auf die Spur zu kommen.

Last but definitely not least: die Keimdrüsen. Auch Gonaden genannt, sprich Eier und Eierstöcke. Sie produzieren eine ganze Bandbreite an Hormonen mit sperrigen Namen wie etwa «luteinisierendes Hormon», das den Eisprung einleitet und auch an der Spermienproduktion beteiligt ist. Aber kaum jemand bekommt so viel Aufmerksamkeit wie die prominentesten Boten der Keimdrüsen: Testosteron, Östrogen und Progesteron.

Eigentlich sind die Drüsen nur der Ausgangspunkt für unsere Hormonentdeckungen. Ständig kommt was Neues hinzu. Die Gedärme. Die Plazenta. Selbst Knochen können Hormone herstellen. Heute kennen wir ungefähr 150 verschiedene Hormone – auch wenn viele Wissenschaftler*innen vermuten, dass es mehr als 1000 gibt –, und sie bilden ziemlich buchstäblich die Schnittstelle zwischen unserem Denken und unserem Körper. Also das, was wir für unser «Ich» halten, und seinen Anhang, den es zum Überleben braucht, obwohl er schnarcht. Wenn der Geist willig war und das Fleisch schwach, dann mussten mit ziemlicher Sicherheit die Hormone die schlechte Nachricht überbringen. Das könnte zwar auch das zweite wichtige Kommunikationssystem unseres Körpers erledigen, sprich, die Nervenbahnen, aber im Vergleich zu den Hormonen sind die so flexibel wie Lichtschalter: ein oder aus, immer dem Kabel nach. Dagegen können unsere Botenstoffe fast jede Zelle erreichen, auch viele gleichzeitig, und dort weit spezifischere Botschaften hinterlassen als ein kleines Funzeln. Wie kleine Dirigenten geben sie Prozessen ihren Auftakt, halten sie eine ganze Pubertät lang zum Spielen an, oder bringen sie mit einem Wink zum Schweigen. Am Ende entsteht eine hübsch koordinierte Komposition, weil sie den Streichern sagen, sie sollen sich nach der Tuba richten, und der Tuba, sie soll sich nach dem Takt richten, und dem Typen mit der Gitarre, er soll nach Hause gehen. Niemand weiß, wer ihn eingeladen hat.

So klopft das Herz, wenn die Gedanken rattern, und der Atem beruhigt sich, wenn Sie sich hinlegen. Am Ende des Tages bringen die Hormone dann auch gern noch Ihre Muskeln zum Erschlaffen, damit Sie Genie nicht bewusstlos durch die Gegend laufen. Alles, was Sie davon merken, sind zuckende Lider und hin und wieder mal zuckende Gliedmaße. Oder wann sind Sie das letzte Mal neben dem Bett aufgewacht?

WIE WIRKEN HORMONE?

Hormone können in ganz unterschiedlichen Geschwindigkeiten wirken. **Schnell** und direkt z. B., indem sie von außen an Zellen binden und dafür sorgen, dass die auf Aktivierung mehr oder weniger reagieren. Wie Dirigenten, die dem Geiger einen erwartungsvollen Blick zuwerfen (Aktivierung) oder ihn schon vorher mit einer Kuhglocke ausknocken (Hemmung). Oder **mittelschnell**, indem sie den Musikern sagen, zu welcher Seite des genetischen Codes sie vorblättern sollen. Sprich, indem sie über Transporterproteine in den Zellkern vordringen, und dort die Gene so lange anstupsen, bis die tun, was in ihnen geschrieben steht. So können Hormone Verbindungen verstärken, Rezeptoren einbauen und unser Gehirn aktiv mitgestalten, ganz besonders in Phasen, in denen unser Gehirn eh im Umbau begriffen ist, weil es zum Beispiel gerade wächst. Aber grundsätzlich hat unser Gehirn eigentlich immer die Fähigkeit, sich weiterzuentwickeln. Man spricht auch davon, dass es «plastisch» ist, statt einfach so rumzuliegen.

Poetischer formuliert verändern die Hormone so die Grundlagen unseres Denkens, Wesens und des ganzen Rests. Meistens in Form von Proteinen. Im Ergebnis wirkt dann das gleiche Hormon anders, je nachdem, ob es jung, alt oder Hans-Uwe trifft. Und ein Hormon, das sonst *uns* entspannt, entspannt während einer Geburt vor allem den Muttermund.

Oxytocin: «Also ich hab jetzt endlich alles auf den neuen Beziehungsstand umgestellt. Es hat eine Weile gedauert, aber mittlerweile haben wir den idealen Grad an Oxytocinausschüttung und eine Rezeptordichte von ... Wie? Was soll das heißen, ‹Sie hat mit ihm Schluss gemacht›?»

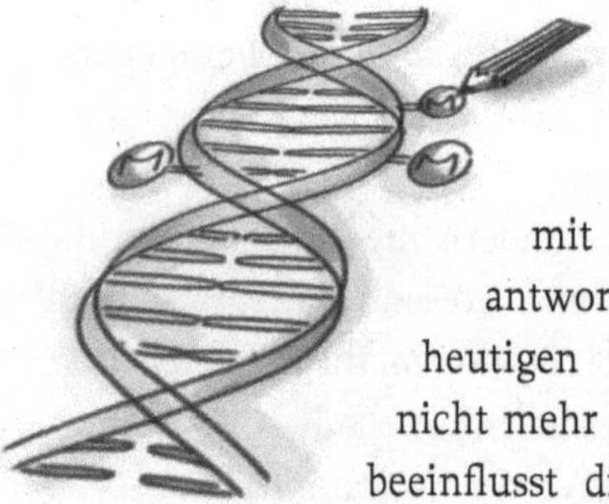

Zuletzt können Hormone **langfristig** auch im DNA-Notenbuch selbst herumkritzeln und dadurch mitbestimmen, welchen Teil des Codes wir de facto umsetzen («Argh, Wagner hat wieder überall ‹forte›-Zeichen drangemalt»). Das sind die sogenannten **epigenetischen** Effekte. Auf Zellulär-Sprech heißt das, dass Hormone sehr indirekt dafür sorgen, dass Methylketten an die DNA gehängt werden, wie kleine Staubfänger, die es schwer machen, diesen Abschnitt zu lesen. Methylisieren ist ein sperriges Verb. Darum sprechen wir ab hier eher von «Anhängseln». Über diese Anhängsel passt unser Hormonsystem unser genetisches Erbe aktuellen Herausforderungen an. («Also mit *der* altmodischen Stressantwort kommen Sie doch im heutigen Nachrichtenzyklus gar nicht mehr hinterher!») Im Endeffekt beeinflusst die Frage, ob wir gestillt wurden, dann plötzlich den Beginn der Menopause[11] und als Forscher*in sitzt man dann davor und ist hinreichend verwirrt.

WER STECKT DAHINTER?

Natürlich sind es nicht die Hormone, die zum Konzert geladen haben – molekulare Strukturen allein treffen selten eigenständige Entscheidungen. Dahinter steckt meist ein Körperteil, der das Ganze produziert und die Hormone ans Pult schickt. Beim Gehirn ist das ziemlich oft der Hypothalamus. Eine kleine Gehirnstruktur unten mittig, die sehr viel mächtiger ist, als ihre Erbsengröße vermuten lässt. Denn sie steuert die Drüsen des Gehirns und beeinflusst damit Hunger, Sex und Pubertät, Panik und Verwirrung (nicht unbedingt in der Reihenfolge). All das wirkt dann wieder zurück aufs Gehirn, sodass wir in unser Aktienportfolio Botenstoffe einbeziehen, die nicht mal *in der Nähe* des Gehirns produziert werden. Alles Freelancer, vielleicht sogar Hipster (zumindest regulieren sie den Bartwuchs, arbeiten nachts und reagieren auf Kaffee und Club-Mate). Kein Wunder, dass uns das suspekt ist.

Die beiden Hormondrüsen des Gehirns und der Hypothalamus: Er ist der Großmeister der Hormone.

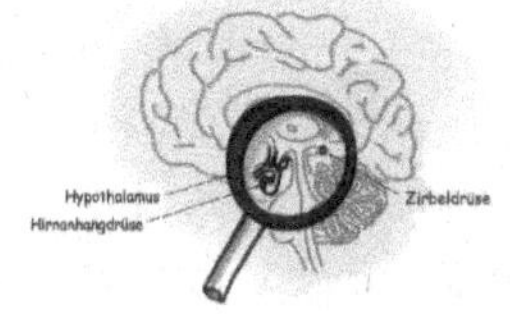

Darum sollten wir eine Frage vielleicht zuerst klären:

UND WER ÜBERNIMMT DIE VERANTWORTUNG?

Wir Menschen distanzieren uns grundsätzlich gern von uns selbst. Ob Körper, Stimmung oder Frisur. Im Zweifelsfall sind all diese Katastrophen über uns hereingebrochen und liegen definitiv außerhalb unseres Einflussbereichs. Wir *haben* Rücken, ein gebrochenes Herz, schlechte Stimmung, hormonelle Wallungen oder einen Bad-Hair-Day. Das hat ja *per se* nichts mit uns zu tun. Mit dem, was wir *sind*. Papst z. B. Oder «im Halbfinale». Wenn wir dann doch mal was Blödes tun, dann waren das nicht wir, sondern unsere Hormone. Das alles passt gut zu unserem aufgeklärten Selbstbild und der niedlichen Vorstellung, dass sich unser «wahres Ich» irgendwo in den rationalen Sphären unseres Gehirns versteckt, dem präfrontalen Cortex – wenn der unhöfliche Rest nur mal aufhören würde, ihm ständig dazwischen zu reden!? Hormone, Gefühle, Gedöns. Gute Entscheidungen sollten nicht von den Hoden ausgehen. Wobei vielleicht der ein oder andere argumentieren würde, dass das immer noch besser wäre, als sie den Eierstöcken zu überlassen.

Passenderweise sind Hormone dann auch schnell schuld. An Männern, die sich nicht zurückhalten können und an allen Frauenbeschwerden sowieso. So mischen sich unter «Things I did when hormonal» im Internet echte Erfahrungen mit verstörenden Geschichten. «Fünfzehn

Stunden gekocht, mein Mann sagt, er hasst es. Da hab ich die Küche in Brand gesteckt. AHAHAHAHAH. Hormone.» LOL, Hormone! Damit ist dann alles geklärt und keiner der Beteiligten muss sich mit irgendwas auseinandersetzen. Schon gar nicht mit seiner Beziehung.

Allerdings können Hormone Verhalten gar nicht aus einem Hirn heraus zaubern wie ein Zauberer Kaninchen aus einem Hut. Abrakadabra, Kopulation. Oder zumindest nur dann, wenn das Verhalten vorher schon drinsteckte. Wie sollte es auch sonst sein, wenn doch die gleichen Moleküle auf so viele verschiedene Spezies treffen? Serotonin teilen wir mit Pflanzen, Testosteron mit Erdferkeln und Anchovis! Aber nur einer von den dreien wird dadurch motiviert, Tinder zu installieren – oder eben nicht, weil er zu jung ist oder damit negative Assoziationen verbindet.

Nein, niemand wird hier von Hormonen ferngesteuert. Höchstens in dem Sinne, in dem wir auch von unseren Neuronen ferngesteuert sind. Man kann sich das Zusammenwirken eher so vorstellen, dass Hormone ein Verhalten *möglich* machen. Ermutigen. Sie sind ein notwendiges, kein hinreichendes Kriterium. Sprich, das Gehirn entscheidet, ob wir Sex haben wollen, aber die Hormone stellen die Frage. Und selbst dann ist es wohl zunächst mal das Gehirn, das die Vorarbeit geleistet hat. Erst hat das Hirn die Gelegenheit als Paarungsoption eingestuft, dann den Hypothalamus informiert, der Hoden und Eierstöcken sagt, sie sollen Sexhormone produzieren. Und am Ende tut es so, als hätte es mit dem Ganzen nichts am Hut? Nur, weil es nicht jeden Zwischenschritt bewusst mitbekommt? Das ist ungefähr so logisch, als ob die Spitze des Eisbergs sagt, sie übernimmt keinerlei Verantwortung für das, was da unter der Wasseroberfläche passiert. Aber: *Sie sind* der Eisberg. Alles davon. Vom Kopf, der aus dem Wasser guckt, bis zu den Fußspitzen. Unser Selbst hört nicht da auf, wo wir es nicht mehr bewusst sehen können. Manche von uns haben seit Jahrzehnten nichts unterhalb ihrer Gürtellinie gesehen. Aber deswegen liegt das doch nicht außerhalb unseres Verantwortungsbereichs!

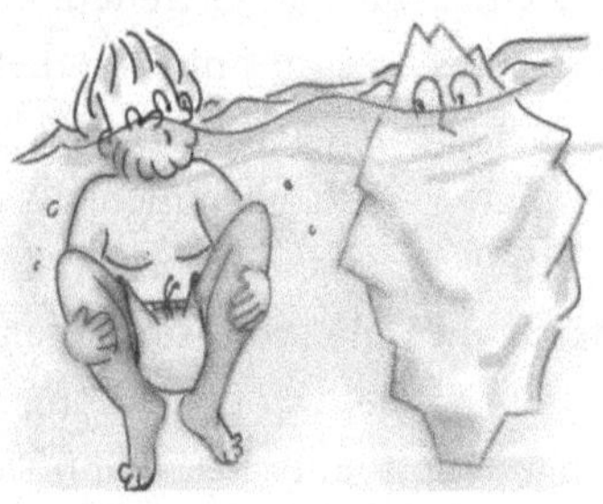

Bei aller Last der Verantwortung steckt darin auch eine gute Nachricht, denn was die Hormone mit uns machen, können wir mit unseren Lebensentscheidungen beeinflussen. Sehr schön sehen kann man das bei Mäusen, bei denen Pawlows Glöckchen mit der richtigen Erfahrung auch gern für eine Erektion sorgt. Auch beim Sex selbst schütten versierte Mäusemännchen weitaus mehr Testosteron aus. [12,13] Das ist praktisch, weil sie dadurch an Reizwäsche sparen. Beim Menschen funktionieren solche konditionierten

Reize ebenso. («Guck, es ist Sonntag.») Wenn ein Pfad dann erst mal schön ausgetreten ist, lässt er sich außerdem auch ganz ohne Hormonbeteiligung aktivieren. Wenn sich z. B. Ihr kastrierter Kater immer noch aus der Katzenklappe schleicht, wissen Sie jetzt, dass Sie einen sexuell erfahrenen Kater haben. Ist doch schön. Genauso reagiert *unser* Gehirn schon auf Kaffee, nur weil wir denken, dass wir gleich welchen trinken.[14] Und aus demselben Grund hilft Abendroutine uns beim Einschlafen.

Kurzum: Unsere Handhabe bei den Hormonen steigt deutlich, wenn wir statt Klischees ihre Komplexität sehen. Also räumen wir am besten erst mal ein paar suspekte Vorstellungen aus der Welt.

WO WIR HORMONEINMISCHUNG LIEBER AUSBLENDEN

«Waaah, das Gehirn hat ein Kompliment gemeldet!», Adrenalin wägt hektisch seine Optionen ab, «wie reagiert man denn auf so was!?» Besser schnell dem Herz Bescheid sagen. Noradrenalin unterdrückt eilig den Vagusnerv, der das Herz – und eigentlich auch den Rest des Körpers – gerade noch in entspannt parasympathischem Zustand hielt. Damit wär das Innere schon mal auf Trapp. Fehlen noch die passenden sozialen Signale. Immerhin, die Pupillen sind schon mal geweitet, die Schweißzellen aktiviert, und wenn die Kollegen jetzt noch die Blutbahn weiten, kriegen Sie dazu noch wunderbar rote Wangen. *Ring, ring* – das Gehirn wieder. Noradrenalin nimmt ab: «Ja … mhm … ja … Was soll das heißen, *nicht hilfreich*?»

Wenn Hormone unser Inneres miteinander und uns mit der Außenwelt verbinden, können wir uns ihre Botschaften nicht immer aussuchen. Aber gerade deshalb hilft es, die Prozesse dahinter zu kennen.

PHEROMONE – HORMONE MIT AUSSENWIRKUNG

Unsere Hormone verbinden nicht nur alles in uns, sondern auch uns mit unserer Außenwelt: Indem sie unser Aussehen beeinflussen, unsere Stimmlage und die Art, wie wir riechen. Das klingt zwar verdächtig nach Meuterei. Aber gleichzeitig schlägt die Natur ja auch alle möglichen Fliegen mit einer Klappe, wenn sie dafür sorgt, dass unser momentanes Interesse an Fortpflanzung mit den körperlichen Signalen zusammenfällt. Stellen Sie sich vor, Sie tänzeln als Pfau durch die gesamte Konkurrenz, und dann ist Ihr Rad-Design bestenfalls vorpubertär.

Wir kennen diesen kommunikativen Aspekt vor allem von den Pheromonen. Sie sind in ihrem Aufbau den Hormonen ganz ähnlich, aber senden ihre Botschaften einfach direkt an ihr Gegenüber, um es über Alter, Gesundheit, Geschlecht und mögliche Paarungsinteressen zu informieren. Das mag Ihnen ineffektiv vorkommen («Also, ich kann

‹Alter› immer ganz schlecht schätzen ... oder Paarungsinteressen»), aber Ihr Hund, der an einem Laternenpfahl riecht, findet das System sehr informativ. Darum interessiert er sich auch beim Menschen besonders für die Körperteile, die diese Botenstoffe absondern. Und wir stehen dann da und versuchen unauffällig, mit der einen Hand einen Labrador von unserer *H&M*-Unterwäsche fernzuhalten und mit der anderen den Rock wieder über genau diese Unterwäsche zu ziehen. Sollten Sie als Beobachter spontan das Bedürfnis verspüren, diesen peinlichen Moment für alle Beteiligten *noch* peinlicher zu machen, erklären Sie einfach, dass Hunde das besonders oft machen, wenn das Gegenüber seine Tage hat, stillt oder kürzlich Sex hatte. Viel Spaß.

Pheromone entsprechen so ziemlich genau unserer Vorstellung von den suspekten Hormonen: Unsichtbare Lockstoffe, die uns lenken wie Sirenen. Bauern z. B. nutzen sie, um Insektenfallen diesen sexy Geruch zu verleihen, der Schädlinge in den Untergang flattern lässt. Trüffelschweine lassen sich davon verführen, unermüdlich das Erdreich zu durchwühlen – auf der Suche nach attraktiven Singles in ihrer Nähe. Stellen Sie sich die Enttäuschung vor! Sie denken, Sie haben endlich den Partner fürs Leben gefunden, und dann sitzt da eine Pilzknolle. Dominante Mäusemännchen lösen durch Primerpheromone Eisprünge aus und Bienenköniginnen können sie bei ihren Arbeiterinnen verhindern (auch eine Art, Elternzeit zu begrenzen).

Wenn man allerdings versucht, dieses Sirenen-Risiko auf Menschen zu übertragen, sieht es ziemlich anders aus:

Primerpheromone, die bei anderen eine physiologische Reaktion auslösen, kennen wir bei uns gar nicht, die restliche Pheromonenforschung ist durchwachsen und das eigens dafür designierte Vomeronasal-Organ, auf das u.a. unser Hund beim Erschnüffeln zurückgreift, ist bei uns weniger bis gar nicht ausgeprägt.

Die *flehmen response* legt das Vomeronasal-Organ frei, um Pheromone zu erschnuppern – bei Hunden genauso wie bei Pferden.

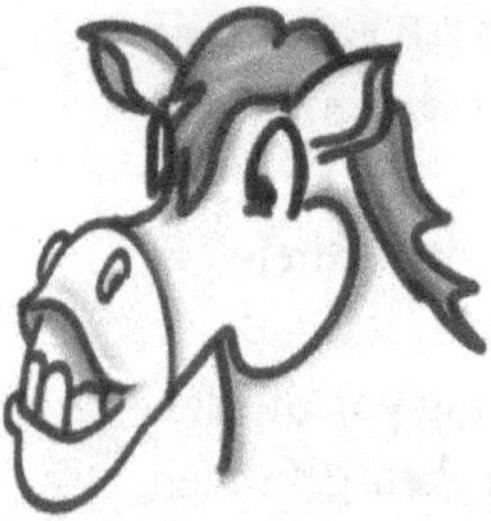

Trotzdem sind chemische Botenstoffe auch für uns überlebenswichtig – nur nicht ganz so, wie wir es erwarten. Babys z.B. lernen von ihnen, wo sie nuckeln sollten. Streicht man sie ihnen unter die Nase, nuckeln sie die Luft. Spermien erfahren von chemischen Botenstoffen den Weg nach draußen zum Ei (auch eine Form von «sexueller Chemie»).[15] Man macht sich das gar nicht so klar, aber eine Menge Riechzellen sitzen in den Hoden. Wenn diese Zellen Sandelholz «riechen», setzen sie Heilungsprozesse in Gang.[16] In männlichen *und* weiblichen Geschlechtsorganen gibt es außerdem Geschmacksrezeptoren und zwar bittere, und *das* Wissen versucht man gerade umzusetzen, um Krebs und Frühgeburten zu verhindern.[17,18] Alles ganz wunderbare Sachen, aber natürlich nicht die, für die wir uns populär interessieren! Was *uns* ungeheuer fasziniert, sind vor allem die intimen Gerüche, die wir so absondern. Wobei der merkliche Geruch nicht von uns selbst kommt, sondern durch die freundliche Unterstützung der auf unserer Haut lebenden Bakterien (hat mal wer *Sagrotan*? Asbest?). Die Testosteronabbauprodukte im Schweiß z. B., die Androstenon heißen und wahlweise nach Sandelholz, Moschus, Urin oder Honig riechen, oder auch die Kopuline, die wir an der Vulva finden. Und man darf es zu Recht unfair finden, dass wir die einen nach «andros» benannt haben, also «männlich», «tapfer», und die anderen nach Kopulieren. Dabei hätte man beide auch «Smells like teen spirit» nennen können, denn die Sexhormone drehen erst in der Pubertät zu voller Größe auf. Darum riechen Umkleidekabinen in der Grundschule auch nicht nach Schweiß, sondern nach vergessenen Turnbeuteln und Gummisohlen mit Lichtreflexen. So oder so entspricht das schon eher unserer Vorstellung vom Hormon: bisschen schmutzig, pubertär, und man bedeckt es am besten mit Deo.

Hormonzentrale, Daily Briefing. Mittlerweile ist man beim Punkt *Diverses* angekommen. Die Marketingfrau meldet sich: «Es gibt da noch Unzufriedenheit bei den Pheromonen.» Der Abteilungsleiter massiert sich die Schläfen. Sie fährt fort: «Ihnen gefallen die Schwankungen nicht.» «Wie?» «Sie wollen gerne *immer* sexy riechen.» «Wie jetzt, ‹immer sexy riechen›? Wissen die, wie Sex riecht?» «Sie nennen das Moschusduft und meinen, das riecht männlich.» «Eben! Das ist ja wohl höchstens für spezielle Anlässe attraktiv! Warum wollen sie den Rest der Zeit riechen wie ein Ochse von hinten?» «Sie meinen, das zieht Paarungsgenossen an.» «Paarungsgenossen? Bei der Beerdigung ihrer Großmutter?» Der Abteilungsleiter schüttelt missbilligend den Kopf: «Krank und pervers! Was meinen sie denn, warum wir so ein kompliziertes System eingebaut haben? Aus Spaß an der Freude?» Er seufzt. «Das ist doch ohnehin mehr so ein Hintergrundrauschen, kein magischer Zaubertrank. Und überhaupt: Die ganze Idee ist doch, dass wir ihnen die Möglichkeit geben, ihrem Gegenüber *unauffällig* ihre *aktuellen* Empfindungen mitzuteilen. Ängste. Ablehnung. Hin und wieder ein Erregungszustand. Warum diese Fehlinformation? *False advertising* ist das! Außerdem sehr unreif.»

Die ganze Idee unseres Hormonsystems ist immer die flexible Anpassung. Das heißt, selbst wenn Pheromone wirklich attraktiv machen würden, wäre es wie mit dem Lächeln: ansprechend, ja. Aber wollen wir deswegen die ganze Zeit strahlend durch die Stadt laufen? Nein! Das wäre irreführend. Wir sind in Bottrop.

Nicht, dass unsere Botenstoffe unfehlbar wären. («Was soll das heißen, die fruchtbaren Tage sind die, an denen sie keinen Sex will?») Aber wenn in unserer Hormonwelt mal was schiefläuft, dann liegt der Fehler selten darin, dass sie tun, was sie sollen, sondern im Gegenteil: Dass sie es nicht mehr tun.

PSYCHOPHYSIOLOGIE: WENN KOPF UND KÖRPER KRANK WERDEN

Ring, als Adrenalin abnimmt, folgt eine Schimpftirade des Gehirns, bei der es kaum ein Wort dazwischenbekommt: «Was? … Oh … Nein! … Was? … Also nicht, dass ich …», es zögert, blickt sich rasch im Raum um und fragt zischend über die Schulter: «Hat hier irgendjemand einen hochroten Kopf initiiert?» Rundherum nur irritierte Blicke und Kopfschütteln. Adrenalin atmet einmal tief aus und wendet sich wieder dem Hörer zu: «Nein, also wir waren es diesmal ganz bestimmt nicht. Ja. Hast du mal beim Immunsystem nachgehakt?»

Letztlich besteht unser Hormonsystem eben auch nur aus Körperteilen, und auf die sollte man sich nie hundertprozentig verlassen. Mit weitreichenden Folgen, denn unsere Einigkeit zwischen Kopf und Körper gilt in Gesundheit wie Krankheit. Außerdem in guten wie in schlechten Zeiten. Manchmal tragen sie zueinander passende *Jack-Wolfskin*-Jacken. Das bedeutet, unser Kopf kann den Körper krank machen, und das, was sich durch unsere Magenschleimhaut frisst, frisst sich mehr oder weniger auch in unsere Seele. Doch je mehr Symptome sich auf der psychologischen Ebene abspielen, desto eher wird es kompliziert. Von unserem *Körper* sind wir Nonsens gewöhnt – damit können wir umgehen. Meine Knie knacken ständig ohne erkennbaren Grund, und ich löse dieses Problem sehr erfolgreich, indem ich einfach nie in die Hocke gehe. Aber wenn wir den Verdacht hegen, dass die Psyche knackt, gucken wir komisch, denn die ist viel näher dran am «Ich» und der gefühlten Anzahl Tassen in unserem Schrank. Auch, wie wir ihre Probleme lösen sollen, wissen wir oft nicht. Nicht mal auf so suboptimale Weise, wie ich mein Knieproblem löse. («Nervosität vermeide ich, indem ich nie meine Post öffne.») Stattdessen flüchten wir uns in hilfreiche Ratschläge, von entspannen bis entschlacken, frische Luft und irgendwas mit *me-time*. Das ist zwar nett gemeint, aber mitunter voll am Thema vorbei, denn es hat eben längst nicht jedes psychologische Problem auch eine (rein) psychologische Ursache. Manchmal ist der Grund für Konzentrationsschwierigkeiten und grenzenlose Erschöpfung auch eine Viruserkrankung, von der wir uns einfach nicht richtig erholen. Und selbst, wenn unser Problem sich aufs Gehirn beschränkt, löst man es nicht unbedingt mit Durchdenken. So wie alles, was wir unserem Gehirn Gutes tun, auch davon abhängt, ob es da wirklich ankommt. Wenn das nicht klappt, fühlen wir am Ende genauso innerlich leer – aber dafür jetzt in Amalfi. Es ist nicht leicht zu verstehen, was in unserem Inneren vorgeht, erst recht im Inneren anderer Leute. Und je schneller wir das verstehen, desto eher hören wir damit auf, ihnen blödsinnige Ratschläge zu geben, wie den, ob sie schon mal versucht haben, «weniger traurig zu sein», was als Vorschlag ungefähr so hilfreich ist wie «weniger bluten». Oder wahlweise die Ursache für unsere

Gesichtsröte nur in Ängsten zu suchen, statt in den Mastzellen.

Auch im Hormonsystem geht mitunter ohne jegliche Beteiligung unseres Kopfes einfach was kaputt: Das Immunsystem kann die Schilddrüse attackieren, die Zirbeldrüse kann mit der Zeit verkalken und Stresshormonproduktion die Nebennieren überlasten. Das ist blöd und ärgerlich, gibt uns aber immerhin auch Werkzeuge an die Hand, um dagegen anzugehen.

Wenn wir bei dem Beispiel bleiben, dass eine Autoimmunerkrankung auf unserer Schilddrüse rumhackt, dann beeinflusst das den Hautton, den Zyklus und die Stimme. Konzentration fällt uns schwerer, genauso wie Kinderzeugen, Wachbleiben und das Leben im Allgemeinen.[19] Wir fühlen uns lustlos, auch im sexuellen Sinne, gedächtnisschwach, fröstelig und obendrauf mitunter ängstlich oder depressiv.[19] Aber, wenn wir Glück haben, finden wir eine Ärztin, die die Ursache dafür nicht nur in unserem Kopf sucht, sondern auch hinterm Schlüsselbein.

Nicht, das «Alles nur im Kopf» nicht auch eine dramatische Diagnose ist. Das ist immerhin da, wo das Gehirn ist! Aber jetzt können wir eben zusätzlich auch die Autoimmunerkrankung behandeln, die womöglich dahintersteckt. Wie wichtig es ist, spezifisch zu sein, können uns auch Post- und Long-Covid-Patient*innen erzählen, also Leute mit einer vorausgegangenen Viruserkrankung, bei der sich das, was im Körper passiert, auch auf das Gehirn auswirkt, und die uns damit so verwirren, dass wir ihnen abwechselnd die gleichen Ratschläge geben wie Menschen mit Depression oder mit verknacksten Knöcheln. Dabei ist unser übliches Prinzip der Belastungssteigerung – spazieren gehen – in diesem Fall nicht nur nicht hilfreich, sondern dank Überlastungsgefahr auch ziemlich riskant (empfohlen wird eher die Belastungsgrenzen auszuloten, sog. Pacing), und eine Therapie kann zwar helfen, mit Stress, Frustration und Co-Morbiditäten umzugehen, die daraus entstehen, aber am Ende haben sie dann eben immer noch Long Covid. Die oberste Empfehlung in aktuellen Behandlungsempfehlungen ist «ernst nehmen».

Für all das müssen wir uns natürlich erst mal ein Stück weit von der Vorstellung verabschieden, dass unser eigentliches «Ich» im Gehirn sich von unserem Skelett samt Knautschzone durch die Gegend transportieren lässt wie von einer sehr exzentrischen Kutsche. Dabei hilft uns am besten der Blick auf zwei prima Beispielhormone, die uns zeigen können, dass die Kopf-Körper-Trennung ganz schön oft ganz schön sinnlos ist: Serotonin und Insulin.

Insulin hat eindeutig den einfacheren Stand, mit seiner *körperlichen* Hauptaufgabe: Zellen dazu bringen, Blutzucker aufzunehmen. Das ist was Reelles.

Insulin nickt geduldig: «Na ja, das ist jetzt ein bisschen vereinfacht. Im Gehirn mache ich z. B. das Gegenteil. Mehr Blutzucker, Sättigung …»

Auf jeden Fall liegt seine Hauptwirkung in einem fundamentalen Grundbedürfnis: Nahrungsaufnahme! Die Versorgung mit Nährstoffen!

«Hier sollte man vielleicht erwähnen, dass ich wichtige neuronale Effekte habe? Auf das Wachstum und das Überleben von Synapsen?»

Eine Zeitlang waren wir nicht mal sicher, ob Insulin überhaupt durch die Blut-Hirn-Schranke kann.

«Ähem, ja, das wollte ich eigentlich schon lange mal ansprechen. Die Vermutung war schon ein wenig kränkend. Und auch ein wenig gedankenlos, in Anbetracht der Tatsache, dass das Gehirn ja eigentlich vor allem mit Glukose arbeitet, und ich sogar eines der *wenigen* Hormone bin, die …»

Jedenfalls. Wenn Insulin fehlt, hat das offensichtliche und sehr messbare Folgen für den **Körper**! Übersäuerung des Blutes, dramatischer Gewichtsverlust oder im schlimmsten Fall ein diabetisches Koma. Das sind alles andere als vage psychologische Effekte.

«Unterzuckerung bringt übrigens Nervosität mit sich, Depression und Schwächen mit der Feinmotorik. Insulinresistenz im Gehirn schadet dem Hippocampus und geht mit kognitiven Defiziten und Alzheimer einher …»

Auch der Mechanismus, der dahintersteckt, ist ziemlich klar verstanden! Wenn die Bauchspeicheldrüse den Dienst quittiert, gibt's kein Insulin und stattdessen Diabetes Typ 1. Das heißt, uns fehlt der lebenswichtige Bote, der Blutzucker in die Zellen bringt. Wenn Insulin geliefert wird, aber die Zellen machen die Tür nicht auf, sprich, die Rezeptoren sind beschädigt, dann ist das eher Typ 2. Die Pakete stapeln sich vor der Tür, aber keiner holt sie rein, der Blutzucker bleibt im Blut. Um gegenzusteuern, produziert der Körper immer mehr mittelerfolgreiches Insulin, wie Disney Neuauflagen. Am Ende haben wir Zucker im Blut *und* Insulin *und* eine überforderte Bauchspeicheldrüse *und* ein ziemlich großes Problem.

«Also dafür, dass das Problem angeblich so super verstanden ist, braucht die Diagnostik recht lange. Viele merken es ja erst an den Diabetesfolgeschäden …»

Wenn jemand was von Zuckerkoma sagt, fragt sich *nie* jemand, ob er simuliert. Deswegen kann er darüber auch eher reden, ohne sich zu verstellen. («Ich bin nicht bewusstlos! Nur müde.») Jedenfalls, solange er nichts über psychische Effekte sagt. Oder Gewichtsprobleme. Fast jeder kennt jemanden – oder kennt zumindest jemanden, der jemanden kennt –, der Insulinschwierigkeiten hat.

Dagegen tauchen *Serotonin*schwierigkeiten vor allem als Einflussfaktor bei psychischen Problemen auf (in eine Reihe mit möglichen Komplizen von Stressachse und Co): Aggression, Zwänge, Ängste, Depressionen, Schlafstörungen und Süchte ... Kurz gesagt, alles, bei dem wir uns immer ein *bisschen* fragen, ob es nicht einfach «nervig» ist. Stimmung ist zwar ein ziemlich massiver Weg, über den Hormone auf uns wirken, aber auch einer, auf dem sie ganz schön um Anerkennung kämpfen müssen. Beziehungsweise *kämpfen* müssen natürlich die, denen ihre Hormone Schwierigkeiten bereiten, und die jetzt versuchen müssen, das anderen zu erklären. Darum reden wir darüber viel seltener. («Mein Wochenende? Also den Samstag habe ich ziemlich viel geweint, und am Sonntag habe ich versucht, aus dem Bett zu kommen. Du so?») Dabei hat z.B. Serotonin auch jede Menge körperliche Funktionen, aber die sind schon wieder so weitreichend, dass man kaum den Überblick behalten kann.

Serotonin zählt an der Hand ab: «Puh, also da wären Knochendichte, Thermoregulation, Verhinderung von Kopfschmerzen ...» *Viele Stunden später.* «... sensomotorische Funktionen, Wundverschluss ...» *Einige Hormone schnarchen.* «... Organ-Entwicklung, Essverhalten, Sexualfunktionen ...» *Ein Dornröschenschlaf legt sich über das Land.* «Darmbewegungen, Schwindel, Weitung von Blutgefäßen in Bronchien und Darm, Muskelspannungen, wahlweise Muskelzuckungen ...» *Mehrere Weltreiche entstehen und vergehen aus purer Nervosität.*

Wir sehen: Insulin beeinflusst *auch* den Geist und Serotonin *auch* den Körper. Aber wir haben beide in ganz unterschiedliche Schubladen gesteckt, und nur über eine reden wir gerne. Dabei sollten wir eigentlich ein ausgeprägtes Interesse daran haben, beides zusammen zu denken. Das Gegenstück zu unserem Wunsch, uns von uns selbst zu distanzieren, ist schließlich der, eins mit uns zu sein. Mit Kopf und Körper und mit diesem Kieselstein da vorne. Alles, was immer so gut aussieht in den Lebe-Liebe-Landschaft-Hygge-Flow-Magazinen mit der Rezept- *und* Bastelbeilage. In der Hoffnung, dass wir dabei ein paar Wege finden, diesem ganzen Selbst etwas Gutes zu tun, die nicht ausschließlich darauf basieren, etwas Grünes zu essen. (Nichts für ungut, aber die Welt wäre ein ehrlicherer Ort, wenn Werbefiguren beim Verzehr von Salat nicht immer so begeistert gucken würden.) Dafür müssen wir allerdings erst mal aufhören, über Hormone in Klischees zu reden. Vor allem über diejenigen, die auf die Psyche wirken. Serotonins psychologische Effekte sind jedenfalls komplexer als gedacht.

«Oh ja, da wären Impulsivität, Sensibilität für die Welt im Allgemeinen – manchmal Hypersensibilität, Tag- und Nacht-Rhythmus, Schmerzempfindlichkeit, Temperatur …» *Die Kontinentalplatten verschieben sich ungeduldig.*

Wir kennen Serotonin vor allem als Glückshormon. Was ironisch ist, weil das die Funktion ist, die am stärksten debattiert wird. Klar, irgendetwas Positives muss schon dran sein am Serotonin: Immerhin wirken fast alle Psychopharmaka, die uns mit psychiatrischen Problemen helfen, auf die ein oder andere Art aufs Serotoninsystem. Ganz zu schweigen von der beachtlichen Anzahl Menschen, die, ganz ohne Not, aus purem Spaß an der Freude, LSD nehmen. Also einen Wirkstoff, der an die Serotonin-Rezeptoren bindet.[20] Gefolgt von einem euphorischen Zustand mit visuellen Spezialeffekten.

Aber wenn man es sich genau anguckt, ist Serotonin erstaunlich ... erwachsen. Es spielt z.B. eine Rolle bei Geduld und beim Lernen aus blöden finanziellen Entscheidungen.[21] Nehmen die jungen Leute also LSD, um ihrem Steuerberater ähnlicher zu werden? Wir wissen es nicht. Und es hilft auch nicht, dass die LSD-Forscher immer zu allem «Kraaaaass» sagen und Peace-Zeichen machen.

> **«Ach, das ist doch ganz einfach. Der 5-HT1A-Rezeptor beruhigt vor allem in den limbischen Regionen, dagegen erregt 5-HT2AR den Cortex, der dann die anderen abregt und …»** ***Die Sonne absorbiert die Erde. Der Hausmeister schaltet das Licht aus.***

Aber an sich liegt in dem allem natürlich kein Widerspruch: Wenn Serotonin unserem Cortex Kraft gibt, unsere ängstlich-aggressiven Gefühle zu hemmen, dann kann es ja gleichzeitig unser Gefühl *und* unser Benehmen verbessern. Auch Lerneffekte fühlen sich in unserem Gehirn weitaus aufregender an, als viele das aus der Schule in Erinnerung haben. Anregung, Plastizität (das Feuerwerk aus neu entstehenden Neuronen und ihren Verknüpfungen)! Ohne Serotonin dagegen könnten die überfordernden Gefühle sturmfrei haben, und der Mangel an Impulskontrolle lässt fragen, ob wir schon mal versucht haben, das Problem mit «Alkohol» zu lösen?[22–25] Ganz zu schweigen davon, dass zu wenig anregende Plastizität auch unabhängig vom Serotonin ein ganz eigener Depressionsfaktor ist. Auch deswegen gibt es wohl im Internet stapelweise Memes à la «Meine letzten zwei Serotoninmoleküle geben ihr Bestes».

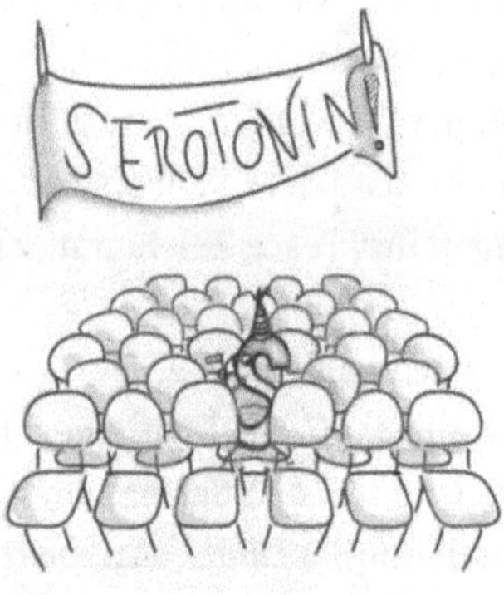

Mein letztes Serotoninmolekül versucht sich an Millennial-Humor.

Allerdings lassen sich weder Zufriedenheit noch Depression auf einen hormonellen Marker beschränken, weshalb wir gute Stimmung auch nicht einfach über dem Gehirn ausschütten können wie eine Prise Vanillezucker und zwei Tassen Mehl. Man sieht das z. B. daran, dass Antidepressiva, die das chemische Gleichgewicht wiederherstellen sollen, auf lange Sicht oft gar nicht viel mehr als Vanillezucker helfen (aka «Placebo»). Oder zumindest nicht mehr als eine Psychotherapie.[26,27] *Wenn* sie helfen, dann eher in einer Subgruppe, bei etwa einem Drittel der Betroffenen, und dann auch oft erst lange, nachdem der Serotoninhaushalt theoretisch längst stabilisiert ist. Das heißt, heute sieht man Serotonin weniger als «Das Hormon, das hinter der Depression steckt» und mehr als «Das Hormon, das überall seine Finger drin hat, inklusive dieser Symptome, die wir bei vielen Problemen sehen».[28] Depression ist weniger ein reines Serotoninproblem und mehr die Folge eines komplexen dysfunktionalen Systems. Das ist zwar sehr viel weniger memefähig, lässt aber Platz für das ganze Drumherum, das letztlich zu den individuellen Problemen führt, z. B. Epigenetik, Entzündungsmarker, PMS oder eine unkoordinierte Stressachse. All das versucht man jetzt ebenfalls zu behandeln. Manches noch im Verlauf dieses Buches.

Merke: Hormonschwierigkeiten sind immer individuell. Darum passen *One-size-fits-all*-Lösungen mindestens genauso schlecht wie *One-size-fits-all*-T-Shirts. Stattdessen können sie sogar neue Schwierigkeiten kreieren. Viele Hormonprobleme liegen z. B. weniger am Hormonlevel als daran, was wir damit machen. Nämlich, ob wir die Hormone nach dem Ausschütten sparsam wieder einsammeln oder einfach fallen lassen, wie Konfetti.[29] Wenn wir sie zu schnell einsammeln, hat niemand was davon. Wenn wir sie einfach verprassen, ist beim nächsten Mal nix mehr da. Beim Serotonin beispielsweise richten sich die meisten Antidepressiva gegen das «Zu-schnell-Einsammeln». Behindern also den Rücktransport. Wenn Sie aber eh schon zum Typ «Konfetti» neigen, könnte das eher kontraproduktiv sein. Das heißt, selbst wenn die Ursache in einem einzelnen Hormon läge, können wir nicht einfach etwas davon nachkippen und dann wird das schon. So wie wir unseren Kuchen auch nicht retten, indem wir nach dem Backen noch Backpulver drüberstreuen – wir müssen den Gesamtprozess verstehen.

Kurzum: Wenn Hormone auf die Stimmung wirken, dann tun sie das meist gar nicht vage-wolkig, sondern, im Gegenteil, biochemisch ziemlich konkret. Aber da wird es erst wirklich interessant. Und hilfreich. Deshalb können wir, im Interesse der Komplexität, auch gleich noch eine unsinnige vereinfachte Vorstellung angehen – die von den Geschlechtern.

UND WAS IST MIT MÄNNERN?

«Wir könnten dann jetzt auch anfangen!» Leo macht vielsagende Kopfbewegungen in Richtung des Fernsehers. Sie haben immerhin mindestens 30 Minuten gebraucht, um sich auf eine Serie zu einigen, und dann noch mal 30 Minuten, um einen Ort zu finden, wo man sie gucken kann. Inzwischen sind zwei Bier vergangen, aber Juliette ist immer noch am Handy: «Hier steht was über deine Schlafstörungen.» Leo öffnet schon mal die Salzstangen, während Juliette vor sich hin murmelt: «Mhmm, es heißt, die kommen anderthalb mal häufiger bei Frauen vor.» Er fragt sich, was das über ihn aussagt. «... liegt wohl an den weiblichen Hormonen.» Noch mehr Fragen. «... oder der Hausarbeit.» Das wiederum kann er sich erklären. Aber Juliette scrollt noch etwas weiter: «Nee, warte, ist doch biol ... Leo? Schläfst du?»

Klare Grenzen gibt es in der Welt der Hormone fast nie. Darum sollte es uns auch nicht wundern, dass es keine Geschlechterdifferenzen ohne Überlappung gibt. Keine unüberwindbaren Linien, an denen sich die Menschheit in zwei unvereinbare Hälften teilt, und schon gar kein «Mars» und «Venus» – falls es in einer Paarbeziehung 120 Millionen Kilometer unüberbrückbare Differenzen gibt, haben beide wahrscheinlich ganz andere Probleme. Wenn wir Geschlechter im Labor vergleichen, dann sieht das Ergebnis eher aus wie zwei Blumenfelder, die ausgefranst nebeneinander liegen. Bei denen man also eine Tendenz erkennt, aber in der Mitte eher ein buntes Durcheinander herrscht, in dem die Blumen wild durcheinander wachsen und sich immer schwerer zuordnen lassen (aber dazu später mehr). So müssen wir uns auch nicht damit unter Druck setzen, uns in allen Geschlechterdifferenzen wiedererkennen zu wollen, die hier im Buch und anderswo benannt werden.

(«Hier steht, ich soll verbale Fähigkeiten haben? Das glaub ich so nicht!»)

Zugegebenermaßen könnte man sich schon mal fragen, warum wir überhaupt darüber reden. Aber «Geschlecht», und wie es funktioniert, ist wichtig. Erstens, weil wir es wichtig nehmen. Die Debatten zum Thema hören ja nicht auf. Was Männer sind, was Frauen sind und wer von beiden den Müll rausbringen muss. Mit Gastauftritten von beliebten Fragen wie «Es kann doch keiner abstreiten, dass es da Unterschiede gibt?!» (stimmt), «Haben Frauen nicht einfach mehr Hormone?» (stimmt schon *deutlich* weniger), «Was sagt eigentlich die Evolution dazu?» (spekulativ). Oder «Wenn Männer und Frauen gleich sind, müsste es dann nicht okay sein, wenn nur Männer in einer Chefetage sitzen?» (*Was*!?)

Zweitens gibt's bei der Beschäftigung mit Genderfragen einiges über uns selbst zu lernen. Im besten Fall schafft das ein bisschen Freiheit vor anderer Leute Schubladen und außerdem die Fähigkeit, noch viel wissenschaftlicher mit den Augen zu rollen, wenn jemand sie vereinfacht, bis sie rein zufällig seinem Fünfziger-Jahre-Weltbild entsprechen. («Ich sage ja nur, dass Föhnfrisuren in der menschlichen Natur liegen.»)

Drittens wird das geschlechtliche Durcheinander spätestens dann relevant, wenn wir es medizinisch behandeln. Aber zu all dem kommen wir noch. Für den Moment reicht es zu wissen, dass eigentlich nichts in diesem Buch steht, was ganz allein ein Geschlecht angeht. Da, wo es doch mal

Eingrenzungen braucht, gibt es ja immer noch so schöne Worte wie trans oder cis, also «jenseits oder diesseits des eingetragenen Geschlechts». Wobei sich von Letzterem alle angesprochen fühlen dürfen, deren Geschlechtsmerkmale genau ihrer Geburtsurkunde entsprechen. Das ist ja auch schon kompliziert genug.

ZUSAMMENFASSUNG: THE BASICS

Alles in allem sind Hormone in gewisser Weise die Hintergrundmusik in uns. Mal sehr simpel, mal aus vielen verschiedenen Beats zusammengemischt, und wie wir darauf reagieren, ist sehr individuell. Außerdem hängt es von der Situation ab, ob wir aufspringen und tanzen oder nur sehr dynamisch auf unserem Laptop tippen. Niemand ist hier ferngesteuert und selbst Udo Jürgens *singt* zwar «Ich war noch niemals in New York», aber am Ende geht er ja trotzdem nach Hause. Der Mann hat Kinder!

Wobei es nicht immer leicht ist, anderen den Soundtrack in unserem Kopf zu erklären. Am Ende werden wir noch verrückt genannt von denjenigen, die die Musik nicht hören. Vielleicht ist deshalb eine der besten Beschreibungen von Angststörungen auch die, dass ohne jeden Anlass das «Dadap dadap» des weißen Hais erklingt. Und vielleicht ist ein dauerhafter Mollton auch nicht die schlechteste Vorstellung von Depression. Beziehungsweise – wenn man bedenkt, dass Depression oft die Abwesenheit von Emotionen ist, eher das Gefühl, wenn dem Kopfhörer plötzlich der Akku ausgeht. Und in den Ohren hallt nur noch dröhnende Leere. Dumpf und energielos.

Jetzt bleibt uns nur noch herauszufinden, wann unser Gehirn welchen Beat aufdreht. Und im Idealfall auch, warum.

TEIL 2

HORMONGESTEUERT HEISST IMMERHIN SELBSTBESTIMMT

Nehmen wir zum Warmwerden mal den passenden Ort: eine Party. Wenn man sich einen Raum vorstellt mit lauter wildfremden Menschen («och nee»), die gesellig Chips krümeln und sich bei gemütlichem Small Talk kennenlernen («och *neee*»), dann ist eine Menge dessen, was ihnen aneinander auffällt, auch ein Ausdruck des Hormonsystems. Testosteron hilft beim Alleinunterhalten und Flirten. Lässt uns eher einen blöden Witz riskieren, als das Wort an jemand anderen zu verlieren. («... und das ist die Geschichte, wie ich nicht nur mein iPhone, sondern auch meine Hose verlor. Sonst noch jemand? Irgendwer?») Außerdem hilft es beim Bluffen. («Beruflich könnte man sagen, ich bin Bitcoin-Investor.») Bindungshormone bestimmen mit, wie gut Ihr soziales Gedächtnis ist, ob Sie den Namen Ihres Dates schon wieder vergessen haben oder sich dank Facebook noch an seinen Geburtstag, seine Sozialversicherungsnummer und sein Mittagessen erinnern. («Memo an mich selbst: Nicht gleich auf das Teriyaki-Hähnchen ansprechen.») Kortisol fördert die Erinnerung besonders emotionaler Momente, deshalb bleibt das, was uns schockiert, eher hängen. («Also ich hab gesehen, du hast da mal die FDP geliked ...») Dopamin bestimmt mit, ob heute noch getanzt wird und ob Ihr Gegenüber sich jetzt einen Vortrag über Ihre Lieblingssportart Underground-Bungee-Cross-Fit-Jumping anhören darf. («Also richtig *fun* ist das erst ohne Seil.») Befindet sich Ihr Gegenüber auf der anderen Seite des *Sensation-Seeking*-Spektrums, versucht er womöglich, ein paar Worte einzubringen über die Freuden eines Jahresabonnements für das Naturkundemuseum garantiert ausgestorbener Arten. *Sensation Seeking* ist einer der wichtigsten Beziehungsfaktoren, weil wir sonst den Rest unseres Lebens damit verbringen, uns zu streiten: entweder über die Freizeitgestaltung oder über die Fernbedienung. («Ich sag ja nur, dass *Downton Abbey* interessanter wäre *mit* Zombies.») Aber vielleicht überwinden wir das auch und gehen gemeinsam eine Runde Schach-Boxen angucken.

Dass Sie und Ihr Gegenüber tatsächlich nicht beziehungskompatibel sind, merken Sie dann erst später in der Nacht auf der zweiten wichtigen Partnerwahl-Dimension: dem Wunsch nach Nähe. Denn nur einer von Ihnen empfindet Ankuscheln an warme Haut als etwas Wunderbares. Der andere fällt aus dem Bett.

HORMONE IN ACTION

Unterschiedliche Hormonsysteme bringen also unterschiedliche Vorlieben. Aber das ist okay. Denn Hormone sind nun mal eine Anpassung an Ihr Leben, seit Ihrer Kindheit. Und nur einer von Ihnen hatte ein Hochbett. Also Zeit für Konkretes. Wo mischen die Hormone mit? Wenn ja, warum? Und gibt's da nicht was von *Ratiopharm*?

DARF ICH VORSTELLEN, IHR GEHIRN. ACH, SIE KENNEN SICH SCHON?

Um die unendlichen Arten zu verstehen, wie Hormone auf uns wirken, sollten wir erst mal einen Blick auf unsere unendlichen neuronalen Verbindungen werfen. Wenn das Gehirn nicht zuerst kommt, wird es immer schnell unleidlich. Also: Wo war das noch mal? Hat heute jeder eins dabei?

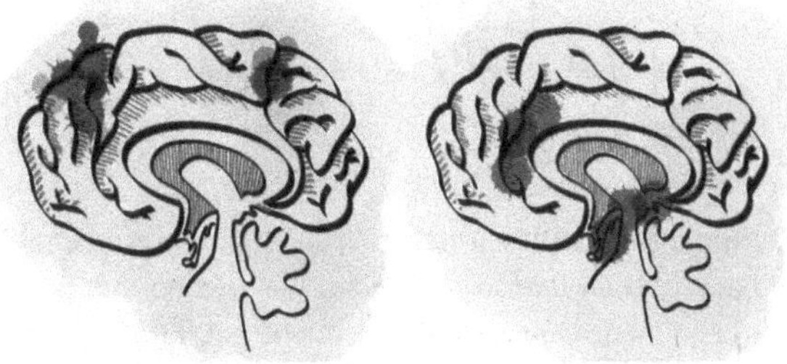

Der Scanner zeigt uns, welche Areale gerade besonders viel Sauerstoff verbrauchen. Daraus Schlüsse zu ziehen ist ein bisschen, wie hinter einem Rasensprenger herzulaufen und zu spekulieren, auf welche Blume er zielt. Aber wir versuchen's trotzdem.

Wie sich vielleicht inzwischen rumgesprochen hat, versteht man das Gehirn weniger als einzelne Areale, sondern vielmehr als Netzwerke, die zusammenhängen. Das klingt kompliziert, weil man nicht mehr so was sagen kann wie: «Argh, mein Hungerareal!» oder «Der Witz war so schlecht, dass mein Humorareal Phantomschmerzen hat!» (∗badumtschk∗).

Aber selbst, wenn man sich Netzwerke nicht ganz so bildlich vorstellen kann wie den seepferdchenförmigen Hippocampus, müssen sie nicht auf der abstrakten Ebene bleiben.

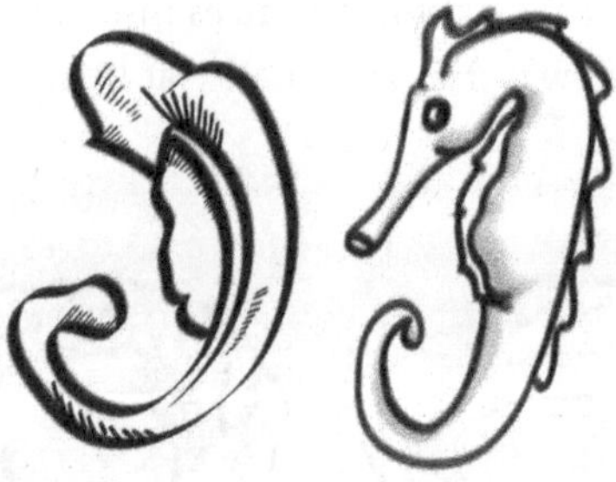

Der Hippocampus (links) ist so freundlich, wie ein Seepferdchen auszusehen *und* so zu heißen! Wir werden ihm noch öfter begegnen, denn er hilft uns nicht nur, Erinnerungen zu speichern und uns zu orientieren, sondern auch, Traumata zu verarbeiten.

Die wichtigsten Netzwerke für dieses Buch sind das *Salience*-Netzwerk und das *Executive*-Netzwerk. Salience, das kommt von «salient», «ins Auge springend», und genau auf diese Art von Informationen reagiert es – wie ein Warnblinklicht. Das heißt, es informiert uns, wenn wir z. B. *rennen* sollten. Auf etwas zu? Von etwas weg? Egal. Es ist hier, um zu lenken, nicht um zu denken!

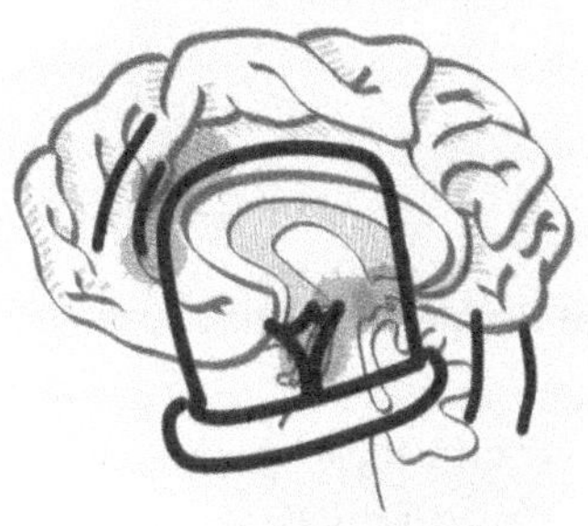

Das Salience-Netzwerk von der Seite. Prominente Vertreter sind die aufgeregte Amygdala und die Belohnungsachse aus Nucleus Accumbens und Ventral Tegmental Area (VTA), aber auch der Großmeister der Hormone alias Hypothalamus.

Das Executive-Control-Netzwerk klingt dagegen nicht zufällig so ähnlich wie Chief Executive Officer (CEO), denn es bildet die Schaltzentrale, einschließlich des grübeligen präfrontalen Cortex, im Folgenden verkürzt «Cortex» genannt. Hier wird gesteuert, geplant und kontrolliert. Und manchmal sogar ein bisschen Ordnung ins Fühlen gebracht – aber man sollte das nicht überschätzen.

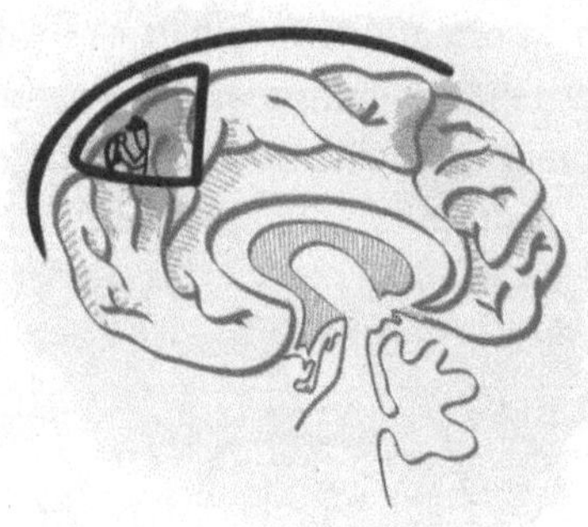

Das Executive-Netzwerk lenkt *und* denkt.

Jetzt kennen wir also unser ganzes Gehirn, in dem Hormone rumwuseln, verschiedene Netzwerke anregen, das Gleichgewicht zwischen ihnen verlagern oder dafür sorgen, dass sie höchstens noch an Weihnachten miteinander reden. Aber fangen wir bei den tief sitzenden Gefühlen an, also auf der Salience-Ebene: Wenn wir sagen «Das Herz will, was das Herz will», dann meinen wir genau das. Und wenn wir sagen «Da krieg ich Muffensausen», dann saust wahrscheinlich zuerst die Amygdala.

DAS SALIENCE-NETZWERK. ABTEILUNG: VERLANGEN

«Super Zusammenarbeit diese Woche! Fokus, höchste Konzentration, durchgehende Motivation *murmel* bis auf die üblichen Nachmittagshänger. Geborgenheit! Alle Rhythmen wurden eingehalten, es gab mehrere

Orgasmen! Sehr außergewöhnlich für die beiden. Ich wette, wir haben top Bewertungen.» Der Hormon-Abteilungsleiter schließt zufrieden seine Mappe: «Hat sonst noch jemand was?» Der Vertreter der Marketingabteilung rutscht ungemütlich auf seinem Stuhl hin und her und hüstelt. Hinter ihm tritt der Rest der Marketingabteilung von einem Fuß auf den anderen und blickt angestrengt und betont unbeteiligt in verschiedene Richtungen. Der Abteilungsleiter zieht die Augenbrauen zusammen: «Was!?» Die Marketingabteilung räuspert sich. «Hier … steht nichts von positiven Bewertungen.» Der Abteilungsleiter runzelt die Stirn. «Was soll das heißen, da steht nichts?» Er zerrt das Klemmbrett aus der Hand, und: Da steht nichts. «Aber … warum?» *Das* ist schon eher das Terrain der Marketingleute. Eine Brille wird zurechtgerückt. «Wir haben ein Imageproblem. Unsere Kernkompetenzen werden nicht mit uns in Verbindung gebracht. Weder die Konzentration noch die positiven Emotionen.» «Nicht mal die Orgasmen?» «Nicht mal die Orgasmen.» Der Abteilungsleiter seufzt. «Was denken sie denn, was wir den ganzen Tag tun?» Unruhiges Rascheln. Mehrere Marketingverantwortliche schubsen sich gegenseitig nach vorne, bis eine von ihnen anhebt. Sie holt tief Luft. Es folgt eine längere Aufzählung, in der mehrfach der Begriff «Stresshormone» fällt, außerdem «Rührseligkeit» und «Affengehabe». Der Vortrag schließt mit den Worten: «… genau genommen hat man uns die Pubertät nie ganz verziehen.» Von weiter hinten ertönt eine tiefe Stimme: «Die Idee mit der monatlichen Periode ist sehr unpopulär.» Der Abteilungsleiter schüttelt den Kopf. «Na ja, dafür hört sie ja später auch auf.» Mr. Marketing guckt auf sein Klemmbrett. «Das, was danach kommt, gefällt ihnen auch nicht.»

Ich hab's schon mal erwähnt: Wir übersehen bei Hormonen wirklich oft das Positive. Flows, Fokussierung und Euphorie, und außerdem das noch viel, viel tollere Gefühl, wenn der Partner morgens früh aufstehen muss, während wir weiterschlafen dürfen. Umso überraschter sind wir dann, wenn diese positiven Aspekte wegbleiben.

MOTIVATION: HEUTE NUR HALBTAGS

Es ist 16 Uhr 13, noch eine Dreiviertelstunde bis Dienstschluss, und Juliette sitzt auf heißen Kohlen. Was eine sehr dynamisch klingende Beschreibung dafür ist, langsam auf ihrem Schreibtischstuhl nach vorne zu kippen. Während der Kaffeepause war sie noch voll da und die Hormon-Motivations-Zentrale voll surrender Produktivität. Gelächter, schlagfertige Antworten. Noradrenalin steigert die Aufmerksamkeit und weitet begeistert die Pupillen, wie es das sonst nur tut, wenn Juliette Leo beim Frühstückmachen zu-

guckt. Ein paar Glückshormone werfen Konfetti. Aber seitdem herrscht gähnende Leere. Juliettes Blick fällt zum 87. Mal auf die Uhr an der Wand. «16 Uhr 38 … Nur noch sieben Minuten durchhalten, und dann noch 15 Minuten und eine Stunde, bis ich nach Hause gehen kann. Okay, Endspurt!»
Sie mobilisiert noch mal alle Aufmerksamkeitsressourcen, kneift die Augen zusammen – und es wäre auch echt ein Endspurt geworden, wenn ihre Hand in der Zwischenzeit kein Eigenleben entwickelt und das Browserfenster gewechselt hätte. Jetzt ist Juliette voll fokussiert – aber auf «Gelangweilte Pandabären-dot-com».

Entgegen unserer landläufigen Vorstellung, dass Hormone die Konzentration stören, sind sie oft der Hauptgrund, warum wir überhaupt irgendwas gebacken kriegen. Denn sie versorgen uns mit allem, was uns Schwung gibt. Freude und Verlangen, Herzklopfen und Hautleitfähigkeit (alias schwitzige Hände). Eine kleine Hirnstruktur namens «himmelblauer Kern» pulsiert freudig, und mit jedem Mal schickt Noradrenalin einen befriedigenden Blitz Energie durch Geist und Körper.[30]

Man kann auch ohne diesen hormonellen Rückenwind arbeiten. Nur eben langsamer und unmotiviert. Dann ist unser Cortex wie ein Cockpit mit sehr schwächelnden Turbinen, und die Piloten müssen aussteigen und anschieben helfen. Beziehungsweise *wir* müssen für jeden Arbeitsschritt all unsere Willenskraft aufwenden. Von außen sieht man diesen plötzlichen Abfall an Antrieb auch daran, dass unsere Pupillen zusammensacken wie ein enttäuschtes Soufflé. Oder an unserer Browser History. Denn inzwischen hat Adrenalin von gezielten Pulsen auf ein Grundrauschen umgeschaltet und damit die Segel unserer Aufmerksamkeit aufgespannt, um uns in jedwede anregende Richtung zu treiben. Wenn nichts interessant ist, ist eben alles interessant. Das heißt, wir würden unsere Aufgabe ja wirklich gern lösen, aber vor dem Fenster ist ein Eichhörnchen.

Um den Zusammenhang zwischen Leistung mit und ohne Motivation zu sehen, stellen Sie einfach zwei Gruppen vor die gleiche Aufgabe. Der einen versprechen sie dafür 100 000 Euro und der anderen ein kleines Salatblatt. Was glauben Sie, wer gewinnt?

Bei der Abwägung zwischen diesen Preisen vertrauen Sie übrigens, wie alle Ihre Vorfahren, auf das Dopaminsystem. Darum können wir eine Menge über Antriebskräfte lernen, wenn wir den Fußstapfen einer Maus folgen. Angefangen mit der Frage, wofür es sich zu leben lohnt.

Die Belohnungsachse

Man sagt, «das Morgen» sei ein magischer Ort, an dem 90 Prozent aller menschlichen Motivation liegt. Das stimmt natürlich nicht. Tatsächlich versteckt sich unsere Motivation an einem kleinen, unscheinbaren Ort namens Nucleus Accumbens,[31] was streng genommen nicht minder magisch klingt, wenn man dabei mit einem Zauberstab wedelt. Wir haben unsere Motivation 1953 gefunden und dann wahrscheinlich an irgendeinem Sonntagnachmittag verloren (auch bekannt als «der Moment, an dem uns klar wird, dass wir diese Woche doch nicht ins Fitnessstudio gehen»). 1953, weil in diesem Jahr zwei Wissenschaftler einer Maus Elektroden in den Nucleus Accumbens setzen und ihn zum Funkeln bringen. Das Ergebnis gefiel nicht nur ihnen, sondern auch der Maus: Wenn sie den Hebel selbst betätigen darf, drückt sie ihn Tausende Mal pro Stunde, als gäbe es kein Morgen mehr. Und die nächsten Tage hängt sie immer wieder an der Stelle rum, wo sie dieses High erlebt hat, wie verwirrte Dorfjugendliche vor dem *Aldi*.

«Warum stehen wir hier?», das Gehirn guckt irritiert. Sofern das geht. Es ist ein Mäusehirn. Dopamin blättert in seinem Pfadbuch, kann aber keine Verbindung zu einem der großen Fixpunkt-Themen entdecken – zu Essen, Sex oder Nachwuchs. «Keine Ahnung. Aber es ist hier als ‹zielführendes Verhalten› eingetragen.» Jetzt guckt das Gehirn noch perplexer über die Einöde hinweg, die verdächtig nach Brandenburg aussieht. «Zielführend für *was*?»

Nicht alle Formen von Erfüllung lassen sich auf einen gemeinsamen hormonellen Nenner reduzieren à la «Dies hier ist ein Fernwehhormon. Es erreicht seinen Höhepunkt im Januar oder in Duisburg». Aber im Gehirn müssen sie doch alle irgendwie übersetzt werden. In Energie und chemische Signale – und ziemlich häufig in Dopamin.

Normalerweise stecken dahinter natürlich keine zwei Wissenschaftler, sondern eine Gehirnstruktur namens Ventral Tegmental Area oder – deutlich weniger magisch – VTA. Einer der ganz wenigen Orte im Gehirn, die überhaupt Dopamin herstellen können. Von da reist es zu unserem Nucleus Accumbens und weckt dabei freudigste Erwartungen – oder auch mal bittere Enttäuschung. Wie ein nimmermüder Sportkommentator schreit es «Komm schon, komm schon, komm schon!!!», wenn Sie metaphorisch gesehen vor dem Tor stehen (oder realistisch gesehen vor dem Kicker), jubelt, wenn Sie treffen, und jault auf, wenn Sie hinter seinen Prognosen zurückbleiben. Dabei schreibt es sich immer das Ergebnis mit (kein Druck).

Ohne diese Belohnungsachse wären wir niemals enthusiastisch. Oder verliebt. Oder suchtkrank.[32] Denn sie gibt nicht nur den tatsächlichen Anstoß zu körperlicher Bewegung, sondern auch den metaphorischen Antrieb für alles, was wir tun. Sprich, alles, was die Achse anregt, hat unsere Handlungsbereitschaft auf seiner Seite: «Snacks» prokrastinieren wir seltsamerweise *nie*. Außer vielleicht, weil uns Kokain gerade noch mehr stimuliert als Essen, dann gehen wir auch ohne Abendbrot ins Bett. Möglicherweise. Denn *puren* Zucker haben unsere Versuchsmäuse sogar *noch* lieber als Kokain.[33] Genauso wie Süßstoff.[33] Selbst Computerspiele, Pornos und Social Media können uns auf diesem Weg abhängig machen, ohne je direkt im Gehirn anzudocken.[34,35] Aber versuchen Sie ruhig weiterhin, uns von einem Salatblatt zu überzeugen.

Das, was wir erwarten, und das, worauf wir uns konzentrieren können, hängt schon deshalb sehr stark zusammen, weil das Gehirn Dopamin in Noradrenalin umwandeln kann (und Noradrenalin in Adrenalin, wo es schon dabei ist). Passenderweise haben beide Hormone auch etwas mit ADHS zu tun.[36] Nämlich über einem Mechanismus, den wir schon kennen: Es geht wieder mal drum, ob wir Hormone verprassen oder vorschnell wieder reinholen, wie ein übereifriger Kellner, der mit einer halb gegessenen Portion Spaghetti wegrennt. Viele ADHS-Medikamente konzentrieren sich darauf, den Kellner auszuknocken. (Was man sehr viel langweiliger als «Sie behindern den Dopamin-Rücktransport» beschreiben kann.)

Vor allem ist Dopamin ein gutes Beispiel, dass wir ohne Hormone auch nicht schneller mit der Arbeit fertig sind. Um bei dem Cockpit-Bild von weiter oben zu bleiben: Juliette hat ohne diese Unterstützung nicht nur mit ziemlich impulsiven, mal strotzend hypermotivierten, mal toten Turbinen zu kämpfen, sondern auch mit einem Cockpit, dem die Steuerung schwerfällt und das hin und wieder den Zielort vergisst. Eine Herausforderung, die wir auch vom chronischen Stress kennen. Aber ich greife vor. Erst mal wollten wir ja das Glück suchen.

Auf der Suche nach dem Glück

Entgegen allgemeiner Annahmen ist Dopamin kein Glückshormon. Es hängt nur gerne mit den Glückshormonen rum. Sein Job sind Erwartungen und der innere Dreijährige: «Willhabenwillhabenwillhaben.» Es weiß nicht, wie gut uns das Überraschungsei schmeckt, nur, wie intensiv wir bereit sind, uns dafür auf den Boden zu werfen und zu schreien. So dreht sich Sucht viel weniger darum, ein High zu genießen, als darum, schmerzhaftes Verlangen zu stillen. Wie jeder weiß, der schon einmal eine mittelleckere Chipstüte aufgegessen hat. Trotzdem lässt sich unser Genuss von der Vorfreude gern mitreißen. Wie wiederum jeder weiß, der nach Monaten Winter-Lockdown schon mal den ersten Cappuccino in der Frühlingssonne getrunken hat. Genauso reagieren wir auf medizinisches Morphium z.B. viel stärker, wenn wir's erwarten – und sonst kaum.[37–39] Ein guter Grund, Patient*innen in Behandlungsschritte einzubeziehen. Umgekehrt erleben Leute, die sich mit viel Dopamin über Lottogewinne freuen, sonst auch einen stärkeren Placeboeffekt.[37]

Wenn wir allerdings wirklich nach Genuss suchen, haben wir bei den Endorphinen bessere Chancen. Deren Name leitet sich immerhin buchstäblich von den Worten «eigen» und «Morphin» ab. DIY-Opium, wenn Sie so wollen. Sie können Liebliches süßer schmecken lassen und Bitteres weniger dramatisch, und *ohne* sie könnten wir weder Sex noch Sonnenschein etwas abgewinnen.

Mit breitem Pinsel färben sie unsere Wahrnehmung und vermitteln uns, was uns gerade guttut. («Ich esse dieses Eis, weil ich auf die Signale meines Körpers höre!») Und weil das Ziel fast immer das Gleichgewicht ist, genießen wir vor allem das, was wir brauchen. Wie Duschen nach einem Festival. Wobei «Gleichgewicht» als Zielvorgabe recht optimistisch ist. Als würde die Umwelt uns immer mal wieder einen Ball zuspielen, den wir einfach nur zurückgeben: Die Umwelt so: Winter! Und wir so: lange Unterhosen! In Wirklichkeit bombardiert uns unser Umfeld mit derart vielen Einflüssen, dass das Gleichgewichtsähnlichste, was wir hinkriegen, ist, mit einem Bein in der Luft, nach hinten übergebeugt zu stehen und hin und wieder mal einen Ball mit dem Kopf abzufangen. Und wenn wir gerade meinen, wir haben uns stabilisiert, meldet irgendein Körperteil, er sei sexuell erregt. Und dann ist es auch schon wieder vorbei mit der Balance.

Wenn wir Pech haben, kommt ein Ball zu viel, und wir lassen *alle* fallen.

DAS SALIENCE-NETZWERK. ABTEILUNG: ANGST UND PANIK

«Unser Job ist nichts für schwache Nerven», erklärt Kortisol dem Praktikanten, während es eilig und sehr wichtig an Hebeln zieht. «Du musst aufmerksam sein.» Von unten dröhnt der Herzschlag und ein viel zu

schnell zischendes Atemgeräusch. «Wenn du Energie brauchst, kannst du die Verdauung runterfahren. Im schlimmsten Fall immer raus mit dem Zeug.»

Der Praktikant verzieht das Gesicht. Nächstes Mal liest er sich die Stellenanzeige im Unimagazin garantiert genauer durch. Im Hintergrund heulen Sirenen.

«Das grenzt an Trauma», erklärt Kortisol. «Ich schränk' mal das Erinnerungsvermögen ein.» Es wirft etwas Schweres in eine Röhre, auf der «Hippocampus» steht. «Normalerweise sag ich ja immer ‹Was uns nicht umbringt, zählt als Lernerfahrung›. Hab ich recht oder was? Haha!» «Haha ...», murmelt der Praktikant gequält.

Ein stumpfer Gegenstand fliegt in Richtung Hippocampus. Der Praktikant hält sich am Steuerboard fest. «Wir wollen ja nicht die nächsten drei Jahre schweißgebadet aufwachen! Haha!»

Das Herz dröhnt mittlerweile so laut, dass alles wackelt. Es wird unangenehm instabil. Mehrere rote Lichter flackern. Die Anzeige für eine Reihe von Organen steht auf «Beschwerden».

«Wooah», kommentiert der Praktikant. «Meinst du, wir schaffen es noch in Sicherheit?» «Sicherheit? Vor was?», fragt Kortisol. «Er joggt doch nur.»

Im Leben geht es nicht nur ums Fressen. Es geht auch ums Gefressenwerden. Und wenn sich diese Möglichkeit auftut, schalten Hirn & Hormon in einen ganz anderen Modus.

Denn das Stresssystem interessiert sich naturgemäß wenig dafür, was wir *wollen*. Überleben wäre nett.

Es gibt kaum ein Hormonthema, das uns so sehr beschäftigt wie Stress. Was an sich überraschend ist, wenn man bedenkt, dass wir alles, was unsere Vorfahren gestresst hat, heute entspannt im Zoo besuchen können. Allerdings hat sich unser Stresssystem seitdem längst nicht zur Ruhe gesetzt, sondern seinen Fokus nur verlagert, von den absoluten zu den relativen Stressoren. Die zwei Kategorien, in die wir fast jede Art von Herausforderung einteilen können. Absolute Stressoren, das ist alles, was unseren Organismus und unser Überleben *objektiv* bedroht und bei dem uns nie jemand erklärt, dass es eine Frage der Einstellung ist. («Ich sage nur, im Leben soll man sich nicht über Sachen aufregen, die man selbst nicht kontrollieren kann, und Waldbrände gehören eindeutig dazu!») Es sind die Dinge, die wir in Filmen gerne von großen muskulösen Leuten erledigen lassen, die ihre Unterwäsche über der Kleidung tragen. Dagegen sind *relative* Stressoren Dinge, die unser Gehirn als gefährlich einstuft, obwohl sie uns statistisch gesehen selten umbringen (Clowns). Die Reaktion in unserem Stresssystem ist allerdings mehr oder weniger die gleiche.

Wenn die Stresshormone ins Rollen kommen

Was also passiert, wenn unser Hormonsystem unter Druck gerät? Der Stressor kommt, er ist groß und gefährlich. Die Konkurrenz. Ein Bär. Eine Fernsehsendung über die Kardashians. Und Ihr Gehirn so: «AAAAAH!» und dann so: «*Tu doch irgendjemand etwas!*» Und in den Tiefen, im Hypothalamus, dem Großmeister der Hormone, drehen sich ein paar Zahnräder, die zwei reitende Boten rufen:

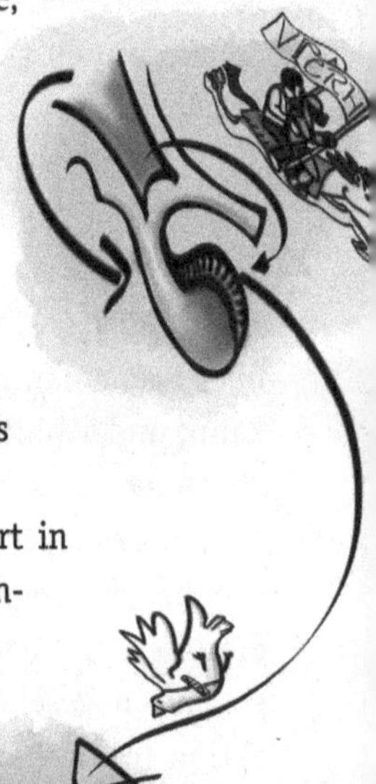

Corticoliberin entrollt eine Schriftrolle: «Ihr seht vor Euch Vasopressin, und Corticoliberin, auch bekannt als Corticotropin Releasing Hormone aka ‹das Hormon, das das Hormon holt, das die Stresshormone ruft›!»
Das Gesicht der Empfangsdame verharrt in der Regungslosigkeit eines Mount Rushmore und brummt: «Mhmmm?»
Corticoliberin fährt ungerührt fort.
«Wir verlangen Adrenocorticotropin zu sprechen! Auch genannt ‹das Hormon, das die Hormone von den Nieren holt›.
Es muss genau das tun.»
Pause.
«Da muss ich nachgucken.»

Pause.

«Wie schreibt man das? Ad-ree-noo-cooor-ti-co-trooo …?»

«Tropin! Wie ‹Wende›! Allgemeine Bezeichnung für Hormone, die andere Hormone rufen!»

«Mhmm. Und das kommt von …?»

«Der HPA-Achse, verdammt noch mal. Hypothalamus! Pituitary Gland! Adrenaldrüsen! Vom Hypothalamus – nach hier – zu den Nieren! Pituitary Gland ist englisch für Hirnanhangdrüse. Sie wissen doch, der *Ort, wo wir hier sind*!?»

(Es ist nett von ihm, das noch mal zu erklären, denn die HPA-Achse kommt in diesem Buch wirklich immer wieder vor.)

«Mhmmm», murmelt die Empfangsdame und scrollt mit einem Finger auf dem Bildschirm auf und ab. Jetzt wird es Corticoliberin ein bisschen zu bunt. Es ist immerhin das Hormon, das das Hormon holt, das die Stresshormone holt! «Soll ich Ihnen noch eine Wortdefinition sagen, meine Liebe?» Seine Augenbrauen wippen dramatisch auf und ab. «Wissen Sie, woher das Wort *Angst* kommt?»

Die Augenbrauen der Empfangsdame bewegen sich nicht. Aber ihr Gesichtsausdruck ist sehr mitteilsam. Er besagt, gäbe es eine Maßeinheit für Neugierde, läge ihr aktuelles Interesse irgendwo unter dem Punkt völligen atomaren Stillstands.

«Nein», sagt sie.

Corticoliberin ist für soziale Signale fast so unempfänglich wie die Empfangsdame für interessante Trivia. «Es kommt vom Wort *Enge*!» Dramatische Pause. «Und genau dahin treibt man uns bald, wenn Sie nicht augenblicklich …»

Vasopressin seufzt und beugt sich nach vorne. «Wir sind VPA und CRH und würden gerne ACTH sprechen. Wir brauchen Kortisol und Adrenalin.»

Die Empfangsdame nickt. «Hab ich's mir doch gedacht.»

Wenn Corticoliberin es also geschafft hat, und Adrenalin und Noradrenalin sich mit einem «Huuuuiiie!» in die Blutbahn stürzen wie kleine Snowboardfahrer*innen, dann ist ziemlich schnell die Hölle los. Denn die beiden wissen, wie man Leute aufweckt.[40]

Ihr Ziel ist klar: Coping. Klarkommen. Das Immunsystem wird aktiviert, die Lunge breitet ihre Schwingen aus und wird außerordentlich gut durchblutet. Beste Voraussetzungen für die Luftzufuhr, aber Sie fühlen es eher als rasenden Atem.

Unterdessen mobilisiert der Rest des Körpers die Energiereserven. Der Stoffwechsel wird angekurbelt, genauso wie Herzschlag und Blutdruck. Ein paar Blutgefäße weiten sich, um schnelle Versorgung von Herz, Hirn und Skelettmuskeln zu garantieren, was allerdings den Herzschlag noch weiter beschleunigt, und jetzt rauscht Ihnen auch noch das Blut in den Ohren. Die Blutgefäße zu so unwichtigen

Dingen wie Händen oder Haut verengen sich dagegen, damit Sie nicht gleich ausbluten, wenn Sie sich einen Splitter einfangen. Im Ausgleich haben Sie jetzt kalte Füße.

Streng genommen hilft Ihnen natürlich nichts davon in dem Bewerbungsgespräch, in dem Sie gerade sind. Aber hey, das ist ja nicht das Einzige, was Ihr Stresssystem für Sie tut! Es macht auch feuchte Hände, falls Sie dabei zwischen zwei Ästen hin- und herhangeln müssen. Außerdem lässt es Sie größer erscheinen, indem es die Muskeln an Ihren Haarwurzeln zusammenzieht, bis Ihnen die Haare zu Berge stehen. Und große Menschen bekommen mehr Gehalt.[41] Blöderweise haben Sie von der ganzen Durchblutung jetzt auch ein rotes Gesicht. Und das schnelle Atmen hat Ihren Mund ausgetrocknet und für einen Kloß im Hals gesorgt. (Sie haben doch hoffentlich «Ja» gesagt, als man Ihnen etwas zu trinken angeboten hat?) Angeblich wurde früher in China genau dieser Umstand genutzt, um Verdächtige zu testen: Wer während des Verhörs keinen trockenen Reis mehr schlucken konnte, war offensichtlich aufgeregt. Das Problem ist natürlich das gleiche wie bei jedem anderen Lügendetektor: Aufregung ist nicht dasselbe wie Schuld. Manche Menschen finden Gefängnisse einfach beunruhigend. Stress ist eben auch Kopfsache.

Denken im Stress

Im Stress verändert sich unser Denken fundamental. Wird es durchdachter, vorsichtiger? Natürlich nicht. Sind Sie schon mal vor einem Tiger weggerannt? Na ja, ich auch nicht, aber denken Sie mal drüber nach!

Die Krux ist: Im Stress muss das Gehirn schnell reagieren, aber jedes bisschen Extra-Energie, die es kapert, fehlt dem Körper, der sie gerade dringend zum Wegrennen braucht.

In diesem Bewusstsein legen die Stresshormone in unserem Hirn gleich mehrere Hebel um. Oder besser gesagt: einen Schalter und vier Schieberegler:

Fokus: an
Flexibel zu starr
Aufmerksamkeit: geweitet
positiv zu negativ
innen zu außen

Also: Wie denken wir im Stress?

Fokus an: Schneller denken mit Gefahr
Gefahrenreize sind Aufmerksamkeitsmagnete. In 100 Millisekunden ist unser Blick auf dem Messer. Und wir im präventiven Panikmodus.

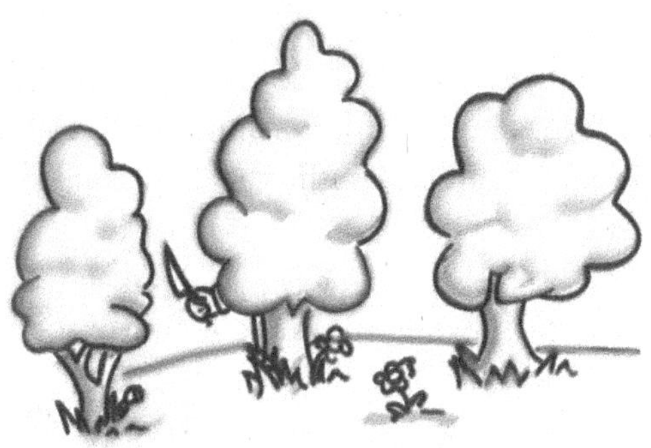

Bäume und Messer.

Die erste Vor-Evaluation der messerscharfen Gefahr erfolgt schnell und automatisch und unabhängig davon, was das Arbeitsgedächtnis gerade sonst noch so vorhatte. Wenn es ein Messer sieht, lässt es alles fallen, wie ein erschreckter Kellner das China-Porzellan.

Das heißt, Stresshormone binden an den präfrontalen Cortex wie ein sinnbildlicher Taskmanager und töten jedes Programm ohne essenzielle Bedeutung. Einschließlich unserer sonst so beliebten grübelig-komplexen Gedanken. («Vielleicht steht das Messer metaphorisch für meinen inneren Konflikt?»)

Die Ressourcen, die dadurch frei werden, gehen ans Salience-Netzwerk, das jetzt top vernetzt ist und außerdem ein guter Indikator dafür ist, wie schlimm sich der Stress anfühlt.[42] An keiner Stelle so sehr wie an der Amygdala. Einem Areal, das sich wirklich wunderbar wachsam aufregen kann. Was Sie dagegen *nicht* versuchen sollten, ist flexibles Denken, Multitasking und planendes Agieren.[42] Kein Wunder, dass Teenager in Horrorfilmen immer so wahnsinnig sinnvolle Entscheidungen treffen. («Schnell, in den dunklen Keller!»)

Flexibel zu starr: Gefahr macht konservativ

Um auf das, was auf Sie einprasselt, möglichst instinktive Antworten zu formulieren, greift das Gehirn auf bewährte Verhaltensmuster zurück. Dopamin steigt so weit an, dass es sich jetzt sogar an Rezeptortypen drängelt, die es sonst links liegen lässt. Und die stimulieren statt Neugier lieber altbekanntes Verhalten. Im Stress wollen wir nicht entdecken, wir wollen den Weg finden, der uns zuverlässig und schnell nach Hause bringt.

Im Prinzip kennen wir das auch von anderem Verlangen: Wenn wir hungrig nach einem Restaurant suchen, wollen wir auch nicht «Mal gucken, was die tadschikische Küche so bietet». Wir wollen Kalorien, auf die man sich verlassen kann. Und im Supermarkt interpretieren wir Ernährungstipps jetzt ebenso sehr viel liberaler: «Man kann ja durch Chips auch nur so viel zunehmen, wie viel Chips wiegen.» Merke: Der Effekt von Hormonen kann sich mit dem Konzentrationslevel ziemlich fundamental ändern.

Steigt Dopamin weiter, kann es sogar direkt an die Adrenalinrezeptoren binden. Aber wir sollten hoffen, dass es das nicht tut, denn das würde bedeuten, dass es versucht, unsere Blutbahnen gegen Stichwunden zu verengen.[43]

Aufmerksamkeit geweitet: Mir entgeht nichts

Wenn man an den Kern unserer Empfindungen will, sind Gesichtsausdrücke kein schlechter Anfang. Lust ist eine rausgestreckte Zunge, Ekel eine zurückgezogene. Und Furcht? Furcht ist komplette Offenheit. Die Augen, der Mund, die Pupille. Alles. Ist. Wachsam. Der Schreckreflex potenziert. Wenn jetzt von irgendwoher ein Geräusch kommt, reagieren Sie mit: «Bwaah!»

Unterdessen schaltet Noradrenalin wieder um, von den gezielten Pulsen auf «FLUT», die alle potenziellen Gefahren scannt. Das Ergebnis sind die rasenden Pupillen, die wir von angstverzerrten Gesichtern kennen. Viel schwieriger ist es, sich in stressigen Situationen auf nur *eine* Sache zu konzentrieren.[42] Außerdem fehlt Ihnen jetzt das neuronale Ruheintervall, das normalerweise dafür sorgt, dass Sie beim zweiten platzenden Luftballon weniger reagieren als beim ersten. Gefahr wird auch beim dritten Schuss nicht langweilig.

Positiv zu negativ: Im Zweifel pessimistisch

Auf die Dauer spült das Aufmerksamkeits-Dauerfeuerwerk natürlich eine Menge unnützes Zeug an.[42] Sie fühlen sich reizüberflutet und genervt von jedem Geräusch – ein Anfangssymptom für posttraumatischen Stress.[42] Im Ausgleich entwickelt unser Gehirn schnell ein gewisses Desinteresse, was nicht-Messer-relevante oder sonst wie positive Informationen angeht. («Immerhin trug der Mörder ein lustiges Hemd mit Flamingos.») Die Amygdala fokussiert alle Aufmerksamkeit auf Negatives. Und alles, was in die Kategorie «neutral» fällt, ist jetzt auch «negativ», sodass es Ihnen schnell zu viel wird. («Du, ich hab jetzt einfach nicht so die emotionalen und mentalen Ressourcen für den Abwasch.»)

Der größte Kameraschwenk in unserem Fokus kommt allerdings noch: Wir richten unseren Blick nach außen. So sehr, dass unser Innerstes zu kurz kommen kann.

Innen zu außen: Für Selbstreflexion hab ich keine Kapazitäten

Im Stress ist alles erlaubt, was besser ist, als jetzt und hier vom Tiger gefressen zu werden. Dafür ziehen die Stresshormone die Energieressourcen ab, die wir für Ernährung und Reproduktion brauchen. Erholung und Wartung fliegen aus dem Fenster. Wachstum und Schlaf hinterher.

Auch unser Immunsystem macht jetzt einen auf Rambo, greift zu kurzfristigen Lösungen und entfernt sich die Kugel lieber selbst – mit Taschenmesser und Gürtel zwischen den Zähnen, d. h. Stresshormone und Co sorgen für die Ausschüttung von Entzündungsmarken wie Interleukin 6, um potenzielle Entzündungen zu kontern.[44] Das wiederum sorgt für Fremdkörperabwehr via Fieber, Erbrechen und Müdigkeit. Also dafür, dass es uns so lange schlechter geht, bis es uns besser geht. Statt mit Wartung beschäftigt sich unser Immunsystem nur noch mit externer Schadstoffabwehr.[45] Das heißt, es schaltet um von langwierigen Prozessen, die in unserem Inneren anliegen, zur

Gefahrenabwehr nach außen. Unser Problem sind jetzt offiziell die anderen.

Wie sehr unsere Stressreaktion den Blick nach außen richtet, merkt man schon daran, wie viele Entspannungstechniken versuchen, ihn wieder nach innen zu lenken. Auf den Atem hören. Grounden. Aber das Hormonsystem geht eben treu davon aus, dass der Feind woanders sitzt und unterdrückt fleißig die Schilddrüsenhormone T3 und T4. Wer braucht Hirnentwicklung, wenn wir nicht wissen, ob wir überhaupt eine Entwicklungsperspektive haben? Wir lernen: Sie können noch so viel Q10-Creme kaufen, um Ihre Schilddrüsenhormone umzuwandeln – wenn Sie keine davon produzieren, wird Ihnen durch keine Creme der Welt geholfen.

Am Ende löst Interleukin 6 auch noch einen theoretischen Endlosloop aus, indem es selbst wieder Stresshormone anruft. Aber wenn Sie Glück haben, kriegen Sie davon nicht mehr allzu viel mit. Denn zu den Dingen in Ihrem Inneren, mit denen Ihr Stresssystem nichts anfangen kann, zählt auch Ihr Schmerz.

Stressphase 1: «Überleben, auch wenn es mich umbringt»

«Verdammt, verdammt, verdammt, verdammt!» Juliette hechtet um die Kurve und verliert fast den Halt, weil über ihrem linken Arm ein Rucksack schlingert und über dem rechten eine Kamera. In der Türöffnung des Zuges steht Leo und macht hektisch die universelle Winkbewegung für «Schnellschnellschnell». Als ob das jemals irgendjemanden schneller gemacht hätte. «Dingdingding.» Juliette hechtet mit einem Sprung vorwärts und fliegt durch die kleiner werdende Öffnung. Die Kamera zuerst. Geschafft! «Bomp.» Mit einem Rumms landet der Rest ihres Körpers auf dem Boden (Koordination von mehr als einem Körperteil war nie ihre Stärke). Leo nickt: «Gut gerannt. Als du umgeknickt bist, dacht ich fast, du schaffst es nicht.» Juliette hält inne. Ihr Blick wandert nach unten. Ach ja. «Auuuuuutsch.»

Wenn's schnell gehen muss, weil uns ein Bär oder ein Axtmörder verfolgt oder wahlweise die Aussicht auf zwei Stunden am Düsseldorfer Bahnhof; wenn wir ausgepowert und verletzt sind und denken, es geht nicht mehr, aber es kommt dann von irgendwo ein Lichtlein her, dann ist das mit ziemlicher Sicherheit ein Endorphin.[46,47] Oder wahlweise ein Endocannabinoid. Beides zusammen sorgt für das «Runner's High», das uns noch ein paar Kilometer weiterschiebt.[48] («Dieser Bär weiß, was er will, das muss man ihm lassen.»)

Das Wechselspiel zwischen Euphorie und Schmerz ist eine unserer liebsten Strategien, um mit Stress umzugehen. Wenn Notausgänge nicht helfen – und bei Arbeitsstress tun sie das selten –, dann versuchen wir, der Belohnungsachse selbst irgendeine Ablenkung in die Hand zu geben.

Wie Eltern, die ihrem Kind gerade noch rechtzeitig einen quietschenden Kuschelsaurier in den Kinderwagen werfen. In der Erwachsenenvariante: Sex, Drugs, Rock 'n' Roll – oder lecker fettiges Essen. Das heißt, Sucht wird nicht nur durch verführerische Reize getriggert, sondern auch durch stressige. Es muss nicht immer der *Marlboro*-Cowboy sein. Manchmal reichen auch Fotos von Ihrem Chef. Das ist auf die Dauer zwar weder besonders gesund noch besonders hilfreich, aber in der Not ist nun mal kein Platz für Langzeitabwägungen. Wenn Sie das Stresssystem fragen würden, wo es sich in fünf Jahren sieht, antwortet es mit: «AAAAAAH!»

Aber wie immer gibt uns das, was uns Sorgen macht, auch Werkzeuge an die Hand, um unsere Situation zu verbessern: Denn theoretisch kann alles, was Opioide anregt, auch schmerzlindernd wirken – ob Orgasmen, gute Musik oder Gemeinschaft.[49–52] Mit einem davon wird sogar bei Geburten experimentiert. Wie eng gerade unser Sozialleben mit dem Opioid-System verbunden ist,[53,54] merkt man z. B. dadurch, dass geselliges Lachen mehr gegen Schmerzen hilft als einzelnes und Synchrontanzen mehr als unsere Lieblingsform «rhythmisches *individual* Hin-und-her-Wackeln». Vielleicht waren Boybands deshalb immer so gut gelaunt. Falls Sie sich von dort aus gleich in eine Trance steigern wollen, braucht es nur noch eingängige Rhythmen, Synchronität und ein Schaben an der körperlichen Belastungsgrenze.

Wenn Sie jetzt anmerken, dass das ja alles schön und gut ist, Sie während der Presswehen allerdings doch froh über vernünftige Drogen waren: Natürlich sind die körpereigenen Hormone kein Ersatz. Wenn der Schmerz übermenschlich ist, hilft uns nicht mal ein Eis. Genau genommen schmeckt es dann wahrscheinlich auch nicht, denn andersherum dämpft der Schmerz ja die Belohnung.

Chronische Schmerzen schaffen ein Dopamin-Rauschen, in dem jede Stimulation untergeht.[38] Evolutionär mag das sogar hilfreich sein, weil wir den verknacksten Knöchel jetzt in der Höhle auskurieren, statt woanders einen Kühlschrank zu suchen. Aber weil Schmerz und Genuss nun mal zusammengehören, ist das Gegenteil, nämlich gar nichts zu fühlen, auf die Dauer eine ganz eigene Hölle. Umso wichtiger, dass wir aus dem Stress irgendwann wieder rauskommen.

Stressphase 2: «Komm mal wieder runter»

Im Abteil angekommen, legt Juliette erst eine Jacke auf den Sitz, dann den Knöchel auf die Jacke und den Kopf an Leos Schulter. Dann packt sie Croissant und Kopfhörer aus und genießt das Gefühl, wenn sich das Universum wieder einrenkt.

Kortisol fühlt sich missverstanden. Alle meinen, es sei ein Stresshormon. Nur, weil man es so oft findet bei … Stress. Aber es hat den Stress ja nicht gemacht. Im Gegenteil: Es entfaltet seine volle Wirkung erst 15 bis 30 Minuten *nach* dem Auftreten des Stressors. Und wenn Sie an Bärenangriffe denken, ist das ein bisschen spät.

Kortisol ist eben kein panischer Ersthelfer. Wir können es uns eher als eine Art kleiner Trainer vorstellen. Allein schon, weil es uns morgens aus dem Bett bringt und beim Joggen begleitet. Wie jeder echte Trainer ist es auch im Kampf für uns da. Aber nicht ganz so dicht dran. Eher immer dicht hinter uns. Wenn plötzlich Fäuste auf uns einprasseln (oder wirklich kritische E-Mails), dann lässt es erst mal (Nor-)Adrenalin und Co machen, die in ihrer Wirkung viel schneller sind. Aber wenn der Kampf sich hinzieht, dann springt es uns zur Seite. In zwei Phasen. Wie die besseren Spülmaschinentabs.

Die erste Phase besteht aus den schnellen Effekten, für die es direkt an die Zelle andockt. Damit putscht es uns weiter auf, singt «Eye of the Tiger» und macht in der Luft demonstrative Boxbewegungen. In der Zwischenzeit gibt es bei den Genen auch schon mal ein paar Protein-Bestellungen auf, für Phase zwei. Und wenn dann das Glöckchen klingelt, sodass wir erschöpft in die Ecke taumeln, wartet es nur darauf, uns ein Handtuch über den Kopf zu werfen. Das kühlt runter. Schützt vor Reizüberflutung und detaillierten Erinnerungen.

Danach bringt uns Kortisols Nackenmassage wieder runter, bevor wir uns einen Herzklabaster einfangen. Dabei bremst es auch die Todesspirale, in die sich (Nor-)Adrenalin und die Entzündungsmarker des Immunsystems gerade hineingesteigert haben. Aber noch während es eilig unsere

Wunden zusammenflickt, ruft es gleichzeitig für später schon mal den Krankenwagen. Das heißt, nicht nur Dopamin kann, wenn es hochsteigt, an ganz andere Rezeptoren binden. Auch Kortisol unterdrückt zu Hochzeiten das Immunsystem, nur um es zu sensibilisieren, wenn der Stress nachlässt. («Cool, Urlaub! Endlich Zeit für Fieber!») Woran man mal wieder sieht, wie sehr den Hormonen unser Gleichgewicht am Herzen liegt.

Was dagegen passiert, wenn die Eskalation des Immunsystems nicht gestoppt wird, konnten wir u. a. im Zusammenhang mit Corona-Erkrankungen sehen – der sogenannte «Zytokinsturm», bei dem wir auf einmal nicht mehr nur mit einer Viruserkrankung kämpfen, sondern auch mit einer immer weiter eskalierenden Immunreaktion … Wenn man bedenkt, wie panisch schnell die Stressreaktion abläuft, ist sie ein ziemlicher Balanceakt. Damit er gelingt, dreht Kortisol sogar sich selbst nach dem Ansteigen erst mal das Wasser ab. Das heißt, es hemmt Corticolibrin, unser Stresshormon-Rufhormon, sodass auf viel Kortisol im Idealfall erst mal wenig Kortisol folgt. Diesen praktischen Mechanismus, mit dem Hormone sich und anderen einen Riegel vorschieben, nennt man auch einen negativen Feedbackloop. Das Hormonäquivalent des Moments, in dem wir in der Kneipe anbieten, die nächste Runde zu holen, und noch im Aufstehen spontan und leicht schwankend realisieren, dass wir uns selbst lieber 'ne Apfelschorle bestellen.

Anspannung und Entspannung. Kortisol ist *das* Stresshormon für Biathleten. Diese entspannende Phase der genetischen Effekte kickt ein bis vier Stunden nach dem Stress rein und macht uns mitunter sogar resilienter als sonst. Auch bekannt als «der Moment, wenn es uns nach dem Weinkrampf plötzlich wieder ganz gut geht». Auch Menschen mit Phobien hilft es, Kortisol zu nehmen, bevor sie sich wieder mit ihren Ängsten konfrontieren.[55,56] (Pro-Tipp: Für stressige Situationen immer eine Anakonda in der Schreibtischschublade aufbewahren. Oder joggen gehen.)

Vor allem aber holt Kortisol in dieser Phase den Cortex wieder mit an Bord.[44] Nicht unbedingt, um da weiterzumachen, wo wir aufgehört haben. («Hab ich eh alles vergessen!») Stattdessen schaltet es erst mal auf Autopilot, auch *Default-Mode*-Netzwerk genannt. Während die Gedanken schweifen, können wir all die Eindrücke sacken lassen und sortieren, die unseren Gefahrenwirbel in alle Richtungen verstreut haben. Wir tun gut daran, das Gehirn dabei machen zu lassen. Einfach mal aus dem Fenster starren. Durch irgendeine garantiert hirnlose Internetseite scrollen. Das sieht auf den ersten Blick wie Prokrastinieren aus, aber in Wirklichkeit ist unser Stresssystem mit Klarschiff machen beschäftigt wie Party-Gastgeber am Sonntagmittag.

Mit all diesem Wissen ist es kein Wunder, dass eine zu schwache Stressreaktion auch nicht die Lösung ist, sondern ein ganz neues Problem, z.B. weil sie die Wahrscheinlichkeit für Fibromyalgie, chronische Erschöpfung oder saisonale Depression erhöht – was soll uns im Januar auch sonst aus dem Bett bringen, wenn nicht Stress. Auch für unser Immunsystem bedeutet Kortisolmangel häufig nichts Gutes, sondern, dass Inflammation, also Entzündung, außer Kontrolle gerät. Im Moment überlegt man, ob dieser Mechanismus – zusammen mit anderen – auch an Long Covid mitbeteiligt sein könnte.[57] Ein niedriges Kortisollevel war in einer vorläufigen Studie z.B. einer der Hauptfaktoren, der Leute mit Long Covid von denen unterscheidet, die nach einer Woche wieder auf dem Damm waren, und auch ein Indikator für die Schwere der Symptome.[58] Interessanterweise spielt das Kortisollevel auch bei Nach-Virus-Erkrankungen wie ME/CFS eine Rolle. Der genaue Mechanismus dahinter ist aber immer noch ein Rätsel.

Kurzum, ohne Kortisol geht es uns üblicherweise nicht besser, sondern schlechter. Aber immerhin ist es doch tröstlich zu wissen, dass wir dank Stresshormonen jemanden in unserer Ecke des Rings haben, der nur darauf wartet, uns aufzufangen. Blöderweise hat Wundenlecken (selbst metaphorisches) immer so eine Aura von Schwäche und Rückzug. Dabei zeugt es ja nur von dem Bewusstsein, dass nach dem Kampf wahrscheinlich vor dem Kampf ist.

Genau da liegt natürlich auch das Problem. Denn irgendwann halten die Notfall-Bandagen nicht mehr, und wenn Sie dann damit zu einem richtigen Arzt gehen, sagt der so was Spielverderberisches wie «Wer hat Ihnen denn *das* gemacht?» oder «Sekundenkleber ist kein Wundverschluss!».

HORMONELLE MEUTEREI: CHRONISCHER STRESS UND DIE FOLGEN

Stress ist ein Nach-mir-die-Sintflut-Prinzip, und das lässt sich nicht ewig aufrechterhalten. Genauso wenig wie das Ignorieren all unserer Bedürfnisse. Nicht umsonst hat er eine Wortverwandtschaft mit strangulieren, und auch die Ingenieursdefinition von Stress bedeutet «Druck auf einen Gegenstand ausüben, bis er bricht».[59]

Auf die Dauer wendet sich jedes Denkmuster, das uns gerade noch aus der Gefahr gebracht hat, gegen uns:

Die ständige Wachsamkeit beschert uns Aufregung, Angst- und Panikattacken.

Die Unterdrückung der Belohnungsachse macht uns entweder depressiv oder Lust auf Alkohol und Drogen.

Der hohe Dopaminspiegel fügt bestätigend hinzu, dass Alkohol und Drogen immer toll funktioniert haben. Oder vielleicht könnten wir ein*e Ex anrufen? Wen auch sonst? Alles *Neue* macht uns sowieso Angst. Der Autopilot, der versucht, die stressigen Gedanken einzuordnen? Hält sich tapfer, kommt aber nicht mehr hinterher und läuft heiß. Rumination nennt sich das. Grübelzwang. Und bei posttraumatischem Stress passiert es ziemlich häufig. Weil darüber hinaus mal wieder alles mit allem zusammenhängt, nagt der Stress inzwischen außerdem längst nicht mehr nur an unserer Seele, sondern auch an unserem Körper.

Auch dafür gibt es eine Ingenieursdefinition: Wenn auf

einem Stahlträger viel Stress lastet, dann sammelt er Abnutzungs- und Überbeanspruchungsspuren. So ähnlich sammeln auch wir «allostatische Last»: die Spuren des Stresses.[60,61] Fangen wir mit denen für den Körper an.

Mit körperlichen Problemen können wir ja umgehen.

«Kommst du?» Juliette hat sich schon den Mantel angezogen, die Schuhe gewechselt und sämtliche Entscheidungen ihres Lebens überdacht, aber Leo ist immer noch nicht fertig. «Fast da!», schallt es durch die Toilettentür. Juliette rollt mit den Augen. Aber nur ganz leicht. «… dass dir der Stress immer so auf den Magen schlägt!» «Nächste Woche ist er bestimmt vorbei», dringt es durch die Tür, und Juliette denkt: «Das Konzert gleich auch.»

Immer noch hinter der Toilettentür, aber auch hinter Leos Schädel findet unterdessen ein Krisentreffen statt. Fast alle Teile des Körpers sind zusammengekommen. Die meisten tragen Bauarbeiterhelme. Das Hirn macht den Anfang: «Gut, gut, ich weiß, wir hatten eine stressige Phase. Aber wir haben alle gut zusammengearbeitet, da könnt ihr euch ruhig auf die Schulter klopfen.» Das tun sie. «Trotzdem ist es jetzt Zeit, sich wieder einzukriegen. Wo fangen wir an?» Alle scharren nervös mit den Füßen. Sich wieder einzukriegen ist nicht ihre Stärke. Das Hirn schaut sich im Raum um. «Also vielleicht zuerst die Herzensangelegenheit. Der Vagusnerv sagt, das Herz macht

ihn nervös.» Kortisol, den Helm in den Händen, tritt schuldbewusst ein paar Schritte nach vorne. «Kann sein, dass *wir* ihn nervös gemacht haben. Aber das war reine Notwehr!» Das Gehirn nickt verständnisvoll, und Kortisol sieht zu, dass es sich schnell wieder unter die anderen mischt. «Gut, gut. Dann können wir jetzt wahrscheinlich wieder damit aufhören. Vagus, was meinst du?» Der Vagusnerv schüttelt den Kopf: «Keine Chance, ich bin hier vor allem das Bindeglied – solange ihr alle euch nicht wieder einkriegt, kann ich auch keine Ruhe verbreiten.» Das Gehirn wollte da eigentlich nicht mit reingezogen werden, aber jetzt ist es passiert. Der Darm blinzelt herausfordernd: «Da hat er recht!» Er wendet sich ans Gehirn: «Wenn *du* nicht immer auf jedes kleinste Problemchen mit Stresshormonen reagieren würdest, wären wir alle hier viel entspannter!» Bei dem Wort «Stresshormon» schiebt sich Kortisol unauffällig ein bisschen weiter hinter die anderen Hormone. Aber es guckt eh niemand. Das Gehirn ist empört: «Darm, du weißt genau, dass *deine* Bakterien dafür sorgen, dass unsere Entzündungswerte immer noch unter der Decke sind. Ich *kann* kein Serotonin produzieren, wenn alle Baustoffe für Schadensbegrenzung draufgehen!»[43]
Gehirn und Darm liefern sich ein kurzes Blickduell. Das Herz versucht es mit einem Kompromissvorschlag, wie es so seine Art ist: «Wie wär's denn, wenn die Darmbakterien Serotonin produzieren? Die können das

doch auch!» Alle gucken das Herz an, als wäre es ein bisschen doof. Serotonin überwindet sich schließlich und erklärt die Situation: «Das geht nicht. Meine Leute kommen nicht durch die Blut-Hirn-Schranke. Und Darm-Serotonin ist eine ganz andere Abteilung. Oben massieren wir die Seele, unten die Verdauung – das ist unser Motto.»[62] Der Darm meldet sich schlechtgelaunt zu Wort: «Oder ihr verursacht Reizdarm! Und dadurch werde *ich* auf die Dauer durchlässig.» «Und dann muss *ich* wieder Entzündungshemmer produzieren!», tönt es aus einer anderen Ecke des Raumes. Das Immunsystem hat sich bis jetzt auffällig zurückgehalten, obwohl es definitiv an allen Wechselwirkungen beteiligt ist. Niemand will angefangen haben. Kortisol mutmaßt, dass es zu den Entzündungswerten und der Bakterienstruktur einiges beigetragen hat und versucht, unauffällig mit der Wand zu verschmelzen. Es ist es ja wirklich nicht seine Schuld, wenn das Hirn ständig nach ihm ruft. Jetzt massiert sich das Hirn vor allem den Nasenrücken. «So kommen wir doch hier nicht weiter! Alles, was ich weiß, ist, dass mir das ganze Darmchaos langsam die Rezeptoren in der Amygdala in die Höhe treibt …» Kortisol, das den gleichen Effekt auf Amygdala-Sensoren hat, ist sich mittlerweile ziemlich sicher, dass es Teil der Wand ist. «Und das heißt, ich kann mich beim nächsten Mal erst recht nicht mehr beruhigen. Wir wollen das hier doch wirklich nicht zu einer Angststörung eskalieren.» Die Blicke wandern

zwischen Immunsystem, Darm und Hirn hin und her wie Volleybälle beim Aufwärmen.
Schließlich erbarmt sich das Herz (natürlich) und spricht als Erstes: «Haben wir schon versucht, Leo aus- und wieder anzuschalten?»

Wenn man erst mal anfängt, die roten Linien zwischen Kopf und Körper zu ziehen, verheddert man sich ziemlich bald in komplexen Zusammenhängen, und dafür haben wir hier weder den Platz noch die Wolle. Aber die wichtigsten körperlichen Angriffspunkte für Stress können wir uns merken: Magen und Immunsystem.

Weil unser Immunsystem durch Dauerstress dauerhaft überfordert ist, melden sich irgendwann beide Arten der Immunantwort ab – Wartung im Innern *und* Gefahrenabwehr nach außen.[63] Dadurch stapelt sich das Geschirr in Form von Entzündungen und Oxidation, sodass wir jetzt nicht nur mit Stress kämpfen müssen, sondern auch noch mit einer nervigen wunden Stelle im Mund. («Nur kurz tasten, ob sie noch da ist. Autsch!») Oder auch mit Allergien. Selbst auf Hepatitisimpfungen reagieren wir im Stress nur so mittel beeindruckt.[64,65] Das Immunsystem kommt, sieht – und hat gerade etwas anderes zu tun. Mindestens genauso oft schlagen uns Schicksalsschläge auch auf den Magen.[45,63]

Irgendwann kann Kortisol den Entzündungsstress nicht mehr in Schach halten, stattdessen lässt er jetzt die Zellen in unserem Gehirn altern und sorgt allgemein für ein Klima, in dem unser Gehirn nicht arbeiten kann (nicht umsonst ist Neuroinflammation *das* neue Forschungsgebiet, von psychiatrischen Erkrankungen über Demenz bis Long Covid). Aber auch die Struktur unseres Gehirns verändert sich, um sich dem Zustand ständiger Wachsamkeit anzupassen. Die Verbindungen, mit denen wir uns üblicherweise bremsen, werden ausgedünnt, die Amygdala auf Sprungbereitschaft getrimmt.[66] Die Kortisol-Rezeptoren werden unsensibler, und wir müssen ohne seine negativen Feedbackloops auskommen.[60]

Verlierer sind flexibles Denken, Impulskontrolle, Gedächtnis und geistige Gesundheit. Und natürlich wir. Wir verlieren. Dass zu viel Stress dem Gehirn gefährlich wird, ist einer der ganz wenigen Punkte, auf die sich Neurowissenschaftler*innen einigen können.

Zugegebenermaßen klingt das alles ein bisschen anstrengend. Die Welt ist schlimm genug, und jetzt kann man sich nicht mal mehr darüber aufregen, ohne dass irgendwo ein Darmbakterium mit dem Besen an die Decke klopft. Aber immerhin haben wir auch dafür wieder ein Werkzeug an der Hand: Mittel und Wege, die uns helfen können, mit dem Stress umzugehen, sind z.B. Sport, ein soziales Netz oder kognitive Verhaltenstherapie.[67,68] Die hilft dann praktischerweise gleichzeitig gegen Angst, Bauchschmerzen *und* eine merkwürdige Darmflora.[63] Meditationstraining, das Aufmerksamkeit nach innen richtet, bringt als Bonus weniger entzündungsfördernde Proteine.[69] Im Endeffekt bedeutet ein niedriges Kortisollevel oft auch körperliche

Entspannung. Wenn Sie also mal zum Physiotherapeuten gehen und der sagt «Sie sind heute aber mal gar nicht verspannt», dann wissen Sie, Sie haben wenig Kortisol im Blut. Und wahrscheinlich Halluzinationen. Jeder weiß, dass Physiotherapeuten so was *nie* sagen.

Wobei das einfachste Mittel natürlich ist: weniger Stress zu haben! Na, schönen Dank auch.

Kann man Stress aussortieren?

Als Juliette nach Hause kommt, steht Leos Gummibaum auf dem Gehweg, mit einem Schild «Abzugeben an Liebhaber». Beim Öffnen der Wohnungstür schlägt sie gegen zwei große Umzugskisten. Daneben drei große Müllsäcke, die gefährlich an der Grenze ihres Fassungsvermögens kratzen. Juliette klettert drüber hinweg zu Leos Arbeitszimmer: «Äh, was 'n hier los?» Leo guckt von seinem Laptop auf. «Ich hab diese neue Aufräumtechnik probiert, wo man alles rausschmeißt, was einem keine Freude bereitet.»
«Äh, und warum ist jetzt *alles* weg?» «Wenn ich gestresst bin, macht mir nichts Freude.» «Verstehe. Der Gummibaum?» «Zu viel Verantwortung.» «Deine Klamotten?» «Klamotten und Freude?» «Das heißt, wir müssen jetzt neue kaufen gehen?» Leo zeigt auf seinen Laptop: «Bin gleich bei dir.» Der Computer macht ein kleines *Bing!*. Leo zuckt merklich zusammen.

«WAAAh!» Mit einem Schlag klappt er den Deckel zu. «Meinst du, ich kann die Mails von meiner Chefin auch löschen?»

Herauszufinden, was uns stresst, wird eine ganze Nummer schwerer, wenn man nicht mehr einfach nur fragen kann, was uns umbringt, und davon ausgeht, dass der Rest uns bestimmt stark macht. Denn mit einem Gehirn, das sich per se über alles aufregen kann, ob es nun absolut tödlich oder einfach nur relativ nervig ist, lautet das Credo eher: Was mich nicht umbringt, gibt mir Schlafstörung und eine merkwürdige Zuckung im rechten Augenlid. Relative Stressoren, wie wir sie oben kennengelernt haben, könnten schließlich alles sein! Deadlines, Mahnbriefe und jede Art von Volksmusik. Die wenigsten von uns tragen einen großen Hinkelstein mit der Aufschrift «Stress!» mit sich herum, den wir im Zweifel einfach ablegen können. Stattdessen sind wir den ganzen Tag von vielen kleinen Stressoren umgeben – auch wenn es nicht nett ist, sein Kollegium so zu nennen. Darum passt Stress zu reduzieren zu Zeitgeist und Bedürfnissen. Amazon schlägt zum Wort «stressfrei» 45 Seiten Bücher vor und Google 3 060 000 Ergebnisse. Alle davon sehr einladend. Im Schneidersitz oder im Schaumbad Waldesrauschen mit Walgesang hören. Da lohnt es sich, noch mal zu erwähnen, dass komplette Stressfreiheit vor allem eins ist: bedenklich.

Während Leo in einen seiner Säcke guckt, ob er etwas Brauchbares zum Anziehen findet, damit sie in die Stadt fahren können, gucken die Hormone vorwurfsvoll in Richtung Kortisol: «Du hast ihn übersensibilisiert!» Kortisol wirft die Hände in die Luft: «Ich reagiere eigentlich nur auf die E-Mails der Chefin. Aber die kommen so häufig, dass ich Angst vor *allen* E-Mails bekommen habe. Und seit drei Wochen jetzt auch vor der Welt im Allgemeinen.»
Noradrenalin nickt. «Ich versuch ja schon immer, seine Aufmerksamkeit für alles Mögliche zu wecken. Aber der Herr findet ja, das sei ‹*den Vormittag verdaddeln*› und ‹*Konzentrationsschwäche*›.» Es sieht sich im Raum um: «Oder machen wir *jetzt* was Nettes?» Die anderen schütteln den Kopf. «Anscheinend müssen wir einkaufen.» Noradrenalin wird aschfahl im Gesicht. «Wisst ihr, wie viel Stress ihm das macht?»

Bei allen Unterschieden gibt es ein paar gemeinsame Nenner, die fast alle Stressoren verbinden. Nämlich, dass sie neu sind, unvorhersehbar, außerhalb unserer Kontrolle und/oder begleitet von einer gewissen soziale Evaluation. Alles mehr oder weniger verständlich. Neue, unvorhersehbare Dinge *sind* beängstigend. Außerhalb unserer Komfortzone gibt es mit Sicherheit Spinnen. Und die soziale Evaluation konfrontiert uns mit unserer allerschlimmsten Angst – Peinlichkeit. (Wenn wir *allein* im Wald was Doofes machen, ist es dann überhaupt passiert?) Deshalb war die achte Klasse so anstrengend und deshalb geht Kortisol auch durch die Decke, wenn Standardtänzer auf eine Jury treffen.[70]

Dann wissen wir ja, was wir meiden müssen. Neues, Unvorhersehbares, Unkontrollierbares und Teenager. Problem gelöst. Oder?

Wie wir das richtige Stresslevel finden

Dopamin guckt den anderen interessiert über die Schulter. «Was machen die beiden da?» «Sie sortieren aus, was neu und unvorhersehbar ist.» Es drängelt sich entsetzt nach vorne an den Bildschirm. «Aber so kann ich nicht arbeiten!»

Dem Motto «Bloß nix Neues im Leben» kann man zwar folgen, aber dann bleibt man halt doof. Denn Neues, Unvorhersehbares und soziales Feedback sind genau das, was dopamingestützte Lernprozesse erst anregt. Lernen wiederum ist der beste Weg, um die Hirnregionen, wie den Hippocampus und den präfrontalen Cortex, zu trainieren, die wir später zur Stressprophylaxe brauchen: Diejenigen, die der Amygdala auch mal sagen können, dass es *so* nicht geht. Und die Botenstoffe, die wir dabei ausschütten, helfen uns außerdem, das Gehirn plastisch zu halten und nicht in depressiven Mustern zu versacken. In der Toxikologie kennen wir das gleiche Prinzip, bei dem das, was in größeren Mengen Gift für uns ist, in geringen Dosen anregend wirkt. Wie Absinth. Auch Stress folgt so einer umgedrehten U-Kurve: Los geht es mit gutem Stress, milder Euphorie, Wachheit, Konzentration, gehobener Stimmung und gerade in der Nähe des Maximums auch hin und wieder ein Flow (Eustress). Der unglaublich produktive Moment vor der Deadline, in dem die Stunden wie im Flug vergehen, kurz vor dem Umschlagpunkt, ab dem sich zu Euphorie und Ideenschüben langsam Schlafstörungen gesellen (Distress). Dicht gefolgt vom rapiden Abfall, auf der rechten Seite der U-Kurve, auf der es keine Inspiration mehr gibt, aber dafür Kopfschmerzen. Die Rezeptoren, an die Kortisol jetzt bindet, helfen uns nicht mehr beim Lernen, sondern eher beim Vergessen.

Wo das ideale Stresslevel liegt, hängt von unseren Fähigkeiten und der Aufgabe ab. Weshalb es so wichtig ist, dass wir das Stresslevel für eine Aufgabe selbst festlegen können, anstatt von anderen willkürlich gestresst zu werden. («Ich habe ein funktionierendes System und das ist: zwei Tage vor der Deadline erst anfangen.») Allerdings bleibt uns darüber hinaus *noch* eine entscheidende Stellschraube, die mitbestimmt, wann wir über den angenehmen Punkt der U-Kurve hinausschießen: der Kontrollverlust.

Kontrollverlust ist beim Lernen deshalb hinderlich, weil er uns vermittelt, egal wie sehr wir uns auch anstrengen: Das Ergebnis liegt nicht in unserer Hand. Helfen tut das niemandem, außer vielleicht, Sie machen eine Ausbildung als Zyniker*in.

Das Ergebnis kann man sehen, wenn man Hunde oder

Nager lange genug in einem lauten/stressigen Kontext sitzen lässt, gegen den sie nichts ausrichten können, und danach in einen anderen Kontext bringt, in dem sich die Lautstärke problemlos runterdrehen lässt. Aber sie versuchen es gar nicht mehr, sondern leiden einfach still vor sich hin. («Muss ja.») (Siehe Abbildung.) Wenn Ihnen das Gefühl bekannt vorkommt, ist es kein Wunder: Es nennt sich «erlernte Hilflosigkeit»[71] und funktioniert auch beim Menschen.

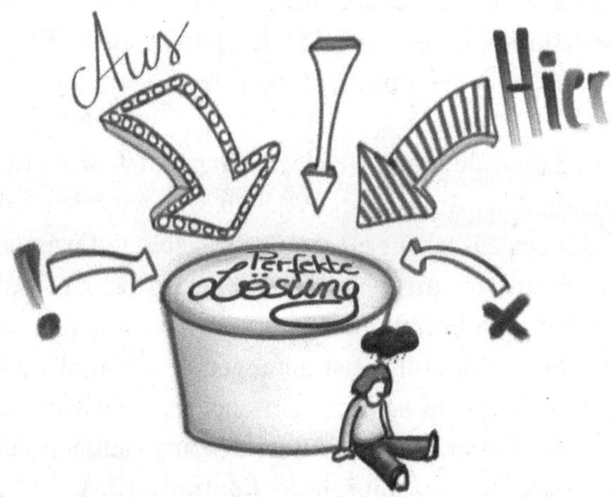

Erlernte Hilflosigkeit entsteht, wenn wir so lange nichts gegen ein Problem tun konnten, dass wir jetzt davon ausgehen, dass wir gegen alle Probleme nichts tun können.

Erlernte Hilflosigkeit kann aus Kurzzeitstress langfristige Resignation machen, bis wir vor dem schwarz gestrichenen

Billy-Regal sitzen. Sie spielt auch eine entscheidende Rolle dabei, ob dieser Stress in Trauma und Gesundheitsschäden resultiert. Trotzdem übersehen wir den Faktor «Kontrollverlust» in der Stressgleichung oft, z. B. wenn wir nicht verstehen, warum Arbeitslosigkeit oft mehr Stress macht als Arbeit. Oder wenn wir gestressten Leuten Urlaub empfehlen, nur damit das eigentliche Problem wieder vor der Tür steht, wenn sie zurück sind. Oder auch, wenn wir sie fragen, warum sie bei aller Müdigkeit immer so spät ins Bett gehen müssen, während sie eigentlich nur versuchen, nach einem langen Tag mit Arbeit und Kindern wenigstens noch eine köstliche selbstbestimmte Stunde einzuschieben. Ein Phänomen mit dem schönen Namen «Revenge Bedtime Procrastination». Auch in der Corona-Pandemie haben wir oft übersehen, dass die quälendsten Maßnahmen die sind, die nichts bringen. Ein kurzer harter Lockdown, in dem man die Fallzahlen auf ein klares Ziel zupurzeln sieht, ist eher zu ertragen als ein quälend langer Winter, in dem wir weder Glühwein haben *noch* das Gefühl, damit was zu erreichen.

Wenn wir dagegen den Mechanismus hinter der Hilflosigkeit verstehen, verstehen wir auch, was man dagegen tun kann. Alles beginnt mit einer winzig kleinen Hirnstruktur namens dorsaler Raphe Nucleus. Sein Ding ist, dass er auf jedes Problem mit «TOT STELLEN!» reagiert.[72] Wie ein Freeze-Schalter, der uns in den Kaninchen-vor-der-Schlange-Modus versetzt. Nach jedem stressreichen Erlebnis bleibt der Freeze-Schalter ein paar Tage lang extra sensibel. Eine guter Grund, sich in diesen Tagen nur Herausforderungen zu gönnen, von denen wir wissen, dass wir sie bewältigen. (Pro-Tipp: Armdrücken mit kleinen Kindern) Und eine Erinnerung, dass wir oft glauben, aus dem Gröbsten raus zu sein, während in unserem Inneren noch alles brachliegt. («Du wirkst fertig!» «Das ist mein Gesicht.»)

Dabei ist «erlernte Hilflosigkeit» eigentlich ein bisschen irreführend, denn auf die Idee, sich tot zu stellen, kommt unser Freeze-Schalter von ganz alleine. Was wir *lernen* ist, diesen Impuls zu überwinden. Dabei ist die gute Nachricht: Mit jeder Herausforderung, die wir meistern, stärken wir den Teil unseres Gehirns, der auf den Freeze-Reflex reagiert mit: «Ruhe auf den billigen Plätzen!» Noch besser ist: Der Effekt dieser Erfahrungen hält länger vor als der der Hilflosigkeit.

Selbstwirksamkeit, also das Gefühl, die Dinge beeinflussen zu können, ist ein Resilienzfaktor. Sie variiert sehr individuell. Und auch, wenn sie früh geformt wird (z. B. im negativen Sinne durch die Geldsorgen unserer Eltern),[73] lässt sie sich lebenslang trainieren. Die Selbstwirksamkeit, die daraus erwächst, macht z. B. den Unterschied zwischen «sich um die Umwelt zu sorgen» und «aktiv etwas dafür tun».[74] Oder dazwischen, ob wir auf Politikfrust mit Partizipation reagieren oder mit der Wahl zweifelhafter Parteien.

Aber für das Gefühl, dass man Herausforderungen bewältigen kann, muss man sich ihnen natürlich hin und wieder mal stellen und das bedeutet: Neues und Unvorhersehbares in sein Leben zu lassen. Unsere Stressreaktion muss sich ausprobieren können. Mit dem Effekt, dass eine gewisse wackelige Lebenserfahrung uns manchmal sogar schützt. Selbst vor posttraumatischem Stress. Außerdem vor «Rücken».[75,76] Jedenfalls in gewissem Maße: Wer vorher schon ein posttraumatisches Stresssyndrom hat, den nimmt die nächste Erfahrung eher noch mehr mit.[77,78,79]

Im Prinzip ist es also mit geistiger Bewegung genauso wie mit körperlicher – nicht nur in der Hinsicht, dass die WHO beide empfiehlt, um Demenz vorzubeugen. Man kann sich verheben und überlasten, aber keine Bewegung ist eben auch keine Lösung (verdammt!). Und wenn die Bewegung einen Effekt haben soll, muss man schon ein bisschen ins Schwitzen kommen.

Darum stehen wir nach dem Ausmisten im Idealfall nicht in einem leeren Raum mit lachsfarbenen Tapeten und einem ereignisarmem – aber sehr hippen – Betonfußboden. Beton und Lachsfarben sind das Gegenteil einer anregenden Umgebung. Wir stehen eher vor einem bunten Garten. Und das, was wir da pflanzen, hilft uns dann, das Unkraut fernzuhalten. Ziel ist nicht, am tiefsten Punkt der umgekehrten U-Kurve anzukommen – Ziel ist es, darauf zu surfen.

Das Bedürfnis nach Stimulation ist deshalb wichtig zu erwähnen, weil unsere Tendenz eher Richtung Entschleunigung geht. Aber manchmal ist das, was uns fehlt, kein Ruheraum, sondern ein Abend mit Freund*innen, selbst wenn uns danach nur noch fünf Stunden Schlaf bleiben. Überhaupt gleicht unsere Herangehensweise an das Thema sehr der ans Thema Grippe. Wenn's nicht brennt, ist es keine Medizin. Richtige Entspannung muss wehtun und erfordert jahrelanges Training: mit geschlossenen Augen regungslos im Schneidersitz sitzen («Meine Nase juckt!»), den Körper hören («Hihi, mein Bauch gluckert!») und den Körper spüren («Meine Beine tun weh!»). Ein Prozess, von dem uns die Werbung versichert, er stellt sich auch ein, wenn wir einen Sitzball kaufen. So dehnen wir uns und atmen und meditieren und laufen barfuß bewusst über Baumrinden. Alles zusammenfassbar als: Dinge, die einem Schimpansen *so* nicht einfallen würden (außer vielleicht das mit den Baumrinden).

Verstehen Sie mich nicht falsch: Viele dieser Aktivitäten haben tolle positive Effekte! Einschließlich der Meditation. Auch aufs Gehirn. Aber vielleicht sollten wir deshalb nicht reflexhaft alles ausklammern, was uns Hormonsystem und Intuition vermitteln. Sie müssen nicht Yoga machen. Sie können, wenn Sie wollen. Sie können auch was Anregendes lesen. Aufregende *Netflix*-Serien gucken oder informative *YouTube*-Videos. Gitarre lernen? Wir sind schnell dabei, allen möglichen Leuten Selbstoptimierung vorzuwerfen. Aber uns selbst herauszufordern ist keine Eitelkeit, sondern Selbsterhalt.

Was können wir uns also merken? Unser Hormonsystem hat eine ganz wunderbare Stressreaktion für uns zusammengetöpfert und dabei sogar an das Runterkühlen gedacht. Zwei Dinge hat es dabei allerdings übersehen: Erstens ist die Kombination aus aufgeregtem, rigidem Denken bei gleichzeitiger völliger Aufgabe unserer Bedürfnisse gar nicht *un*bedingt das, was wir für Bürostress brauchen. Zweitens ist das Hormonsystem nicht auf unser sorgenvolles Hirn eingestellt, dem es gelingt, sich von einer Stressphase in die nächste zu hangeln.

Daran sieht man mal wieder, wie wichtig es ist, dass unsere Hormone abwechselnd im Auf und Ab bleiben. So, wie federnde Häuser Erdbeben besser standhalten, sind es gerade die *Schwankungen*, die uns helfen, mit Herausforderungen umzugehen. Was es dagegen nicht gibt ist ein Hormon, das nur dafür gemacht ist, uns in den Wahnsinn zu treiben. Dafür gibt es die FDP.

Aber wenn das alles nicht hilft, gibt es da noch einen Ausweg, den wir bis jetzt ganz außen vor gelassen haben: die Flucht nach vorne.

FIGHT OR FLIGHT: MEHR FRONTALANGRIFFE WAGEN

In ruhigen Momenten würden wahrscheinlich die meisten Menschen sagen, dass Hormone nicht allzu viel Einfluss auf ihr Denken haben. (Oxytocin guckt beleidigt: Wer hat denn die Ruhe *gemacht*?) Aber ob wir vor einer Bedrohung instinktiv zurückweichen oder fließend in Angriffshaltung übergehen, ist eindeutig eine Gefühlsfrage. Schließlich müssen wir diese Entscheidung blitzschnell treffen.

Den Spieß umzudrehen, bedeutet den Wechsel von Angst zu positiver Angriffsstimmung. Wir lieben Filmszenen, in denen Menschen genau das tun: Die Frau in der dunklen Seitengasse kann plötzlich Karate, und der Mann in der Bar steht lässig von seinem Stuhl auf und ist plötzlich sehr groß. («Das soll ein Testosteronspiegel sein? *Das* ist ein Testosteronspiegel!») Gemeinsam haben diese Situationen, dass wir jetzt schlecht zurückrudern können. Wir müssen das durchziehen – oder zumindest ziemlich gut bluffen. Und dafür ist Kortisol einfach zu zögerlich. Schließlich merkt es sich unsere Fehler.[80]

Stattdessen zieht der Großmeister der Hormone neben der HPA-Achse noch an einem anderen Hebel: zur HPG-Achse. Er endet nicht da, wo das Adrenalin produziert wird, sondern bei den Eierstöcken. Oder den Hoden. Die Hormone, die da produziert werden, Östrogen und vor allem Testosteron, haben eine ganz eigene Vorstellung davon, wie man mit Gefahr umgeht. Angefangen damit, dass sie das Wort «Gefahr» nicht mögen. Sie bevorzugen «Herausforderung».

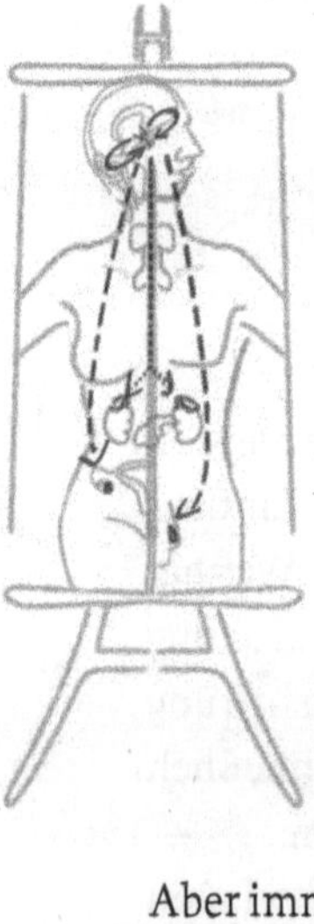

HPA- und HPG-Achse.

Auch wenn HPA- und HPG-Achse das gleiche Ziel haben – unser Überleben – sind sie sich fundamental uneinig darüber, mit welcher Strategie man das erreicht. Fight or flight. Aber immerhin stimmen sie darin überein, dass Nur! Einer! Recht! Haben! Kann! Im Streit darum, wer das ist, liefern sich Kortisol und Testosteron einen beeindruckenden Kampf um das Kontrollboard.

Testosterons Vorläufer drehen der nervösen HPA-Achse schon am Hypothalamus das Wasser ab. Während Kortisol die HPG-Achse gleich an vier Punkten attackiert, einschließlich der Adrenaldrüsen, wo Frauen Testosteron produzieren, und, ja, auch in den Eiern.[81] Im Endergebnis ist Testosteron nur dann in der Lage, sich in Sachen Aggression durchzusetzen, wenn wir nicht eine noch durchsetzungsfähigere Kortisol-Produktion mitbringen. Andersrum kann Kortisol unserer Attraktivität nur dann einen Dämpfer versetzen, wenn das Testosteronlevel niedrig genug ist.[82] («Du siehst gestresst aus» gilt zu Recht nicht als Kompliment.)

Aber, wenn sich Testosteron erst mal durchsetzt und das Kontrollboard erobert, legt es dort *völlig* andere Schalter um, als Kortisols langfristige Effekte. Erst mal unterdrückt es das Immunsystem und schafft eine ganz neue Bedeutung für das Wort «Männergrippe». Es heizt die Reproduktion an. Natürlich. Und in der wachsamen Amygdala wird das neuronale Ruheintervall wieder mal heruntergedreht, sodass Ihre Nervenzellen jetzt nonstop Statements raushauen können, ohne auch nur *ein*mal innezuhalten.[83] Wie Elon Musk. Mit dem grübeligen Cortex, der da mal etwas bremsen könnte, redet die Amygdala dagegen weniger – dem fällt ja eh wieder nur ein, warum irgendwas keine gute Idee ist. Stattdessen ist sie jetzt bestens vernetzt mit dem Hirnstamm, wo die schnellen Reflexe sitzen. Auf der Salience-Ebene verlagert sich das Gleichgewicht, sodass Belohnungen jetzt sehr verlockend wirken und Bestrafungen mehr so abstrakt. Wenn Sie sagen: «Wer weiß, was das später für Konsequenzen hat?!», dann müssen Sie davon ausgehen, dass Testosteron das nicht interessiert.

Den Schwenk zum Positiven sieht man auch daran, wie belohnend Macht ist. Selbst, wenn wir gern behaupten, dass diejenigen, die sie haben, 90 Prozent ihrer Zeit nachdenklich aus irgendeinem Fenster starren und dabei «Ooooh, it's lonely at the top» summen ... Ratten sind da ehrlicher. Für den täglichen Schuss Testosteron drücken sie unermüdlich auf Hebel oder hängen ständig da rum, wo es Nachschub-Testosteron gibt – unter Menschen bekannt als «der Chefsessel».

Überhaupt verstehen wir so einiges falsch am Testosteron. Aber wie sollte es auch sonst sein, schließlich ist es ein Sexhormon und mit denen lässt man unsere Fantasie besser nicht alleine. Aber dafür müssen wir jetzt einen kleinen Schlenker einlegen.

Auf zu den Sexhormonen

Gäbe es so etwas wie ein Eintrittstor ins Land der Sexhormone (mit freundlichem Sponsoring durch die Hormonliteratur), würde es einem Basar ähneln, bei dem die Eintrittskarten von einer Fünfzigerjahre-Hausfrau verkauft werden – mit einer platinblonden Föhnwelle, die einer Atomkatastrophe standhält. Auf der Rückseite wäre ein

Coupon für Tassen mit der Aufschrift «Sorry, I ovary-acted». Wegen Eierstöcken. Sie verstehen? Ein paar Ringer auf Steroiden strotzen vor Kraft und Brustbehaarung und heben irgendwas Männliches. Wildschweine. Es gibt einen Schokoladeneiscremestand mit Schuss, nur für die *Erdbeertage* *suggestives Zwinkern*. Ein Mann auf einer Seifenkiste hält ein Schild hoch mit der Aufschrift «Das Öffentlich-Rechtliche will unsere Kinder schwul machen», hinter ihm steht schon eine Schlange an Untergangspropheten, die darauf warten, ihrerseits den Untergang der Männlichkeit und/oder der Kernfamilie zu verkünden – und das alles noch, bevor es zur Mittelalterecke mit ihren Potenzwässerchen und dem Kastelruther Kastratenchor geht. Irgendwo gäbe es auch einen Handleser, der von Ihrer Fingerlänge auf Ihr Hormonprofil schließen kann. Ironischerweise wäre er der Einzige, der ein bisschen recht hat.

Da wären wir also: im Wunderland der Sexualhormone. Ein Ort, an dem man immer sehr genau aufpassen muss, woran man sich festhält: Nicht, dass man sich an ein Vorurteil krallt, das enorm biologisch wirkt, nur um dann ins Straucheln zu geraten, sobald man daran zieht und die kulturellen Wurzeln hervorkommen. So wurschteln wir uns auf den nächsten Seiten durch einen ganzen Wust aus Vorurteilen – über Männer, Frauen und die potenziell gemeingefährlichen Effekte monatlicher Blutungen auf die Funktionsweise des Gehirns. Ein Dickicht aus Binsenweisheiten, Mythen und *Truisms* (Dinge, die sich wahr an*fühlen*), das um uns herum wie Unkraut in den Himmel wächst. Zeit, das Ganze mal sorgfältig durchzuharken und die blödesten Ideen auszurupfen. Immerhin, die Aussicht danach ist eine sehr schöne.

Testosteron ist wider Erwarten nicht die Wurzel allen Übels

Leo scrollt sich durch die Influencer-Videos in Sachen «mentale Gesundheit für Männer». Anscheinend besteht sie zu 90 Prozent daraus, dass man rohes Fleisch isst. Kampferfahrung hilft. Oder wenigstens kalt duschen. Östrogen zieht die Augenbrauen hoch: «Wundert mich nicht, dass fragile Männlichkeit mit einer niedrigen Lebenserwartung korreliert.»[84] Vorwurfsvoll wendet es sich Testosteron zu: «Was machst du nur mit denen?» Testosteron zuckt mit den Schultern: «Mit mir hat das gar nichts zu tun!»[85] Es sieht sich die Liste an: «Da, guck, ‹Nicht mehr masturbieren› – das nenn ich das Gegenteil von hilfreich.» «Mhmmm», überlegt Östrogen. «Aber irgendwas von diesen ganzen Sachen, die er ausprobiert, *muss* doch Testosteron steigern. Was ist mit den Superheldenposen?» «Kein nachgewiesener Effekt.» «Die Testosteron-Booster?» «Senken es in zehn Prozent der Fälle.» «Die Verhaltenstipps?» «Seh' ich aus, als ob ich mir Sorgen mache, wie ich auf andere wirke?» Östrogen will nicht lockerlassen: «Aber Sport macht er doch jetzt ständig, Wettkampf steigert doch Testosteron!» «Mjaaa, aber er verliert ständig.» «Hach … dass er sich von diesen Sachen auch so stressen lässt.» Bei dem Wort kommt Kortisol um die Ecke: «Noch mehr zu tun?»

Es ist ein weit verbreiteter Mythos, dass große Eier nicht genug Blut übrig lassen, um auch noch das Gehirn damit zu versorgen. Er ist auch der Grund, warum die griechischen Statuen so schlecht ausgestattet sind. Allerdings opferten die gleichen Griechen in ihrer Freizeit auch voller Begeisterung Bullenhoden für ihre Fruchtbarkeitsgöttin und schufen damit nicht nur die Vorläufer der Dick Pics, sondern vor allem einen Beweis dafür, dass Männer seit mindestens 2000 Jahren die weibliche Begeisterung für ihr Genital deutlich überschätzen. Testosteron bekommt von uns sehr gemischte Signale: Manchmal ist es das Königshormon, der Ursprung aller Männlichkeit, und wir lassen uns die Anzahl der Eier im Ritterwappen verewigen. Im nächsten Moment ist es die Wurzel allen Übels und mindestens *ein* Grund, warum es mit dem Weltfrieden so lange dauert.

Na ja, Testosteron *ist* eben ganz viele Dinge gleichzeitig, einschließlich einer zentralen Zutat in einem ziemlich explosiven Gebräu.

Das Wichtigste vorweg: Es gibt keinen klaren Zusammenhang zwischen Testosteron und Aggression. Der Testosteronspiegel beweist nicht, wer die verhaltensauffälligsten Erwachsenen, Kinder oder Spezies sind.[86,87] Jedenfalls, solange die Schwankungen im normalsterblichen Bereich liegen – Anabolika und Co stehen auf einem anderen Blatt.[88]

Wenn man sich Testosteroneffekte im Experiment anguckt (in den meisten Studien übrigens bei Frauen) – kann man sich allerdings schon vorstellen, wie sie Aggression begünstigen können. Denn im Draufgänger-Mindset ignorieren wir nicht nur Risiken, sondern auch eine Menge sozialer Signale. Besonders die beschwichtigenden wie Furcht (ein Effekt, den Testosteron mit Alkohol teilt).[89–91]

Stattdessen reagiert unser Unterbewusstsein gut auf Ärger und Provokation. Der Cortex nimmt anderer Leute Empörung dagegen weniger wahr. Woran man wieder sieht, dass die verschiedenen Netzwerke unter Testosteroneinfluss nicht miteinander reden.[92] So kann das Salience-Netzwerk unbeaufsichtigt ausrasten, und der Cortex kann ungestört ein Kleingewerbe als Auftragskiller anmelden, weil ihm keine Empathie mehr dazwischenfunkt. All das zusammengenommen wirkt nicht gerade deeskalierend. (Wobei Testosteron jetzt vielleicht anmerken würde, dass «deeskalieren» auch gar nicht das war, was es im Sinn hatte.)

Manche Leute meinen sogar, dass Menschen extra soziale Signale entwickelt haben, um dieser Art von unsensibler Eskalation etwas entgegenzusetzen. Unsere emotionalen Tränen z. B., die proteinreicher und dicker sind als die von Staub oder Zwiebeln und dadurch schwer über die Wange kullern, wie hundert kleine Winke mit dem Zaunpfahl. So lange, bis auch der aufgebrachteste Beobachter merkt, dass etwas nicht stimmt. Und tatsächlich gibt es ein paar Hinweise, dass solche Tränen auch Testosteron senken. Denken Sie dran, wenn sich jemand über «das Geheule» von Kindern, Freund*innen oder Kolleg*innen beschwert – zu lauten sozialen Signalen gehört oft auch ein Gegenüber, das die leisen nicht sieht.

Dennoch können wir Testosterons Motto «Augen zu und durch» auch für ganz andere Sachen nutzen: zum Wettkämpfen, Flirten oder für wirklich gefährliche Skateboard-Tricks. Skateboarder mit hohem Testosteronspiegel legen sich nämlich öfter auf die Klappe, wenn eine attraktive Versuchsleiterin zuguckt.[93] Manchmal können Testosteronlevel Sexappeal so völlig unabhängig von dem vorhersagen, was wir als «männlich» erleben.[94] («Was soll das heißen, Frauen mögen meine Grübchen und meine nachdenkliche Art? Warum erwähnt hier niemand mein Sixpack!?»)

Wie Hormone wirken, entscheidet das Gehirn, auf das sie treffen. Wenn es um Gewalt geht, hat das sehr exemplarisch eine Studie mit Sexualstraftätern gezeigt, die zwar einen Zusammenhang zwischen der Höhe des Testosteronlevels und Straftaten gefunden hat, aber auch, dass dieser Zusammenhang nach einer Therapie deutlich nachlässt.[95] Dagegen sinkt das Gewaltpotenzial bei Sexualstraftätern, die sich aus diesem Grund für ein Leben ohne Testosteron entschieden haben, ebenfalls ganz entscheidend, aber auch nicht bei allen und niemals auf null. (Wir reden hier wie immer von Kastration, aber man kann das Wort wirklich nur so und so oft schreiben, bevor cis Männer das Buch erschrocken fallen lassen.)

Das Gehirn kann Gewalt also auch ohne Testosteron, wie jede Pausenhofschlägerei in einer Grundschule beweisen kann. Es wäre ja auch sehr merkwürdig, wenn die Evolution sämtliche Aggression von einem Sexhormon abhängig machen würde – einschließlich seiner natürlichen Schwankungen. («Krass, der klaut dein Fahrrad!» «Mhmmm. Ich würd ja einschreiten, aber es ist gerade Winter.» «Ja, und wenn keine Frauen zugucken, ist es einfach nicht das Gleiche.») Stattdessen haben eine Menge Hormone Konfliktpotenzial,[96] und mit einem *verängstigten* Eber wollen Sie auch nicht in einem Raum sein.

Wie Kortisol versteht man auch Testosteron besser vom Ziel aus – in diesem Fall: sich gegen die Konkurrenz durchsetzen. Darum korreliert es mit Dominanzgehabe auch viel besser als mit Dresche. Aber, was als dominant gilt, ist natürlich immer auch eine Frage der Gesellschaft.

Ist Testosteron gesellschaftsfähig?

Testosteron erzählt mal wieder seine Lieblingsgeschichten «... und da hab ich gesagt, was kann schon schiefgehen!? Wer nicht wagt, der nicht gewinnt!» Allgemein zustimmendes Nicken, besonders vom Dopamin. «Also hab ich's einfach gemacht.» Irgendjemand klatscht. Testosteron schaut erwartungsvoll in die Runde und fährt fort: «Na ja, stellt sich raus, es konnte eine Menge schiefgehen. Die Flecken haben wir nie wieder rausgekriegt, jemand hat das Video online gestellt, die Gesellschaft der Oktopus-Freunde will eine Schadenersatzzahlung und in dem Teil des Zoos sind wir auch nicht mehr erlaubt.» Schweigen hat sich ausgebreitet. «An ihren Schlüssel bin ich auch nicht mehr dran gekommen. War schon zu tief gesunken.» Testosteron zieht die Schultern nach oben: «Ganz ehrlich, ich weiß auch nicht, warum ihr mich immerzu machen lasst.»

Wenn Testosteron im Grunde das Verhalten weckt, das zielführend ist, kann man sich schon fragen, warum das so oft in Affengehabe mündet. Oder, warum das beruflich anscheinend immer noch so von Vorteil ist.

Hohe Testosteronlevel bei Männern *und* Frauen gehen mit dem beruflichen Rang einher,[97] was wahrscheinlich genauso viel darüber aussagt, wie viel Testosteron nötig ist, um den Job zu kriegen, wie darüber, wie viel Testosteron freigesetzt wird, wenn man ihn hat.

Das muss nicht immer schlecht sein. Kluge Gedanken brauchen auch Durchsetzungsstärke, vor allem angesichts der menschlichen Tendenz, sich der Gruppe anzupassen und gemeinsam gegen die Wand zu fahren. («Alle haben jetzt selbstfahrende Autos, und sie explodieren auch wirklich nur sehr selten.») Ungünstig ist es vor allem, wenn man Testosteron und *blöde* Gedanken kombiniert, sodass wir bei der Fahrt gegen die Wand jetzt am Steuer sitzen *und* trotzdem dabei behaupten, wir hätten recht. Allerdings findet diese Gefahr viel zu wenig Aufmerksamkeit, solange Seminare und Fragebögen uns die «Leadership Personality» immer noch vermitteln als «dominant, durchsetzungsstark, kämpferisch, *rational und analytisch*». Im Gegensatz zu empathisch, emotional und alles, was uns sonst noch zu Frauen einfällt. Als wären Rationalität und Aggression zwei Seiten der gleichen Medaille. Und als ob Testosteron «Durchdenken» nicht allgemein überschätzt findet.[98] Jedenfalls im Vergleich zur Alternative: falsche Antworten schnell und laut rauszurufen. Mit dem absoluten Selbstvertrauen von Leuten, die nie lange genug über etwas nachgedacht haben, um Zweifel zu entwickeln. Es ist ziemlich problematisch, wenn wir Selbstsicherheit automatisch einen Vertrauensvorschuss einräumen. Auch, weil Testosteron uns vor allem dann bluffen lässt, wenn wir keine Angst haben, erwischt zu werden.[99]

Die Kultur ist ohnehin das Erste, was wir ändern müssen, wenn wir Testosteron nicht mehr zum Einstellungskriterium erklären wollen. Denn, wenn Sie wenig machtbewusste Menschen einfach so an die Spitze eines Geschäftsklimas voller Hierarchien und Putsch-Versuchen setzen, verursacht das weniger eine kulturelle Revolution als Herzrasen.

Merke: Wir sollten weniger Hormone als das kapitalistisch-patriarchale System überdenken. Wo wir schon dabei sind, dann auch die toxische Maskulinität, die Testosteron und alles, was dazu gehört, zum Immer-und-überall-Wunderzustand verklärt. Als müssten wir uns nicht allein schon im Sinne unseres Immunsystems hin und wieder mal 'ne

Pause gönnen. Nehmen wir zum Vergleich z.B. mal die Paviane – echte Urheber des Affengehabes: In der Not überfällt der Anubispavian Felder, sodass sich in diesen Zeiten vor allem die testosterongestärktesten Männchen durchsetzen. Aber wenn Stabilität und Wohlstand herrschen, ist der Status eines Pavians plötzlich ganz unabhängig von seinem Testosteron und selbst von der Produktivität seiner Hoden.[100,101]

Warum schaffen wir das nicht?

Wobei man dazu sagen muss, dass die Themen Durchsetzungsfähigkeit und Testosteron weit über Männer-Frauen-Grenzen hinausgehen. Behandeln wir sie trotzdem so, fühlt sich Östrogen arg missverstanden.

Testosteron und Östrogen sind Teamplayer

Zwei Hormone, eine Gemeinsamkeit: die immer gleichen Klischeerollen.

> Im Backstage-Bereich knetet Testosteron mit angespannten Muskeln die Hände im Schoß. «Ich darf immer nur Actionfilme drehen! Dabei hab ich eine viel größere Bandbreite ...» Östrogen schnaubt vom Garderobenspiegel aus, während es sich den Kajal wegwischt. «Wenigstens kommst *du* dabei aus dem Haus. Ich darf immer nur in irgendwelchen Seifenopern mitspielen.» Anklagend hält es sein Kostüm in die Luft:

Schürze mit dazugehöriger Lockenwicklerperücke. «*Dafür* habe ich Linguistik studiert?!» Ein Wattepad gleitet über das zweite Auge und hinterlässt dunkle Panda-Schlieren: «Wenn's wenigstens mal 'ne Rolle mit ein *bisschen* Sexappeal gäbe!» Ein Highheel fliegt in die Ecke. «Drama liegt mir überhaupt nicht!» Testosteron nickt betroffen: «Bei mir interessiert sich auch niemand für meine Rolle in der Kindererziehung.»

Wenn Östrogen in Büchern beschrieben wird als etwas, das «eine Frau reizbar und dann wieder ganz zauberhaft» macht, fragt man sich vor allem, wann der Autor das letzte Mal einen Mann «ganz zauberhaft» genannt hat. Danach dann, wo er das wohl hernimmt?

Tatsächlich ist der Östrogenspiegel bei Frauen im Durchschnitt höher – und deswegen ist es weitaus schlechter erforscht. Das Standardgeschlecht ist männlich, weiß man ja.

Außerdem kümmert sich Östrogen um Pubertät, Eisprünge, Bauch-Beine-Po sowie um die Begeisterung, mit der wir all diese Körperteile in unser Sexualleben einbringen. Das *könnte* man als cis hetero Mann natürlich uninteressant finden (obwohl einen das definitiv nicht zu einem besseren Sexualpartner macht). Von Testosteron dagegen wissen wir, dass es dicke Eier macht, buchstäblich und metaphorisch, und das klingt doch schon mal wie ein Gegenteil, oder?

Würde es, wenn Östrogen nicht auch Spermienproduktion, Herz-Kreislauf und noch viel mehr beeinflussen würde. Auch bei Männern. Oder wenn nicht bei Frauen ebenso Kognition, Konzentration und Co stärker von der Testosteron-Östrogen-Kombi angesprochen würden als von Östrogen allein. Im Grunde sind sich die beiden Hormone sehr ähnlich: Androgene bestehen aus 19 Kohlenstoffen, Östrogene aus 18. Das Gehirn kann ohne Probleme das eine ins andere umwandeln und tut das auch ohne Pause. Um die männliche Gehirnentwicklung zu gestalten[96] oder einfach um Leute zu nerven, die versuchen, klare Grenzen zwischen den Geschlechtern zu ziehen. Denn die gibt es in den fließenden Blumenfeldern unseresEndergeländes ja eh nicht. Wenn wir einen beliebigen Mann und eine beliebige Frau nebeneinanderstellen, könnten wir nicht mit Sicherheit sagen, bei wem welches Hormon höher steht, und genau genommen können wir nicht mal ausschließen, dass viele Testosteroneffekte im Experiment eigentlich Östrogeneffekte sind. Womit sich dann auch die Frage erübrigt: «Muss ich als cis Mann eigentlich das Kapitel ‹Frauenprobleme› lesen?»

Wie so vieles anderes hätten wir die Parallelen zwischen Östrogen und Testosteron schneller erkennen können, wenn wir nicht von unseren Vorurteilen aus geguckt hätten, sondern von der Funktion der beiden Hormone aus. Denn die ist in beiden Fällen ähnlich: die Keimzellen, die sie bereitgestellt haben, zu verkuppeln. Dafür müssen sie sich zusammenraufen und außerdem ab und an mal das Haus verlassen. Darum arbeiten auch *beide* Sexhormone mit Dopamin zusammen und loben das Risiko.[102,103] Beide steigen an, wenn wir Erfolg haben,[104] und bringen daraufhin beide den passenden Hang zur Selbstüberschätzung – quasi die Grundvoraussetzung zum Flirten. Außerdem tendieren wir unter beiden dazu, weniger zu lächeln – was als Dominanzgeste durchgeht[105] – noch ein Grund, Menschen, die sagen, wir sollen lächeln, anderweitig die Zähne zu zeigen. Im Endeffekt sollte es uns auch nicht wundern, dass uns beide dabei helfen, die brenzligeren Situationen des Alltags zu meistern.

Eier, wer braucht hier Eier?

Wenn jemand sehr mutig ist, sagt man im Englischen – und manchmal auch im Deutschen –, dass er Eier hat. Das ist, zumindest wissenschaftlich betrachtet, irreführend. Wenn z. B. Mark Twain erklärt, dass Mut nicht das Fehlen von Furcht, sondern das Meistern und Überwinden ist, dann meint er damit eindeutig *Östrogen*. Denn das erleichtert uns genau das: «Fear extinction».[106] Also lernen, dass das, was uns beim ersten Mal einen grausamen Schock versetzt hat, beim nächsten Mal gar nicht so schlimm ist (Blauschimmelkäse?). Zugegebenermaßen könnte es auch dazu beitragen, dass wir die schlimmen Erinnerungen *auf*bauen, aber das ist ja auch die Idee! Lernen, was gefährlich ist, aber uns nicht hoffnungslos darin verstricken. Und wo es schon dabei ist, hilft Östrogen uns nach der unangenehmen Erfahrung auch noch, die Entzündung zu hemmen. So kompetent, dass ihm, zusammen mit Progesteron, eine hilfreiche Mitwirkung bei den besseren Corona-Prognosen von Frauen im Vergleich zu Männern nachgesagt wird.[107]

Bei den Erinnerungen ist allerdings der Zeitpunkt entscheidend: Wir können keine Östrogenpille nehmen, um die achte Klasse zu vergessen. Aber vielleicht gestern Nacht. Das spannendste Ergebnis dazu kommt nicht aus dem Labor, sondern aus dem echten Leben: Aus einer Studie, die Überlebende von sexuellen Übergriffen fünf bis sieben Monate später nach ihren posttraumatischen Symptomen befragt hat.[108] Dabei machte die Art der Notfallverhütung einen entscheidenden Unterschied. Genauer gesagt: deren hormonelle Zusammensetzung. Denn Frauen, deren Plan-B-Notversorgung Östrogen enthielt, berichteten danach von weniger posttraumatischen Symptomen. Anders bei der Pille, die nur Progesteron beinhaltet.

Es gibt leider erst diese eine Studie zum Thema. Aber sie gesellt sich damit zu einer ganzen Menge sehr überzeugender Argumente, warum katholische Krankenhäuser und Konsorten Frauen schaden, wenn sie ihnen nach Übergriffen Notfallverhütung vorenthalten. Zumal der aktuellste Studienüberblick sagt, dass die Pille danach vor allem eins tut: Sie verschiebt den Eisprung. Wenn es schon gesprungen ist, ist die Einnistung nach Plan-B-Pille ähnlich wahrscheinlich wie nach einem Placebo.[109] Das heißt, im ersten Szenario werden allerhöchstens ein paar Spermien verschwendet, und wenn das so problematisch ist, wirft das ein paar sehr interessante Fragen an die Spermienproduzenten auf. Mal ganz abgesehen davon, dass natürlich auch aus einer befruchteten Eizelle nicht automatisch ein Fötus wird, sondern nur in 85 Prozent der Fälle. Ein bis zwei Prozent nisten sich vorher schon am falschen Ort ein – haben also nicht den Hauch einer Chance. Falls irgendwo ein Gott in diesen unkoordinierten Befruchtungsprozess involviert ist, sollte der sich vielleicht zuerst rechtfertigen.

Außerdem ist die Studie zur Notfallverhütung ein guter Grund für alle, sich für Frauenmedizin zu interessieren, denn jetzt kann man den gleichen Effekt auch bei cis Männern suchen. Von sich aus würde wohl niemand auf die Idee kommen, ihnen nach einem Schock ein Östrogengel anzubieten. Aber tatsächlich gibt es auch Versuche, PTSS (Posttraumatisches Stress-Syndrom) bei sämtlichen Veteranen über das Sexhormongleichgewicht zu behandeln.[110]

Alles in allem gibt es also es viele Wege, auf ein Problem zu-, statt davor wegzulaufen. Mitunter geht der Weg mitten hindurch. Und unserer Gesellschaft würde es guttun, wenn wir uns von der Vorstellung lösen könnten, dass das nur mit Angeberei und Aggression geht. Oder mit Eiern.

TEND AND BEFRIEND: WENN UNS DAS SOZIALE NETZ HÄLT

Es ist eine dieser Nächte, in denen sich das Leben aufregend und richtig anfühlt – und die, weil sie alle über 30 sind, unweigerlich in einen dieser Tage mündet,

an denen das Leben anstrengend und zu laut ist. Leo, Tim und Karli wanken, sich gegenseitig stützend, nach Hause, als Karli abrupt anhält. «Ey! Stopp!» Auf dem Weg steht ein Hund, der aussieht, als hieße er Attila. Leo fühlt sich plötzlich sehr nüchtern: «Lass lieber umdrehen ...» Attila quittiert das mit einem Knurren. Karli schluckt. «Ich glaube, ich will *das* lieber nicht im Rücken haben.» Leo zögert. Seine Füße sind schon halb laufbereit, und ein Teil seines Gehirns, der ihm ein bisschen peinlich ist, rechnet aus, wer von ihnen dreien wohl der Schnellste ist. Nicht Tim, das steht fest. Der hängt über seinem Arm und ist ... eingeschlafen? Noch ein Grollen. «Ich geh da jetzt hin.» Karli zieht mit einer erstaunlich fließenden Bewegung ein Pfefferspray aus dem Stiefel. Leo wirft ihm einen überraschten Blick zu, aber er zuckt mit den Schultern: «Was'n? Halle hat ein Naziproblem.» Er drückt die Brust raus und ... «WAAH, wie süüüß!!!» Tim ist plötzlich zum Leben erwacht und läuft begeistert und mit ausgestreckten Armen auf den Höllenhund zu. Der Rest von Leos Körper gibt nach und rennt schweißgebadet in die entgegengesetzte Richtung. Einige Sekunden später kommt Attilas Besitzer um die Ecke: «Hömma, wer schleckt da meinen Hund ab?»

Wo Leo und Karli nur «Fight or flight» sehen, sieht Tim einen Freund, den er noch nicht kennt. Auch das ist eine anerkannte Strategie im Angesicht der Gefahr; sie nennt sich «Tend and befriend». Die ideale Stressantwort, wenn Ihnen zum Wegrennen die Puste fehlt.

Man kann das grob übersetzen mit «kümmern und anfreunden», aber das machen wir nicht, weil es im Englischen viel griffiger klingt. Es reicht zu wissen, dass Bindungshormone auch bei Stress ausgeschüttet werden und Stresshormone Lust auf Nähe machen können.[111] Selbst wenn Sie joggen, ruft Ihr Körper schockiert nach Liebe!

Das heißt, seit Urzeiten halten wir im Stress nach Trost Ausschau, und seit Urzeiten werden wir getröstet.[112] Es ist ein bisschen merkwürdig, dass wir *diese* Stressantwort so oft übersehen. Schließlich überleben wir Menschen jetzt schon eine ganze Weile in Gemeinschaft, und wenn sich beim kleinsten Konflikt immer alle verprügeln oder voreinander weglaufen, ist das auf Dauer nicht gut für die Gruppendynamik.

Auch sonst ist «Tend and befriend» gut für die Gesundheit und bedeutet weniger wild gewordene Stresshormone und niedrigeren Blutdruck. Im Ausgleich braucht sie allerdings ein Minimum an sozialer Kompetenz. Das Gramm Impulskontrolle, das uns davon abhält, aggro und überfordert zu Hause den Goldhamster anzuschreien – oder alle anderen, die uns nahestehen. Wobei das das Stresshormonlevel kurzfristig auch senkt. Aber langfristig will dann beim nächsten Mal niemand mehr nah an uns dran stehen. Darum ist es auf die Dauer auch kein gutes Vorzeichen für Beziehungen, wenn der Stresshaushalt von Paaren schon beim Aufwachen korreliert[113] und dagegen ein umso besseres, wenn es ihnen gelingt, nach Streit und Versöhnung übersprudelnden Stresshormonen wieder einen Riegel vorzuschieben.[114,115] Für diese Art von Zuneigung müssen wir einen Teil unseres Gehirns einbeziehen, den wir bis jetzt eher abgekoppelt haben: den gedankenschweren präfrontalen Cortex. Na ja, demnächst jedenfalls. Nicht, wenn wir gerade frisch verliebt sind!

Schmetterlinge im Kopf

«Oh ja, der Geschmack des Risikos!» Adrenalin ist mit Enthusiasmus bei der Arbeit. Draufgängertum liegt ihm. «Alles geben, auf die Gefahr hin, alles zu verlieren.» Der Praktikant lauscht beeindruckt, und Adrenalin redet weiter, wie man das so macht, wenn man Publikum hat. «Tolle Aussichten, wenn man's zum Gipfel schafft. Totaler Adrenalinrausch. Aber auch ein Drahtseilakt. Ein falscher Schritt und der Aufschlag kann heftig sein.» «Wow», der Praktikant versucht, ihm über die Schulter zu schauen. «Ich wusste gar nicht, dass er auch Bergsteiger ist.» Adrenalin guckt verwundert: «Nee, kein Bergsteiger. Nur verliebt.»

Am Anfang war ... die Liebe. Das stimmt natürlich nicht. Anfangs war Hunger. Und außerdem Gefahr. Aber ein bisschen stimmt es doch, denn die neurochemischen Netzwerke der Liebe sind ebenfalls uralt, älter als unser ganzer schicker Neocortex. Darum ergibt es Sinn, sich das Thema Liebe direkt nach dem Stress zu erschließen. Abgesehen davon, dass sich beide anfangs ohnehin sehr ähneln.

Verliebtheit ist wahrscheinlich eine Weiterentwicklung des Balzrituals, und so führt sie sich auch auf. Voller Energie, hochmotiviert, die Augen nur auf das Objekt der Begierde gerichtet, ihm obsessiv hinterhertänzelnd.[116] Das Ergebnis ist ein schwindelig-schneller Anstieg an Leidenschaft, Intimität und Hingabe und eine gewisse Fokussierung auf die nächste Zusammenkunft. (Nach meiner Berechnung kreuzen sich unsere Bahnen in exakt 9,5 Jahren wieder. *Die* Gelegenheit, meine Liebe zu gestehen.) Dass diese Fokussierung mitunter einen leicht suchthaften Charakter annehmen kann, sieht man schon daran, dass es sehr viele wissenschaftliche Artikel zu der Frage gibt, wo zwischen Liebe und Sucht eigentlich der Unterschied besteht. Und tatsächlich: Menschen, die sich schwer von Drogen und Alkohol losreißen können, hängen auch ihren Verflossenen länger hinterher.[32]

Den biologischen Ursprung dieses Umnachtungszustands erkennt man wiederum daran, dass er in wirklich allen Kulturen auftaucht. Selbst bei denen, die's sonst nicht so mit Gefühlen haben: bei Schwaben. Auch beschrieben wird er überall sehr ähnlich: wahnsinnig verliebt, liebeskrank, von Sinnen, verrückt nach dir. Madly in love, lovesick, amour fou.[117] Nichts davon klingt besonders angenehm. Ein verdrehter Kopf ist bestimmt nicht gut für den Nacken.

So gehört Liebe wohl zu den schnellsten Assoziationen, wenn es um das Klischee «hormonelle Unzurechnungsfähigkeit» geht. Wobei es sich um den ersten Platz auf dem Podium mit der Schwangerschaft kloppen kann. Aber einig sind sich alle, dass sie etwas mit unserem Gehirn anstellt. Kleine Wolken aus rosarotem Störfunk produziert. Blind macht. Dabei stimmt das alles ... nur zum Teil!

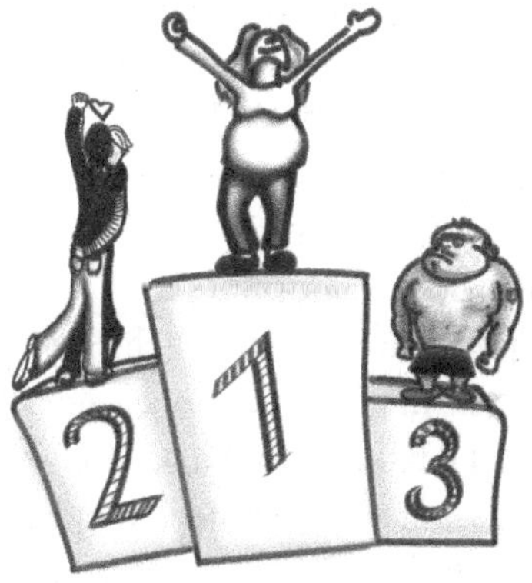

Wenn es einen Klischee-Wettbewerb um hormonelle Unzurechnungsfähigkeit gäbe, käme Liebe hinter Schwangerschaft mindestens auf Platz 2.

Liebe ist ein wunderschönes Beispiel dafür, warum wir hormonell nicht immer das kriegen, was wir uns wünschen, aber wenn wir Glück haben, das, was wir brauchen. Das Gegenteil von einem *Ikea*-Einkauf.

Was wir uns wünschen, ist im Grunde die permanente Verfassung der Anfangszeit: Wir müssen die andere Person nur sehen, da geht schon die fröhliche Gehirnaktivierung los. Dopamin läuft zur Hochform auf. Die Belohnungsachse leuchtet lichterloh. Opioide werden ausgeschüttet bis zum Gehtnichtmehr. Vielleicht sogar Proteine wie BDNF, die in unserem Gehirn die Plastizität fördern. Der Hippocampus schreibt eh jedes Detail mit, und nachts können wir wach liegen und uns an den Erinnerungen wärmen. («... und dann hat er ‹Gesundheit!› gesagt. Seufz!») Verliebtsein ist wunderbar. Darum fragen wir uns in regelmäßigen Abständen: «Warum konnte dieses Gefühl nicht für immer halten!?» Spätestens, wenn der andere schnarcht. Also, warum? Weil das ungesund wäre. Darum.

Tatsächlich ist das Hormonprofil im ersten frisch verliebten Stadium enorm bedenklich. Sie wissen schon, die Phase ganz am Anfang, in der noch nicht mal geklärt ist, ob Sie das jetzt «daten» nennen oder wie sonst. Die ganzen Hormone, die den Frischverliebten ständige Luftsprünge bescheren, drohen schließlich sofort in den Keller zu fallen, wenn die Auserkorenen mal eine SMS nicht beantworten (jedenfalls seit gestern Nacht um drei, als wir sie geschrieben haben, bis heute Morgen um fünf – was wir wissen, weil wir seitdem nicht geschlafen haben). Himmelhoch jauchzend, zu Tode betrübt: die zwei Daseinszustände der Schwerverliebten. Auf einmal befinden sich unsere Stresshormonwerte auf einem Level, das bald schon unser Immunsystem gefährdet, und wir sind buchstäblich verschnupft. Obwohl die Immunreaktion im frisch verliebten Zustand sowieso schon ziemlich aufgedreht ist.[118] Wissen

Sie, wen sonst Appetitlosigkeit, Stimmungsschwankungen und invasive Gedanken umtreiben? Menschen mit ernsthaften Problemen.[119]

Alles zusammen genommen heißt das einerseits was Romantisches: Andere Menschen können bei uns das gleiche Gefühl auslösen wie Opium. Und das mit einem einzigen Augenkontakt. Aber andererseits bedeutet das: Liebe ist *auch* ein Nach-mir-die-Sintflut-Prinzip.

Für unsere körperliche Gesundheit wäre sie auf Dauer ziemlich anstrengend. Genau genommen wäre sie nicht mal für unsere Beziehung ideal, denn sie bedeutet auch ... permanente Unsicherheit. Ist das wirklich, was wir für immer brauchen? Wollen Sie sich ständig fragen, ob sich Ihre Ehefrau *wirklich* für Sie interessiert oder Sie ihre Signale falsch gelesen haben? («Ich meine, wir haben drei Kinder, aber vielleicht wollte sie einfach nicht unhöflich sein?») Wollen Sie *wirklich* einen Partner, der beim kleinsten Zeichen von Zurückweisung zusammenzuckt und dann erst mal eine Grippe kriegt? Wollen Sie zu Hause echt immer Hosen tragen?

Dagegen unterscheidet sich wahre Liebe von einer obsessiven Suchtkrankheit vor allem durch ihre Wandelbarkeit: Sie lässt sich lösen oder weiterentwickeln, und manchmal kann sie uns Kummer machen oder sogar sterben. Auch das fühlt sich fies, gemein und unfair an. Aber eigentlich ist das genau so, wie Dopamin funktionieren sollte: Wenn uns etwas ständig enttäuscht, müssen wir ... loslassen. Dopamin unterdrückt den Pfad und versieht ihn zur Sicherheit noch mit einem Stacheldraht aus negativen Gefühlen, bevor wir da *doch* wieder langgehen. Es kennt uns ja. Letztlich ist auch Aufgeben ein wichtiger Teil der kognitiven Flexibilität.

Man kann die erste Verliebtheit mit einem Bund vergleichen, der unter großer Hitze geschmiedet wird: Am Anfang sprüht es Funken, und das Material wird gefährlich erhitzt und gedehnt, bis es droht zu zerfließen. Kortisol, Adrenalin, Serotonin – sie alle machen die Bindung möglich. Aber idealerweise legt sich das Feuer in der Schmiede irgendwann. Und das, was dabei entstanden ist, ist stabiler. Vielleicht sogar ein bisschen feuerresistenter. Auf lange Sicht werden die Liebenden mit etwas Glück nämlich mit weniger Stresshormonen belohnt.[116] Auch Testosteron steigt in den ersten zwei Jahren an und flacht dann eher ab. Diese Ruhe schafft auch den Raum für komplexe soziale Kognition. Und vielleicht ist das eine schöne Vorstellung: Wenn die frisch verliebte Hitze sich gelegt hat, wird der hektische Hintergrundbeat des Salience-Netzwerkes runtergedreht, und es entsteht zum ersten Mal die Ruhe, den anderen wirklich wahrzunehmen. («Wah!»)

Dafür müssen wir uns allerdings den Hormonen zuwenden, die weitaus besser vorhersagen, welches Paar in sechs Monaten noch glücklich sein wird: Oxytocin und Vasopressin.[31] Beide steigen am Anfang an, aber sie bleiben, wenn sich das Feuer zurückgezogen hat. Der harte Kern der Liebe. Die Ebene, auf der sich die eigentliche Reaktion vollzogen hat. Und wieder mal fängt alles mit den Mäusen an.

Wer hat die Liebe erfunden?

Schon immer sucht der Mensch nach Orientierung, wenn es um die perfekte Beziehung geht. Also, zumindest, seit sich Brangelina getrennt haben. Und dann fanden wir sie: eine monogame Präriemaus. Wer hätte das gedacht!

Dafür, dass Menschen seit Jahrhunderten die Liebe zu einem unendlichen Mysterium deklarieren, waren sie sich lange Zeit ziemlich sicher, dass andere Spezies damit nichts zu tun haben. Dabei halten Otter Händchen, damit sie beim Schlafen im Wasser nicht auseinanderdriften (Abbildung). Aber das nur am Rande. Unsere Erleuchtung fanden wir dagegen ausgerechnet in einer Spezies, deren Mitglieder sich sonst dadurch auszeichnen, in einer fröhlichen Jeder-mit-jedem-Dynamik den Moment zu feiern.

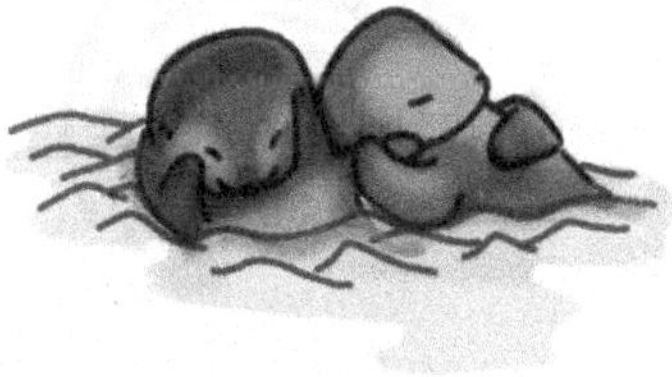

Man muss nur richtig gucken. In der Überfamilie Mäuseartige, Unterfamilie Wühlmäuse, saßen sie: Microtus Ochrogaster, die Präriewühlmäuse. Sie nennen sich Ma und Pa. Ihre Bindung ist lebenslang. Vor allem ist sie so stark, dass sie in erheblichen Stress geraten, wenn sie mal eine Nacht alleine verbringen müssen, weil der Präriemauspartner zu einer Fortbildung muss. Ist Ma allein zu Hause, hat sie nicht mal einen Eisprung. Erregung ohne Fortpflanzungspotenzial halten unsere Mäuse genauso für überschätzt wie Katholiken. So sind die zwei verbunden, bis dass der Tod sie scheidet, und eigentlich auch darüber hinaus. Wenn Pa nicht mehr ist, wird Ma den Schwanz ziemlich lange hängen lassen.

Ungemein inspirierend! Menschheit und Forschung waren hellauf begeistert. Wenn's in der Natur Paare gibt, die ihr ganzes Leben lang gemeinsam in Richtung des Sonnenuntergangs fliegen, watscheln oder schwimmen, dann ist das ja quasi Ehe! Darum haben wir auch gleich versucht, ihre Treue zu testen. Die Natur hat darauf so was geantwortet wie: «Ha!»

Seit es DNA-Tests gibt, wissen wir über unsere Mäuse etwas Spannendes und weitaus weniger Katholisches: Ihre monogamen Beziehungen ergänzen sich mit einem bunten Durcheinander aus Patchworkfamilien und Ziehvätern. Selbst die Eisprünge brauchen zwar *einen* anwesenden Partner, aber nicht *den* einen. Und bei der Futtersuche kommt man eben doch ein bisschen rum. Eine erhellende Erkenntnis für die Forscher, die schon ziemlich lange und ziemlich verzweifelt mit dem Notizblock vor dem Glas saßen beim Versuch, treue Mäusepaare zu identifizieren. («Tag 798, sie möchte sich nicht festlegen.»)[96]

Bei Monogamie im Tierreich geht es also ums Zusammen-alt-Werden, nicht unbedingt um Sex. Aber das ist ja auch schon spannend genug. Zumindest wirft es die Frage auf, was an diesen Mäusen anders ist. Der Unterschied ist denkbar unscheinbar und bleibt dem bloßen Auge verborgen: ein paar Oxytocin- und Vasopressin-Rezeptoren an den richtigen Stellen. Ohne sie scheitert die Liebe schon am Fundamentalsten, nämlich dem Erinnern. Das heißt, vielleicht *wollten* andere Mäusearten auch Beziehungen eingehen, wissen aber nicht mehr, mit wem. («Meine Helene und ich sind seit zehn Jahren zusammen.» «Mein Name ist Ute und ich habe den Mann noch nie gesehen.») *Mit* den passenden Oxytocin-Rezeptoren entwickeln sie dagegen eine ganze Palette an herzerwärmendem Verhalten – einschließlich Trösten. [112,120] Weil das Ganze evolutionär gesehen sehr alt ist, ist die Liebe auch sehr geruchsbasiert. Eine Menge Oxytocin-Rezeptoren sitzen am Riechkolben und bedingen da die allgemeine Fixierung Verliebter auf des Partners frisch getragene Pullis.

Die Oxytocin-Rezeptordichte variiert übrigens nicht nur zwischen den Mäusearten, sondern auch zwischen den Präriemäusen – Epigenetik –, sodass sich die einen binden und die anderen wandern. Nicht jede Präriemaus träumt von der großen Liebe.

Aber was gilt für uns? Sind auch Menschen monogam veranlagt? Immerhin versuchen wir es in regelmäßigen Abständen – Schimpansen kommen nicht mal auf die Idee. Dazu gibt es viele verschiedene Thesen. Manche Forscher*innen glauben z. B., dass Menschen Serienmonogamisten sind, darauf ausgelegt, sich ungefähr die drei bis vier Jahre zu verpartnern, die es braucht, um ein Kind zum Laufen zu kriegen. Andere betonen, dass Männer für allumfassende Polygamie weder die Statur noch die Eier mitbringen. (Sprich, weder die Größe, mit der sich Gorillas in einem Harem durchsetzen, noch die Spermienqualität und -quantität, mit der sich Schimpansen im Jeder-mit-jedem durchsetzen.)

Aber solange sich nun mal viele Leute für das monogame Modell entscheiden, ist es eigentlich viel interessanter zu gucken, was Monogamie überhaupt bedeutet, für die ca. fünf Prozent der Säugetierspezies, die sie leben.[96] Denn sie alle zeichnen sich durch ein paar unerwartete Gemeinsamkeiten aus.

Nummer 1: engagierte Väter.[121] Das macht Sinn. Warum sollten wir denn sonst zusammen rumhängen? Nummer 2: ziemlich verschwommene Geschlechterunterschiede. Auch das ist sinnvoll, denn warum soll man bei so viel Aufgabenteilung komplett unterschiedlich konstruiert sein? («Tja, wir sind beide Versorger und Sammler, aber *er* ist aus irgendeinem Grund riesengroß. Manchmal kommt er nicht zwischen den Büschen durch. Seine Geräusche ziehen Fressfeinde an.») Passenderweise könnte Oxytocin schon im Mutterleib der Maskulinisierung des Gehirns ein Stück weit entgegenwirken.[96] Nummer 3 und 4 sind eine bunte Kombination aus geteilter Kinderversorgung und zufriedenen Kinderlosen, die ihren Geschwistern mit dem Nachwuchs helfen und hoffen, dass das mit der Weitergabe der eigenen Gene Pi-mal-Daumen so hinkommt. («Meine Segelohren leben weiter in meinem Neffen.») Umso merkwürdiger, dass diese Strategie in ein Mäusehirn passt, aber uns so lange Rätsel aufgegeben hat wie: Kann man auch keine Kinder wollen? Müssten Schwule nicht in der zweiten Generation aussterben? Als würden sich lesbische Albatrosse bei den Kindern ihrer Partnerinnen gar nicht einbringen.[122] Oder auch: Warum gibt es Leben jenseits der Menopause? Das wird tatsächlich viel diskutiert.[11] Dabei hätte die vergleichende Biologie auch hier eine Menge Inspiration parat, denn besonders Spezies, die ihre Hierarchien weniger auf Affengehabe, als auf freiwilliger Gefolgschaft aufbauen, setzen häufig auf Anführerinnen mit Erfahrung. Elefanten zum Beispiel. Auch postmenopausale Orcas kennen die besten Futterstellen und sichern ihren Gruppenmitgliedern so das Überleben, auch wenn ihre jüngsten Kinder schon in ihren Fünfzigern sind. [123]

Wenn Ihnen das nächste Mal also jemand etwas von ei nem «traditionellen Familienmodell» erzählt, können Sie jetzt fragen, was er meint: fließende Geschlechtergrenzen, geteilte Elternschaft, Patchworkfamilien, gemeinschaftliche Kinderbetreuung oder kinderfreies Glück? Und, falls er an keins davon glaubt, wie er dann behaupten will, dass Menschen monogam sind?

So viel zur Familienpolitik im Mausmodell. Aber zurück ins Labor! Wenn man dort an der Stellschraube «mehr oder weniger Oxytocin-Rezeptoren» dreht, lässt sich die lebenslange Liebe im Mausmodell sogar erschaffen. Selbst ganz ohne Paarungsakt.[116] Aber er hilft natürlich.

Oxytocin oder: Wie romantisch sind Hormone?

Grundsätzlich tun wir uns schwer damit, über die Biologie von Sex, Liebe und Beziehung zu reden. Wem es nicht chemisch genug gehen kann, der findet wahrscheinlich, dass sie von den wirklich spannenden biologischen Themen ablenkt. Bakterien. Oder schwach elektrische Fische. Hauptsache, man muss sich nichts über irgendjemandes romantische Wallungen anhören.

Die, die die romantischen Wallungen mögen, finden dagegen den Gedanken, dass chemische Moleküle an Beziehungen beteiligt sind, zutiefst unromantisch. Dabei sind sie sehr romantisch. Denn sie zwingen uns, die Liebe ernst zu nehmen.

Das alles kann man am Oxytocin sehen: Seit die ersten aufregenden Erkenntnisse hereingespült sind, hat Oxytocin viele Namen: angefangen mit dem «Kuschelhormon», hin zum «Vertrauenshormon», «moralischem Molekül» oder auch «Bullshit». Spätestens, seit findige Onlinefirmen es in Sprühfläschchen verticken, für 40 Euro fuffzig. Unter der Überschrift «Treue aus der Flasche» und basierend auf der faszinierenden Beobachtung, dass Verheiratete unter Oxytocin-Einfluss nicht ganz so nah an anderen dranstehen.[124]

Alle Titel sind ein bisschen respektlos in Anbetracht eines Moleküls, dessen Vorläufer mehr als 600 Millionen Jahre alt sind. Die Evolution schleppt selten Bullshit 600 Millionen Jahre durch die Gegend. Und «das moralische Vertrauensmolekül»? Was hat es denn die ersten paar

Hundert Millionen Jahre so gemacht? Rechtsprechung für Bandwürmer? Moral ist komplex. Darum kann niemand sie einfach an- oder ausschalten.

Aber nur, weil ein Hormon nicht das macht, was wir uns ausgedacht haben, ist seine Wirkung nicht eingebildet. Oxytocin und seine Analogformen finden sich schon in der Sinnesverarbeitung von Fadenwürmern, im Langzeitgedächtnis von Fischen und der Paarung von Schlangen. Vieles davon ist auch in unserem Körper verankert. Muskelkontraktion z.B.: Das klingt nicht allzu romantisch – es sorgt u.a. dafür, dass Blutegel zucken. Aber eben auch dafür, dass Eier gelegt werden (es wird schon *deutlich* romantischer), Orgasmen erreicht und Kinder geboren. Danach ermöglicht es noch das sanfte Hin und Her, mit dem Eltern ihre Neugeborenen in den Schlaf wiegen. Das sind sehr unterschiedliche Formen von Liebe und dann noch der zuckende Blutsauger – aber es ist dasselbe Hormon. Ist es nicht schön zu wissen, dass wir uns auf die Weisheit so vieler Jahre Evolution verlassen können in dem, was wir als Eltern oder als Partner so anrichten? Dabei kann es noch viel mehr, denn das ist nur ein kleiner Teil unserer Beziehungen.

Vier Säulen für das Sozialleben

Worüber unterhält man sich mit Leuten, mit denen man sonst nur über Arbeit redet? Juliette und ihre Kolleginnen sitzen bei dem Bier, das sie immer schon mal zusammen trinken wollten, knibbeln am Etikett und versuchen angestrengt, nichts über Kundenaufträge zu sagen. Bis endlich eine von ihnen das Nähkästchen rausholt. Reine Notwehr. Es folgen einige Ausführungen über die Berliner Datingszene, die Juliette gleichzeitig ein bisschen sehnsüchtig machen, aber auch sehr froh, nicht Teil der Berliner Datingszene zu sein. «Es läuft einfach darauf hinaus, dass alle Männer in ihrem Profil das Gleiche wollen.» Die beiden anderen nicken wissend: «Bouldern.» «Genau.» Kopfschütteln. «Bouldern oder Mountainbikefahren.» Kollektives Stöhnen. «Das weiß man ja jetzt schon, worauf jedes einzelne Wochenende hinausläuft.» Danach rollt die Unterhaltung weiter, über die Schwierigkeiten, sich in seinen Dreißigern mit Leuten zu verabreden, die «sich gerade erst so entdecken», oder eine Familie zu planen, während das Grönlandeis schmilzt. Da kann Juliette immerhin anlegen. «Die Entscheidung haben wir ja immerhin getroffen – keine Ahnung, ob es die richtige ist – aber klappen tut es halt irgendwie nicht. Und das obwohl wir's wirklich intensiv probieren.» Schnell ein Schluck Bier, bevor die Worte in der Luft hängen. Aber es gibt eh einen Lacher. Während die anderen zwei noch über die Formulierung «intensiv probieren» nachdenken, fällt Juliette ein, dass die zweite Kollegin heute noch gar nichts Persönliches geteilt hat. So geht das ja nun auch nicht. Also macht Juliette einen Anlauf, sie mit einzubeziehen: «Und, wie ist bei dir so … beziehungstechnisch?» Die Kollegin guckt überrascht: «Ach nee, wisst ihr, ich hab doch schon einen Dackel.»

Dass Liebe nicht nur Paarbindung ist, sieht man schon allein daran, dass wir unsere Kosenamen von allerlei anderen Beziehungsmodellen klauen. Ältere Pärchen nennen sich «Mutti» und «Vati», jüngere «Daddy» und «Babe», was beides auf seine eigene Art verstörend ist. Familie, Freunde, Fellatio oder die liebevolle Bindung an Ihren Saugroboter – hormonell gesehen alles fast das Gleiche. Vor allem ist es nicht selbstverständlich. Molche müssen nie zu Kennenlernabenden. Aber die standen ja auch nicht am Anfang unseres langen Weges zur Beziehung, sondern eher die Fürsorge für unseren Nachwuchs. Eine vielleicht noch größere Herausforderung, denn Babys sind hilfsbedürftig, laut, und toll riechen tun sie nur in unregelmäßigen Abständen. Darum können wir durch die Bindung zu ihnen auch eine Menge über unser Sozialleben im Allgemeinen lernen.

Um zu sehen, was Bindung ausmacht, muss man nur gucken, wo die Natur ihre Oxytocin-Rezeptoren strategisch geschickt platziert hat. Angefangen mit dem Hippocampus. Die Grundvoraussetzung für Bindung ist, uns daran zu erinnern, mit wem wir sie haben. Deshalb gibt es nach der Geburt auch ein Zeitfenster der gesteigerten Aufmerksamkeit, in der wir uns neue Leute sehr gut einprägen. («53 Zentimeter groß und kahlköpfig? Nee, das sagt mir so gar nichts ...») Mindestens genauso prominent vertreten sind die Oxytocin-Rezeptoren im Stresssystem. Das zeigt uns, dass Kinder und andere Menschen vor allem eins sind: beängstigend. Diesen Stress muss Oxytocin erst mal dämpfen.[31] Im Idealfall hilft das auch dabei, gegen unsere Partner*innen und Kinder weniger ausfallend zu werden – genauso wie gegenüber unserem Stressball.[125–127]

Aber natürlich reicht es nicht, vor unserem Nachwuchs nicht schreiend wegzurennen. Idealerweise sollten wir Lust haben, Zeit mit ihm zu verbringen. Darum kann Oxytocin auch die Belohnungsachse aktivieren.[83] Sie erinnern sich vielleicht an diesen Link zwischen Sozialem und dem Opioidsystem? Natürlich äußert sich diese Belohnung wieder sehr individuell. Wo die einen Kinderwagen enthusiastisch aus fünf Kilometern Entfernung erspähen, finden andere ihn nur interessant, wenn er ihnen in die Hacken fährt. In einer Epigenetik-Studie an meiner ehemaligen Uni haben wir z.B. herausgefunden, dass die Anhängsel an unserer DNA, die unsere Sensibilität für Oxytocin mitbestimmen, wohl auch bei unserer Sensibilität fürs Kindchenschema mitreden. Besser gesagt dafür, ob die Grafikabteilung das Kindchenschema rauf- und runterdreht, sodass die Babys extra niedlich oder wie kleine Verwaltungsbeamte aussehen.

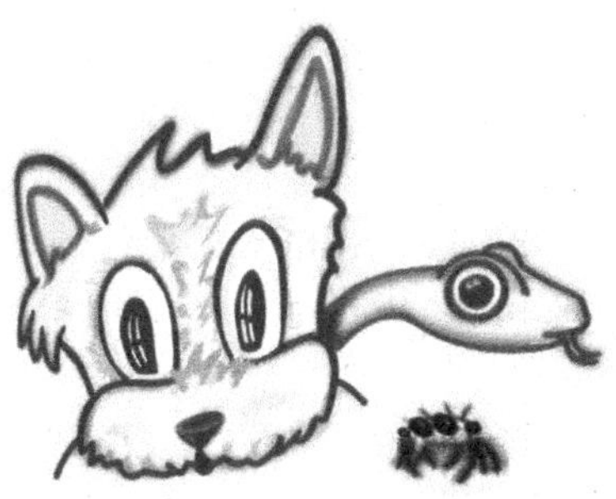

Große Augen machen per se alles niedlich (besonders, wenn sie viele Rezeptoren mitbringen, an die Oxytocin andocken kann). Gutschigutschigu!

Wenn wir das mit der Information kombinieren, dass Menschen auf das Kindchenschema sogar bei Autos reagieren («Wie süüüß! Kulleraugenscheinwerfer!»), kann es sein, dass die Oxytocin-Epigenetik mitentscheidet, was Sie von Mini-Coopern halten.

Man könnte meinen, dass Freude zur Liebe gehört, sei offensichtlich, aber Menschen haben nun mal eine Tendenz, das Offensichtliche zu übersehen. Lange Zeit dachten wir, dass die Liebe a) ein viel zu weiches Konzept ist, um darauf eine Ehe aufzubauen («Wenn ich heirate, dann nur, um unsere Allianz mit Frankreich zu verstärken»), oder b) ihr Erfolg vor allem von Paarproblem-Lösungen abhängt. Jedenfalls ist es das, was unermüdlich erforscht wurde. Das ist zwar schön und gut, aber auch nur ein Teil der Antwort, denn tatsächlich wird die Langlebigkeit von Liebe nur bedingt von der Anzahl an Streits vorhergesagt und mindestens genauso stark davon, wie oft wir uns dazwischen verliebt angucken. Sie braucht positiven Affekt.[128] Und noch etwas Neues haben wir inzwischen über Bindung gelernt: Nämlich, dass sie eben nicht nur auf watteweich-vagen Gefühlen aufbaut, sondern auch auf ziemlich komplexem Denken.

Genau genommen haben wir den ganzen grübeligen Cortex wahrscheinlich nur aus sozialen Gründen ausgebaut. Einmal, um die faszinierenden Bedürfnisse unseres Miniatur-Nachwuchses zu verstehen. («Was soll das heißen, er mag noch kein Bier?») Zum anderen, weil auch Erwachsene zusammen weniger allein sind. Und außerdem weniger Tigerfutter. Das alles braucht emotionale und kognitive Kompetenz. Passenderweise vernetzen gerade Bindungshormone den präfrontalen Cortex sehr gut mit dem Rest.[91] Von wegen, Liebe macht irrational!

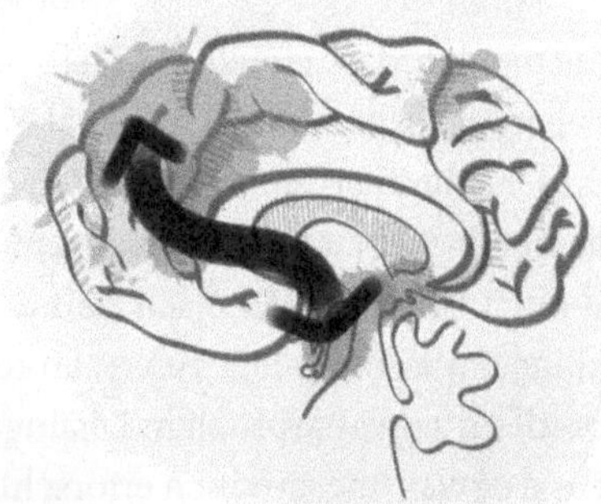

Oxytocin vernetzt Areale, die wir vom Executive- und Salience-Netzwerk kennen, und sorgt so quasi für Langstreckenkommunikation.[91]

Die Säulen aller Liebe sind also: Gedächtnis, Ruhe, Freude und weitaus mehr Kognition, als wir denken. Aber wo wir schon dabei sind, können wir uns auch gleich von einer anderen watteweichen Vorstellung lösen. Nämlich der, dass Liebe universell ist.

Selektivität

Es gibt Dinge, die sind zu schön, um wahr zu sein. Und ein allumfassendes Kuschelhormon gehört eindeutig dazu. Darum folgt auch unser Rockstarmolekül dem Weg allen Ruhms: nach dem stellaren Aufstieg, Enthüllungsgeschichten und einem Imageschaden, mit dem sein Marketingteam jetzt noch kämpft. («Der tiefe Fall eines Hormons.») Was in diesem Fall enthüllt wurde, war, dass Oxytocin Unterschiede verstärken kann: dazwischen, wie wir Leute aus unserer eigenen und die aus anderen Gruppen behandeln. Die naheliegende Schlagzeile: «Macht das Kuschelhormon rassistisch?» Allerdings ist das ein bisschen weit hergeholt, nicht nur, weil man mit Hormonen natürlich kein Rassismusproblem erklärt («Wenige wissen das, aber der AfD-Abgeordnete ist schon als Kind in den Topf mit dem Oxytocin gefallen»), sondern auch, weil eigentlich kaum Studien zeigen, dass wir unter erhöhtem Oxytocin-Einfluss irgendwen schlechter behandeln als sonst. Sondern unsere eigene Gruppe besser und den Rest wie alle anderen auch.[129] Das ist politisch zwar immer noch problematisch, aber für ein Bindungshormon nicht wirklich überraschend. Genau genommen ist ja die Idee von Bindung, dass wir ein paar

Menschen lieber mögen als andere. Warum sollten die entsprechenden Hormone also universell wirken? Liebe, Freundschaft und Elternsein sind ja sehr klar umrissene Phänomene. Sie sind Eltern von X. Nicht von Y. Nicht mal von allen Kindern, die Sie zum Kindergeburtstag eingeladen haben (und unter uns gesagt erst recht nicht von Lara-Marie, die ist *un*möglich). Daran ist auch was Schönes: Wenn man z. B. Adoptivmütter in der ersten Zeit begleitet, dann korreliert das Oxytocin, das sie beim Kinderkuscheln ausschütten, anfangs mit der Begeisterung für Kinder im Allgemeinen. Später wird sie immer spezifischer für ihr Adoptivkind. Bindung in Echtzeit.[130] Und auch, was die Gruppenzugehörigkeit angeht, gilt: Wie Hormone wirken, entscheidet das Gehirn, auf das sie treffen. Damit sie uns für soziale Grenzen sensibilisieren können, müssen wir sie erst mal ziehen.

Zusammengefasst: Oxytocin ist ein Freund und Helfer mit klaren Vorstellungen, wer Ihre Freunde sind. Eine gute Erinnerung, dass Hormone nie ganz und gar wunderbar oder ganz und gar schlecht sind, sondern situationsangemessen. Aber anstatt unseren ersten Eindruck etwas nuancierter zu gestalten, haben wir es erst in die eine, dann in die andere Richtung übertrieben, und das sah dann im Durchschnitt irgendwie überzeugend aus. Sachlich-kritischer. Wie das mit Zynismus oft so ist. Es war aber eben genauso falsch.

Ob «Tend and befriend» oder «Fight or flight» – Überlebensstrategien sind keine Wundermittel. Vor allem sind sie selten das, was wir darauf projizieren. Liebe muss weder kopf- noch grenzenlos sein, Dominanz nicht Aggression und Angst nicht schädlich. Mit diesem Wissen gewappnet, können wir auch ein anderes großes Rätsel besser verstehen, nämlich die Frage, ob Männer, Frauen und wir alle dazwischen eigentlich unterschiedlich an Herausforderungen rangehen.

Die Suche nach dem emotionalen Geschlecht: Wer regt sich hier auf?

«Raaaaah! Ich krieg nichts gebacken!», flucht Juliette. «Was'n los?» «Ich hab so verdammt viel zu tun, und dann versuch ich gleichzeitig, drei Unterhaltungen auf *Signal* zu führen – wusstest du, dass sich Gitti und Marcel getrennt haben? – Jedenfalls stresst mich das alles total!» «Echt jetzt, Gitti und Marcel?» «Ja, echt tragisch. Irgendwas mit *Fortnite*.» Leo denkt eine Weile über Juliettes Problem nach: «Du könntest die Unterhaltungen beenden?» Dafür wird er mit einem Blick bedacht, wie man ihn immer erhält, wenn man um Verständnis gebeten wird und stattdessen mit Lösungsvorschlägen kommt. «Neee. Ich hab nie rausgefunden, wie man das macht, ‹Chat-Unterhaltungen beenden›. Was soll ich denn sagen? Tschüs, ich wasch mir jetzt die Haare?» «Na ja, sag halt einfach, du hast gerade keine Zeit zum Schreiben.» «Hmm ... das geht auch nicht. Ich hab ja zuerst geschrieben!» «Häh? Warum schreibst du denn Leuten, wenn du so im Stress bist!?» «Na, *weil* ich so im Stress bin!»

Jede*r reagiert auf Stress anders. Trotzdem können wir in diesem individuellen Flickenteppich nach Mustern suchen. Wobei in unserer Klischeevorstellung schon mal geklärt ist, wer sich mehr *aufregt*: Frauen. Das Geschlecht, dem man seit jeher statt «Fight or flight» lieber *Frauengold* ans Herz legt.

Allerdings sieht die Realität, wie immer, viel spannender aus: Denn auch wenn Frauen im Schnitt aufmerksamer auf Stressoren reagieren, schütten sie dabei weniger Kortisol aus – das zeigt eine ganze Masse an Studien.[131] Gleichzeitig werden sie z. B. in ihrer Gedächtnisleistung von chronischem Stress und Stresshormonen weniger beeinflusst.[132] Dagegen würden Männer im Streit vielleicht auch gerne mal alte Geschichten aufs Tapet bringen, sie können sich nur momentan an keine erinnern.

Das alles heißt aber nicht, dass Männer das schwache Geschlecht sind. Die gute Nachricht ist: Niemand kommt hier klar. Tatsächlich kämpfen Männer und Frauen ungefähr gleich häufig mit psychischen Problemen. Sie brechen sich nur anders Bahn. Frauen tendieren im Schnitt eher zu Angst und Depression, Männer zu Aggression und Sucht. Frauen entwickeln eher Reizdarm, Männer Schizophrenie. Frauen begehen häufiger Suizidversuche, Männer häufiger Suizid. Und Stress verschlimmert bereitwillig alle Probleme. Oder bringt sie selbst hervor.

Aber wie kann es überhaupt sein, dass Frauen so eine Tendenz zu Angstproblemen haben, wenn sie sich doch anscheinend *weniger* aufregen? Und wo bleiben da Östrogens tolle Traumabewältigungs-Effekte?

Die Antwort ist: Wir wissen es nicht. Jedenfalls nicht komplett. Aber um es besser zu verstehen, hilft der Blick auf das Posttraumatische Stress-Syndrom (PTSS). Ausgerechnet eines der wenigen psychischen Probleme, die wir eher mit Männern in Verbindung bringen. Mit grummeligen Vietnam-Veteranen, die es therapieren, indem sie auf der Veranda Bourbon trinken und, ihre geladene Waffe streichelnd, in den Sonnenuntergang schauen. Aber statistisch gesehen trifft PTSS viel häufiger Frauen zwischen 50 und 60, die ihre Emotionen gar nicht im Keller einschließen, sondern sie immer wieder neu durchleben und sich dabei zuverlässig selbst die Schuld geben.

Die Frage, wer eher traumatisiert wird, hat natürlich auch etwas mit Kultur zu tun. Auf der Ebene der Selbstbeschuldigung etwa. («Die entscheidende Frage ist ja: Was hatten Sie an?») Wenn unser knurriger Vietnam-Veteran dagegen nicht zum Bourbon greift, versucht er es eher mit dem simplen Lösungsstrategie-Suchansatz der Emotionsbewältigung (der Ort macht mich nervös, da geh ich nicht mehr hin), und der scheint zumindest bei PTSS unterschätzt zu sein.

Aber auch die Wahrscheinlichkeit, traumatischen Erlebnissen überhaupt erst ausgesetzt zu sein, unterscheidet sich. Männer sind z. B. grundsätzlich häufiger mit Situationen konfrontiert, die in PTSS münden können (Stichwort Krieg), allerdings durchleben Frauen häufiger Situationen, die fast mit Sicherheit in PTSS münden (Stichwort Kontrollverlust und sexuelle oder häusliche Gewalt). Aber selbst, wenn man das alles mit einbezieht, findet man bei Frauen ein höheres Risiko für PTSS.

Die einfache Antwort mit Blick auf die Hormone sind natürlich wieder ihre Schwankungen. Nur gibt es bisher wenig überzeugende Studienergebnisse zum Thema «In welcher Zyklusphase sollten Sie Traumata lieber meiden?». Mehr noch, psychische Probleme finden sich eher da, wo natürliche Zyklusschwankungen ausbleiben.[133] Stattdessen scheint die Natur bei Frauen ganz grundsätzlich auf ein paar Stressschutz-Mechanismen zu verzichten, die sie bei Männern anscheinend in petto hat: Der kleine himmelblaue Kern, der am Anfang dieses Buches schon mal für konzentrierte Aufmerksamkeit bei der Arbeit gesorgt hat, erwacht bei Frauen beispielsweise schon bei niedrigeren Stresshormon-Leveln und macht die Schotten auch dann nicht dicht, wenn Überstimulation droht («die Schotten» – auch bekannt als Kortisol-Rezeptoren). Das klingt auf den ersten Blick etwas gemein.

«Ja, wenn man es soooo sagt …» Östrogen zündet sich eine Zigarette an und verdreht die Augen. «Ich sag

doch, wir haben ein Imageproblem!» «Wie? *Mir* geht's prima!» Testosterons Stimme kommt vom Boden – es macht Liegestütze. Östrogen wirft ihm einen abschätzigen Blick zu: «Du *solltest* ein Imageproblem haben!» Genervt holt es aus: «Absolut *niemand* redet darüber, was ich alles mache, um die Kognition vor den Aufregungseffekten zu schützen!» Testosteron ist immer noch in der Horizontalen. «21, 22, ... Kognition?» Östrogen schnalzt mit der Zunge: «Genau! Räumliche Orientierung, Erinnerung. *Verlernen* von Erinnerung. Hippocampus und alles! Außerdem die Verdauungsorgane. Wusstest du, dass Frauen nach Stress viel seltener Magengeschwüre bekommen? Und Schwangere erst recht? Oder, dass Mäuseweibchen den Cortex im Stress nicht ab-, sondern *auf*bauen? Könntest du dir mal 'ne Scheibe von abschneiden!»[134,132]
Testosteron hat sich mittlerweile schwungvoll vom Boden erhoben. «Haben Schwangere nicht auch häufiger PTSS?» Bevor Östrogen etwas einwerfen kann, redet es schon weiter: «Und überhaupt, was bringt dir die ganze *voll funktionsfähige Kognition*?» Es ahmt Östrogens Tonfall nach und wischt sich den Schweiß von der Stirn. «Sag, was du willst, aber ich kläre meine Probleme lieber mit einem Frontalangriff.» Östrogen verdreht die Augen: «Na, das ist bei Leo natürlich extrem vielversprechend.»

Im Stress schützt Östrogen den Cortex und seine Langstreckenkommunikation mit den emotionaleren Regionen. Testosteron findet, es gibt wichtigere Dinge zu schützen, z. B. unser Image.

Die Hormoneffekte spiegeln sich bei den Gender-Differenzen: Auch wenn jedes Geschlecht fast jedes psychiatrische Problem entwickeln kann (yay?), lässt sich ein gewisses Muster erkennen:[132] Bei Männern drehen sich Probleme häufig um kognitive Schwierigkeiten. Wenn die ordnende exekutive Ebene schwächelt, hat der Rest des Gehirns sturmfrei – und das bringt uns postwendend Probleme mit Konzentration, Aggression, Süchten oder gleich dem Gesetz. Auch im Alter haben Männer häufiger kognitive Ausfälle. Aber praktischerweise wirft ihnen bei diesen Problemen niemand Emotionalität vor, denn wir haben es irgendwann mal geschafft, Leuten zu vermitteln, dass Wut streng genommen keine Emotion ist. Angeblich ist sie eng verwandt mit *rational* und *analytisch.*

Bei Frauen bleibt die Kognition eher auf Zack, aber wegen des hyperaktiven Salience-Netzwerks nutzen wir sie dann hauptsächlich zum Abwägen und Grübeln. Toll, wenn uns eine Lösung einfällt, ansonsten durchdenken wir halt einfach 23 000 Worst-Case-Szenarien.

Best-Case-Szenarien wohlgemerkt nicht, denn das ist der zweite Punkt: Das Salience-Netzwerk tendiert zum Negativen. Im Gegensatz zu Drogen macht eine Angststörung nicht mal am Anfang Spaß.

Das gleiche Muster findet sich auch auf der Symptomebene: Von allen Leuten mit Depression haben Frauen am häufigsten grübelige Schlafstörungen. Und von allen Leuten mit ADHS sind Jungs besonders hibbelig-impulsiv. Nach *pränatalem* Stress sieht es ähnlich aus: Bei Jungs findet man mehr kognitive Schwierigkeiten und impulsive Verhaltensauffälligkeiten, bei den Mädchen erst augenscheinlich mehr Resilienz, aber später im Leben dann eher emotionale Probleme und Angststörungen.[135,136]

Alles *im Durchschnitt*, versteht sich. Geschlecht ist kompliziert, und es wird in diesem Buch noch viel komplizierter werden, sodass es Leo ist, der die Nacht durchgrübelt und Juliette die Zitronen des Lebens lieber in ihren Gin Tonic tut. Fragt sich nur, warum es überhaupt zwei unterschiedliche Lösungsansätze gibt? Können wir nicht einfach alle unsere Probleme auf die gleiche Art gleich lösen? («Gin?»)

Vielleicht hat es mit einer Information zu tun, über die wir schon früher mal gestolpert sind: «Tend and befriend» braucht Kognition. Und «Tend and befriend» scheint bei Frauen im Schnitt die beliebtere Strategie zu sein. Sie verfügen über ein größeres soziales Netz, an das sie sich im Stress eher wenden, und das sie gesundheitlich stärker unterstützt.[137] Selbst gegenüber unbekannten Gesichtern tendieren sie eher dazu, die Situation mit einem angedeuteten Lächeln auszuloten. Auch hier spielt natürlich die Kultur mit rein, die sich Frauen gerne als nette Familienplaner mit integriertem Geburtstagskalender vorstellt. Aber die Tendenz zum «Tend and befriend» verstärkt sich auch mit den Sexhormonen: Gegen Ende einer Schwangerschaft werden wir z. B. nicht nur besser darin, bedrohliche Gesichter zu erkennen, sondern auch unsere Ingroup. («Die Knollnase? Der *muss* mit mir verwandt sein!»)[138,139] Auch in der zweiten Zyklushälfte – wo der Körper von *eventuellen* Schwangerschaften träumt – mögen wir diese Ingroup-Gesichter mehr.[140] Wer für zwei Leute kämpfen muss, tut das im Idealfall nicht ohne Unterstützung – allein schon, weil Nahkampf nicht einfacher wird, wenn man dabei um einen Babybauch rumgreifen muss. Aber vielleicht geht diese soziale Perspektive auf Kosten des wunderbaren Tunnelblicks von Plan B «Wir hauen alles zusammen». Zwei Strategien, beide bringen eigene Vorteile mit sich, und beide geraten an ihre Grenzen, wenn man sie überstrapaziert.

Aber statt beide anzuerkennen, haben wir uns darauf geeinigt, dass Angstattacken und Tränen gefühlig sind, aber ein krakeliger Wutausbruch nicht. Fertig ist die Idee vom «emotionalen Geschlecht». Jetzt, wo wir uns davon befreit haben, können wir dafür gleich noch ein paar weitere Klischees zur Strecke bringen. Nämlich die um das Thema Lust. Das, was wir bei Liebe und Sozialleben bisher nur kurz angerissen haben. Aber die beiden gehen ja auch längst nicht immer zusammen.

«Was meinst du, wie's weiter geht?» Juliette kuschelt sich an Leo und rückt dabei praktischerweise näher an die Salzstangen. «Mhm, keine Ahnung, weiß man nie», murmelt Leo, der es sehr wohl weiß, weil er heimlich die Bewertungen gelesen hat. Die haben ihm blöderweise den Plot-Twist verdorben, aber das kann er jetzt natürlich nicht sagen. Stattdessen drückt er schnell auf Play und lässt weitere Nachfragen von der Titelmusik übertonen. «Mwaaah» macht der Fernseher und Oxytocin weiß genau, was zu tun ist. Es aktiviert den Vagusnerv, sorgt dadurch für allgemeine Beruhigung und lehnt sich selbst gemütlich zurück. *«Och neeee!»*, das war Testosteron. «Was denn?», fragt Östrogen – die beiden sind wie immer im Doppelpack unterwegs. Testosteron verdreht die Augen: «Sie wollten nur eine Folge gucken und dann noch ausgehen, tanzen, feiern … Jetzt guck, wie gemütlich die da sitzen. Die stehen doch nie wieder auf!» Oxytocin fragt sich, was es für die Berliner Feierszene kann, bei der die Party immer erst losgeht, wenn man es sich auf dem Sofa bequem gemacht hat. Es wäre durchaus in Feierlaune gewesen, so gegen acht. Testosteron grummelt noch: «Wenn's nach dem Kuschelhormon geht, können wir immer zu Hause bleiben!» Jetzt reicht es Oxytocin. *«Kuschelhormon?! Was soll das heißen?»*, entgegnet es aufgebracht. Es wird nicht gern auf seine häuslichen

Seiten reduziert. Schließlich wird es auch in den Herzzellen produziert und spielt eine wichtige Rolle in der Kardiologie. Und überhaupt: «Das ist ja wohl total klischeehaft! Nur weil ich an Impulskontrolle beteiligt bin, heißt das nicht, dass ich nie aus mir rausgehe. Ich weiß sehr wohl, wie man sich gehen lässt!» Testosteron lacht auf: «Du meinst deine Rolle bei Aggression?»

Bei aller gemütlichen Kuscheligkeit ist Oxytocin durchaus auch beteiligt, wenn es zur Sache geht – bis zum Höhepunkt und nicht, ohne sich vorher bei der Erektion nützlich zu machen.[31] In die Nase gesprühtes Oxytocin kurz vor dem Orgasmus sorgt für mehr Opioide und Dopamin im Blut, intensiviert die Erregung und beschleunigt den Herzschlag.[141] Und das schon bei Masturbation. Beim Gemeinschaftssex erhöht es die orgastische Intensität und die Befriedigung danach, genauso wie die Entspannung.[142] Bevor Sie ein Fläschchen im Internet bestellen («... und dann noch Acid»), sollten Sie daran denken, dass Oxytocin sowieso ausgeschüttet wird, wenn man all jene Körperteile stimuliert, die man beim Sex so stimuliert. Allen voran Brüste. Die Frage, wie zufrieden wir beim Höhepunkt sind, ist also oft schon beim Vorspiel geklärt. Danach sorgen Dopamin und Opioide fürs Belohnungsgefühl und dafür, die Lernerfahrung festzuhalten à la Das-machen-wir-wieder. («Nächstes Jahr, gleiche Zeit!»)

Am Ende sorgt Prolaktin für die Sättigung, indem es genau dieses Dopamin hemmt (übrigens 400 Prozent stärker nach dem gemeinsamen Verkehr, verglichen mit dem Solo-Akt). Funktioniert genauso nach jedem zweiten Bissen von einem Cupcake. Da es aber regelmäßig Gerüchte gibt, nach denen Menschen noch mindestens ein zweites Mal Sex hatten, müssen wir davon ausgehen, dass es noch andere Aspekte der Lust gibt, die sich nicht ganz so leicht sättigen lassen.

In jedem Fall gibt Ihnen das hormonelle Zusammenspiel nach dem Sex ein Zeitfenster von 20 Minuten träger Sättigung, bis besonders bei Männern Adrenalin und Noradrenalin abfallen und zum eng umschlungenen Einschlafen aufrufen (bei Frauen steigen sie vielleicht sogar eine Zeit an, falls sie doch lieber ein Taxi rufen wollen). Das postkoitale Intervall, wie es so romantisch heißt. Und es ist doch schön, dass die Natur uns nach dem Sex diese praktische Möglichkeit gibt, Bindung zu schaffen, ganz ohne das Risiko, irgendetwas Blödes zu sagen. Da hört es dann allerdings auch schon auf mit der durchdachten Logistik.

Sex ist Gruppenarbeit. Darum lässt er sich ja auch so schwer koordinieren. Schwerer jedenfalls, als es Serien nahelegen, in denen Leute täglich übereinander herfallen, wenn sie nur nebeneinander in der Asservatenkammer stehen. Umso merkwürdiger – wenn auch wahrscheinlich nicht völlig überraschend –, dass wir es wissenschaftlich immer nur schaffen, uns jeweils auf eine der beteiligten Parteien in dieser Teamarbeit zu konzentrieren – und das auf sehr unterschiedliche Weise. Auch bei den Hormonen.

Sex ist ein Buddy Movie

Dass Sexhormone was mit Sex zu tun haben, kann man sich eigentlich denken. Trotzdem ist es uns lange nur bei Testosteron so richtig aufgefallen. Und da dann in Neonfarben. Vielleicht am schönsten in einem anonymen Report aus dem Jahre 1970, der es immerhin ins Topfachblatt *Nature* geschafft hat, und den man am besten in Abenteuerroman-Stimme liest:[143]

> In den letzten zwei Jahren fand ich mich über längere Zeit hinweg in Isolation auf einer einsamen Insel. Unter diesen Konditionen merkte ich meinen Bartwuchs schwinden. Einen Tag vor meiner Rückreise allerdings kam er mit ungewöhnlicher Kraft zurück. Fasziniert von dieser Beobachtung, begann ich eine akribische Studie und komme hier zu dem Schluss: Der Stimulus für Bartwuchs ist die Wiederaufnahme der sexuellen Aktivität!

Das wirft so viele Fragen auf! Was für eine Studie? Warum fängt der Bartwuchs wieder an, *bevor* er die Insel verlassen hat? Aber genau genommen hat es mit den Antworten auch keine Eile, denn Testosterons Rolle bei der männlichen Sexualität ist auch so bestens dokumentiert.[144] Dass dagegen männliche Lust auch Östrogen braucht, mussten wir erst von Nagetieren lernen: Die bringen sich bei Östrogenmangel sexuell deutlich weniger ein. Dagegen erzählen uns mehrere kastrierte Hengste und Rothirsche sowie mindestens ein Mann, dass Östrogen ihre Sexualität wiederherstellte.[144] Ein guter Anlass, einmal liebevoll über das Bauchfett zu streicheln, dessen Zellen so gerne Östrogen speichern – und gegebenenfalls anwesende Partner*innen auf genau diesen Nutzen hinzuweisen.

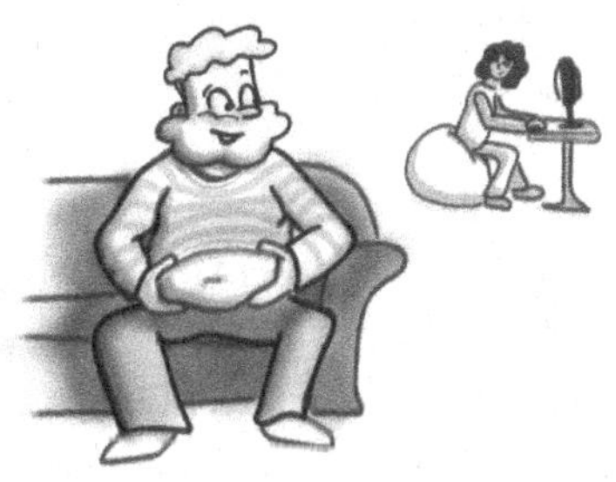

«Guck, für uns!»

Falls die dann so was sagen wie «Gut, wenn du joggen gehst, setzt du vielleicht sogar was davon frei!», trennen Sie sich einfach. Diese Art von Negativität brauchen Sie nicht in Ihrem Leben. Obwohl die Partner*innen damit absolut recht haben.

Auch bei Frauen haben sich sämtliche Versuche, Lust zu steigern, erst mal auf Testosteron konzentriert. Mehr oder weniger nach der Logik: «Und was, wenn wir aus ihnen Männer machen?» Trotzdem ist es nicht völlig falsch, denn Testosteron spielt natürlich auch eine Rolle bei der weiblichen Sexualität. Allein der Gedanke an Sex steigert seine Konzentration im Blut.[145] Aber auch das *Östrogen*level ist bei Frauen ein positives Vorzeichen für die Anzahl von

Bettgästen[105] sowie für die Kürze der Zeit, die man hin und her schreiben muss, bis man entweder gemeinsam im Bett landet oder den anderen ghostet.

Kurzum: Sex ist weitaus mehr aufs Zusammenwirken ausgelegt, als uns *YouTubes* Hobbyevolutionsbiologen erzählen. Das, was wir für Gegensätze halten, hält zusammen. Über Geschlechtergrenzen hinweg. Bevor wir jetzt anfangen, mit rotem Stift alles durchzustreichen, was wir je über Sexualhormone gelernt haben, und Männer beginnen, hektisch nachzublättern, ob es nicht irgendwo eine Box mit der Überschrift «Bestes Essen für Östrogen» gibt (Es ist fettiges, aber halt!), sollten wir vielleicht einen Blick auf die Dosis werfen. Denn die Hormone wirken dann am besten, wenn sie in ihrem geschlechtsspezifischen Verhältnis sind. Das heißt bei Männern einiges Testosteron und ein Schuss Östrogen. Bei Frauen genau andersherum. Alles andere wirkt gar nicht oder eher kontraproduktiv. Auch auf die Spermien.[146] Ist ein bisschen wie das Salz in der Suppe: Nur weil es essenziell (und lecker) ist, sollten wir nicht den gesamten Streuer über unseren Pommes auskippen.

Unsere Lust, nicht euer Problem

«Seeeeehr spannendes Thema. Manche Leute sagen ja, ich ändere die sexuellen Präferenzen über den Zyklus.» Östrogen ist froh, mal auf seine Rolle in der Lust angesprochen zu werden, und gießt sich erst mal einen

Sekt ein. «Es gibt da Studien, die sagen: zum Eisprung mehr Lust auf Testosteron und Bärtigkeit. Tiefe Stimme. Na ja, du weißt ja, was wir mögen.» Es zwinkert, besinnt sich dann aber wieder etwas. «Na ja, gibt aber auch viele Studien, die nix davon finden. Oder einfach mehr Lust auf den Partner.» Noch ein Zwinkern. «Möglicherweise auf mehrere Partner.» Nach einem schnellen Blick über die Schulter fährt es im verschwörerischen Flüsterton fort: «Unter uns gesagt, hilft es nicht, dass die Forscher den Zyklus immer bestimmen, indem sie Pfeile auf ein Dartboard werfen.»

Warum wurde Östrogens Beraterrolle in Lustfragen so oft übersehen? Man muss sich darüber vielleicht nicht wundern, wenn Reviews zum Thema sinngemäß anfangen mit den Worten: «Wir konzentrieren uns hier auf den Mann, weil das Thema Frauen so wenig erforscht ist. Aber wenn es da Erkenntnisse gibt, sagen wir Bescheid.»[144]

Beim Thema Lust wimmelt es an Fachartikeln zum Thema «Wunderwerk Erektionen, wer sie sind und was sie tun». Dagegen fallen fast alle Überschriften auf der Frauenseite in die Kategorie «Weibliche Sexualität und warum sie nicht funktioniert». *Female Sexual Dysfunction* heißt das Schlagwort. Und es ist ein ziemlicher Sammelbegriff von Unlust bis Trockenheit, kurz alles, was Frau davon abhält, das Sexleben so zu genießen, wie sie es sich wünscht. An sich ein ziemlich löbliches Forschungsthema, denn dazu gehören auch Vaginalkrämpfe.

Die vage Definition von sexueller Dysfunktion lässt allerdings so viel Spielraum, dass manche Forschende 40 bis 50 Prozent der Frauen genau das bescheinigen. Der. Hälfte. Aller. Frauen! Evolutionär fragwürdig. Und auch wissenschaftlich: Die Studie, die den Ball ins Rollen brachte, beruht darauf, 1500 Frauen zu fragen, ob sie mal zwei Monate lang keine Lust auf Sex hatten – unabhängig von der logischen Folgefrage, ob sie das stört – oder auch Zweifel an ihrer *sexuellen Performance.* («Wenn ich oben bin, wird mir immer schwindelig.»)[147] Allen, die irgendwo ein «Ja» angekreuzt hatten, wurde eine sexuelle Dysfunktion aufgestempelt. Wobei das auch auf 31 Prozent der Männer zutraf, aber bei denen halten wir uns mit dem Label «funktionsunfähig» offenbar stärker zurück. Das Wissenschaftlerteam musste später im Übrigen einen gewissen Pharma-Interessenkonflikt eingestehen.

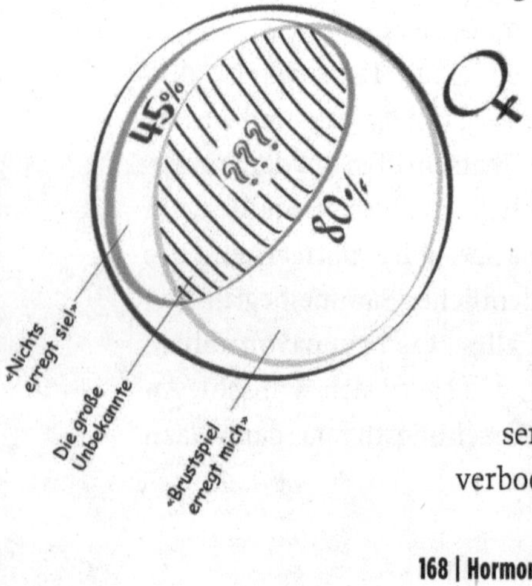

Die Zahl taucht trotzdem weiterhin überall auf. Es gibt Konferenzen zum Thema und Mausmodelle («Wenn die Maus oben ist, wird ihr immer schwindelig») – aber wir wissen immer noch nicht genau, wie viel wir auf diesem Gebiet ganz ohne Biologie verbocken. Schließlich sind Testosteron und Östrogen für die Erregungsfrage weniger entscheidend als unsere Begeisterung für das Gegenüber. Oder anders gesagt: Wenn 45 Prozent Ihrer Tanzpartner*innen unglücklich wären, würden Sie dann allein denen die Schuld geben? Zumal, wenn die Tanzpartner*innen sich *selbstständig* sehr gekonnt amüsieren: Beim Individualverkehr erreichen Frauen Orgasmus-Quoten von über 90 Prozent. Lesbischen Paaren geht es ähnlich. Nur beim Heterosex hakt's. Manchmal schon beim Problembewusstsein, denn wenn es um die sexuelle Befriedigung ihrer eigenen Partnerin geht, tendieren Männer ausnahmsweise mal zum *über*schätzen.

Die Forschung sollte ihre eigene Rolle ebenso überdenken. Denn die stellt sich beim Versuch, Frauen zu erregen, auch nicht besonders geschickt an.[148] Angefangen mit dem Standardwerk «Sexuality of the Human Female», in dem Alfred Kinsey und drei weitere Männer erklären, dass Frauenbrüste für deren Lustgewinn völlig überbewertet sind. Heute wissen wir, dass über 80 Prozent der jungen Frauen (und ca. 50 Prozent der Männer und ihre Nippel) das durchaus anders sehen,[149] was die Frage aufwirft, wo dann noch Platz für die 45 Prozent Unerregbaren bleibt.

Fairerweise sollte man erwähnen, dass sich das Kinsey-Institut heute gegen Überdiagnostik von *Female Sexual Dysfunction* ausspricht und Alfred Kinsey immerhin einer der Ersten war, der sich überhaupt für weibliche Sexualität interessiert hat – und sagen Sie jetzt nicht «Freud», der Klitoris-Stimulation «kindisch» fand. Letzteres wirkt noch regressiver, wenn man bedenkt, dass zur gleichen Zeit Napoleons Großnichte schon dem großartigen Forschungsthema nachging: «Warum Orgasmen ohne Penisse leichter sind». Sie verglich die individuelle Nähe von Klitoris und Vagina und gab einige interessante Tipps zur optimalen Sexposition. Wie dem auch sei, immerhin erkennen die vier Männer Nippelstimulation bei *Männern* als zielführend an. Allerdings sind Frauenbrüste statistisch vielversprechender in Sachen Lust, weil durchschnittlich und an allen Stellen eine Nummer sensibler als Männerbrüste.[150] Kleine übrigens mehr als große.

Frauen bei diesem Thema außen vor zu lassen, ist außerdem mehrfach unfair, denn die Oxytocin- und Östrogenausschüttung bei der Stimulation unterstützt alles Mögliche: von Milcheinschuss bis zu Bindung und allgemeiner Gesundheit. Sie schützt vielleicht sogar ein ganz kleines bisschen vor Brustkrebs (Nonnen haben z.B. etwas höhere Brustkrebsraten).[151–153] Sollten Sie sich als cis Mann jetzt fragen, ob das auch für Sie gilt, kann ich dazu leider nur den folgenden Artikel zitieren: «The functions of male nipples are poorly understood.»[154] Immerhin lässt sich sagen, dass Oxytocin am Ersteifen aller Nippel beteiligt ist. Wenn Sie erigierte Nippel haben, obwohl es draußen nicht kalt ist, dann ist das schon mal ein Anfang.

Alles in allem spiegelt die Herangehensweise an weibliche Sexualität mal wieder eine in der Forschung sehr verbreitete Haltung, wenn es um Frauen geht: Die sind so kompliziert! Also, was ist da dran? Sind Frauen beim Sex komplizierter? Tatsächlich geht bei Frauen die körperliche und mentale Erregung etwas weiter auseinander – allein schon, weil körperliche Feuchtigkeit auch vor Verletzung schützt –, was die Messbarkeit nicht einfacher macht, aber immerhin dafür sorgt, dass Frauen körperlich oft sogar *häufiger* mit Erregung reagieren als Männer. Dafür reagieren Männer tendenziell mit mehr Aufmerksamkeit. Jedenfalls die mit einem hinreichenden Testosteronlevel. Letztlich haben alle Geschlechter ihre eigenen Angewohnheiten, beim Sex kompliziert zu sein.[148,155] Männer langweilen sich z. B. eher, wenn man ihnen den gleichen Pornofilm zweimal zeigt, und noch mehr, wenn Hauptdarsteller*innen nicht ihrem präferierten Geschlecht entsprechen. Erotische Stimuli, die von Frauen ausgesucht werden, finden sie automatisch langweiliger (bei Frauen gibt es den umgekehrten Effekt nicht). Dafür reicht es für den männlichen Testosteronanstieg schon, wenn man – ganz dem Klischee nach – mit einem erotischen Bild nur vage in ihre Richtung wedelt, während derselbe Effekt bei Frauen schon ein gewisses gedankliches Engagement verlangt. Die Attraktivität der Bilder ist für Frauen weniger wichtig als die Frage, wie sehr wir uns in sie hineinversetzen. Wenn man erst mal weiß, dass Frauen zu ihren erotischen Gefühlen gern auch erotische Gedanken haben, kann man eine ganze Menge Unterschiede besser verstehen.[148]

Zum Beispiel, dass Erotikliteratur für Männer eher «ihre Brüste» beschreibt und die für Frauen «ihr Verlangen». (Merke: Heterosexuell ist, wenn niemand auf den Hauptdarsteller schaut.) Oder, dass Frauen weniger Unterschiede dabei machen, welches Geschlecht auf erotischen Bildern abgebildet ist, solange was *passiert.* Vor allem was Sexuelles. Gerne mit mindestens zwei Leuten. Nackt im Wald rumstehen hat einfach nicht den gewünschten Effekt. Vielleicht haben Frauenzeitschriften deshalb so selten Pinups in der Mitte. Im Ausgleich können Frauen den gleichen Erotikfilm dank Extrakopfkino länger genießen, und wenn's doch mal was anderes sein soll, wünschen sie sich lieber eine neue Handlung – Männer eher neue Hauptdarsteller.

Interessanterweise passt diese Vorstellung von Erotik gar nicht so schlecht zu der, die wir vom Stress kennen. Östrogen hat den Cortex halt gern mit an Bord. Das heißt, wenn es Frauen im Schnitt eh eine Nummer schwerer fällt, die Executive-Ebene mit ihren grübeligen Gedanken auszuschalten, macht es ja Sinn, sie mit einzubeziehen. Lieber, man gibt ihr gleich ein paar anregende Gedanken zum Verarbeiten, bevor sie abwandert und sich mit der To-do-Liste beschäftigt. Dagegen reagieren Männer auf Pornografie mit mehr Amygdala-Aktivierung.[156] Und die kann Tunnelblick bekanntlich genauso gut wie Testosteron. Das wissen wir aus den Fight-or-flight-Kapiteln.

Vielleicht liegt der Unterschied aber auch einfach daran, dass die To-do-Liste von Frauen tendenziell länger ist – gerade zu Hause, sodass es für sie aufwendiger ist, all die Mental Load und die ganzen Gedanken zur Seite zu schieben. («Mentale Notiz, während des Sex nicht an den Brief vom

Stromanbieter denken, aber nach dem Sex auf jeden Fall dort anrufen.»)

So oder so, Geschmäcker sind individuell und die Grenzen zwischen den Geschlechtern fließend. Aber wir haben die männliche Präferenz zur Norm erklärt und alles andere zum Problemfall. Forschung reflektiert eben immer auch die Gesellschaft, und beim Thema Frauen und Sexualität haben beide noch viel nachzuholen.

Das sieht man auch an unseren grobmotorischen Versuchen, Lust zu steigern.

Lust aus dem Kräuterregal

Dass Menschen zur Luststeigerung zu fast allem bereit sind, merkt man schon, wenn Fachartikel zum Thema direkt mit Warnungen *einsteigen.*[157] Abgeraten wird von der Spanischen Fliege, dem Verrückten Honig und Krötenlecken. Beim Geile-Ziegen-Kraut ist die Studienlage weiterhin unklar. Logisch, Sex hat immer auch etwas mit Enthemmung zu tun und enthemmen können sie gut, diese psychedelischen Stoffe. Wenn der Cortex Sternschnuppen sieht, hat er offiziell die Kontrolle verloren. Mit Luststeigerung ist das allerdings höchstens zufällig verbunden, als *ein* Punkt im Roulette möglicher Wirkungen. Etwas einfacher ist es dann doch mit den Stoffen, die einfach die bekannten Sexhormone steigern. Na ja ... «einfach». Bockshornklee steigert z. B. Östrogen und Testosteron, aber dadurch wahrscheinlich auch das Wachstum von Brustkrebs. Ginkgo fördert den Blutfluss zu den relevanten Regionen, aber blöderweise auch generell, also vermeiden Sie Schnittwunden. Beide Risiken gelten auch für Ginseng, selbst wenn der in einer Studie gegen erektile Dysfunktion half und in einer anderen Frauen in der Menopause erregt. Maca (die Wurzel eines peruanischen Kressegewächses, kaufbar als Kapseln und Pulver) enthält Phytoöstrogene, aber die Sicherheitsprüfung steht wie üblich noch aus.[158,159] Austern dagegen beinhalten zwar Zink, das wir zur Testosteronherstellung brauchen, haben aber bislang keine nachgewiesenen Effekte, ganz egal, was Ihnen Casanova erzählt. Nashornhorn beinhaltet das Gleiche wie alles Horngewebe, das heißt, statt eine Art zu gefährden, können Sie auch einfach an Ihren Fingernägeln kauen. Das hat dann zwar auch keine nachgewiesenen Effekte, aber wer hat denn angefangen? Mönchspfeffer steigert Progesteron und ist damit weniger relevant für Lust als für PMS (im Monatskapitel erfahren wir, warum).

Alternativ gibt es für die penistragende Fraktion natürlich immer noch Viagra. Das wirkt allerdings auf die Blutgefäße im Penis, nicht auf die Lust, und ist darum hormonell gesehen eher irrelevant (Stand heute). Das Äquivalent auf der weiblichen Seite wären wohl diverse stimulierende Gleitgels.

Dagegen wirkt eine neue Pille, die als «Viagra für die Frau» vermarktet wird, *direkt aufs Gehirn.* Das Medikament war als Antidepressivum gedacht und verändert passenderweise unseren Umgang mit Serotonin. Es ist schon ein bisschen merkwürdig, für diese Pille dann ebenfalls das Wort «Viagra» zu verwenden. Ich möchte niemandem zu nahe treten, aber wenn Ihr Penis genauso komplex ist wie Ihr Gehirn, dann wirft das auf keins von beidem ein besonders gutes Licht.

Die amerikanische Arzneimittelbehörde hat die Zulassung der «pinken Pille», wie sie stylisch genannt wird (pink statt blau wegen ... Frauen, verstehste?), auch erst mal abgelehnt; u.a. mit der Begründung, dass ein halbes bis ein Mal mehr Sex im Monat wirklich niemanden beeindruckt. Vor allem, wenn man sie mit den Nebenwirkungen abwägt, die sich besonders in Kombination mit Alkohol einstellen. 0,5 Mal mehr Sex im Monat, aber dafür nie mehr Berliner Weiße. Kann es das wert sein? Aber während weitere Studien angeordnet wurden, setzte der Hersteller auf eine pseudo-feministische «Grass root»-Kampagne à la: Wenn Männer ihre Pille kriegen, wollen wir Frauen die auch. Und führte gleichzeitig und sehr viel weniger feministisch die geforderte Studie durch: mit 25 Versuchspersonen. Zwei davon Frauen.[160] Für ein Medikament, das nur an Frauen gerichtet ist! Aber es denn auch an Frauen zu erforschen, wäre einfach eine Nummer zu umständlich. Und da haben wir's wieder: Die Vorstellung, dass Frauen eben einfach zu kompliziert sind für diese Welt. Erst bei der Fortpflanzung, dann bei den Medikamenten, die sie anregen. Mal funken ihnen die Hormone dazwischen, dann machen sie sich beim Sex noch Gedanken, und von den Gefühlen fangen wir gar nicht erst an. *Hormonal, emotional,* in jedem Fall *irrational.* Dabei haben wir bis jetzt noch nicht mal über die Schwankungen gesprochen.

VON WEGEN UNBERECHENBAR: HORMONE ÜBER DEN TAG, DAS JAHR, DAS LEBEN

So viele Hintergrundbeats, die Hormone in unserem Kopf auflegen können: freudig erregt, motiviert, ängstlich auf dem Sprung, draufgängerisch und verliebt über beide Ohren; glücklich, gestresst, geborgen oder erregt. Alles, was wir brauchen, um auf neue Begebungen und akute Bedrohungen zu reagieren. Aber natürlich reagieren Hormone nicht nur auf das, was sich in diesem Moment vor unserer Nase befindet. Stattdessen folgt die Hormonwelt ihren ganz eigenen Abläufen.

Gemächlich wie tektonische Platten verschiebt sich ihre Landschaft über den Tag, die Wochen, die Monate und Jahre. Sodass ein Hormon, das gerade noch eine Nebenrolle spielte, plötzlich in den Vordergrund rückt. So wie Klamotten, die zur sommerlichen Gartenparty passen, bei Minusgraden aber unbrauchbar werden. Also lagern wir sie gestapelt auf dem Dachboden, kaufen in der Zwischenzeit drei identische Teile, weil wir das erste vergessen haben («So was brauch ich noch!»), aber wenn die Maiglöckchen rauskommen, klettern wir auf den Dachboden und entdecken es wieder: Serotonin.

MIT DEN HORMONEN DURCH DEN TAG: UNTER 'NER PANIKATTACKE KOMM ICH NICHT AUS DEM BETT

Es ist mitten in der Nacht, aber Melatonin und die Hormone des Magen-Darm-Trakts stehen immer noch brütend über ihrem Stapel Notizen. Melatonin erhofft sich von dieser Konsultation einiges. Der Magen-Darm-Trakt ist immerhin das größte endokrine Organ, und er liefert der inneren Uhr laufend Informationen über die aktuellen Tages- und Nachtzeiten. Beim Problem «Verwirrter Tagesablauf» müssten seine Hormone also einiges beizutragen haben. Melatonin beschreibt das Problem: «Alles steht auf Nacht, stockdunkel, und dann auf einmal *Zapp*, ein gleißendes Licht.» Die Magen-Darm-Hormone nicken: «Ja! Hier das Gleiche. Wir sind alle schon bettfertig. Dann plötzlich heißt es ‹Arbeit›!» Ein Hormon namens Ghrelin nickt betroffen: «Ich hab einfach gar keine Work-Life-Balance mehr …» Melatonin fügt nachdenklich hinzu: «Wenn wir nur die Ursach … DA! DA IST ES! DAS GLEISSENDE LICHT!» Im gleichen Moment schrillen die Alarmglocken für die Magen-Darm-Hormone. «Alle Mann an Deck, es geht gleich los!» Etwas weiter rausgezoomt steht Leo vor der weit geöffneten Kühlschranktür. «Mhhhm. Mitternachtssnack.»

Wir haben wirklich nicht allzu viel Herz für unseren Biorhythmus. Jedenfalls nicht so viel wie für das letzte Spreewaldgürkchen, das wir im Kühlschrank finden. Um zu wissen, wie mächtig der Rhythmus ist, mit dem wir uns dafür anlegen, überlegen Sie sich einfach, wie lange Sie notfalls ohne Spreewaldgürkchen (oder anderes Essen) auskämen und wie lange ohne Schlaf. Schon nach *einer* durchgemachten Nacht reagiert der Körper sehr ungehalten. Mehr als drei und er reagiert gar nicht mehr.

Darum wimmelt es in ihm von Instanzen, die unsere verschiedenen rhythmischen Bedürfnisse vertreten, wie kleine Anwälte: Es gibt den Tag-Nacht-Rhythmus, der vor allem auf Licht reagiert, und den 24-Stunden-Rhythmus, der findet, wir sollten uns entsprechend benehmen. Das darf er dann ausdiskutieren mit dem Schlaf-Wach-Rhythmus, den die Frage nach der Sonnenstellung weniger interessiert als die, wann Sie das letzte Mal geschlafen haben. («Zu unserer Verteidigung, wir waren wach, als es dunkel war.»)

Dieser filigrane Koordinationsakt trifft täglich mit Wucht auf die Zwänge unseres Alltags. Genauso wie die allgemeine menschliche Sturheit. Immerhin verfügen wir als eine der wenigen Spezies über die bemerkenswerte Fähigkeit, unsere Schlafsignale ziemlich lange zu ignorieren. (Was man auch lesen kann als: Wir sind die Einzigen, die so doof sind, das zu tun.) Sicher, wir bemerken den Moment, an dem alles nach unten sackt: Kortisol, die Körpertemperatur, unsere Leistung und unsere Laune. Aber wenn wir diesen toten Punkt gemeistert haben, sind wir erst mal wieder hellwach! Wir haben doch keine Zeit! Das Leben ist zu kurz, um es vernünftig zu organisieren. Also verschieben wir unseren Rhythmus, knipsen zu Unzeiten das Licht an, essen, wann es uns passt, bekommen ständig zu wenig Schlaf und hoffen trotzdem das Beste.

Wie stoisch das Gerüst ist, mit dem wir uns da anlegen, kann man vielleicht am besten sehen, wenn man mal einen natürlichen Baustein daraus herauskickt und eine Horde Studenten bittet, ein paar Wochen lang in einem sonnenlichtfreien Bunker unter der Erde zu leben. Was im Grunde genommen nichts anderes ist, als Menschen zu bitten, im Winter in einem fensterlosen Lagerhaus zu arbeiten.

Ohne Sonne und Uhren läuft in unserem Körper ... erst mal fast alles wie immer. Der 24-Stunden-Tagesablauf ist nichts, woran uns Uhren erinnern müssten, sondern etwas, das tief in unserem Inneren gesteuert wird. Nicht unbedingt exakt, aber bemerkenswert gleichmäßig in diesem Bereich. Austariert von einer eigens damit beauftragten Gehirnstruktur namens Suprachiasmatic Nucleus. Aber weil das nicht sehr griffig klingt, nennen ihn die meisten Artikel *Master Brain Clock.* Des Gehirns Taktgeber.

Der Taktgeber hat einen direkten Kontakt zur Netzhaut in unserem Auge, und darum kann man sich das so vorstellen, als säße er im Gehirn wie in einem kleinen U-Boot vor dem Periskop und schickte je nachdem, was er sieht, seine laufenden Boten, die den Tag-Nacht-Rhythmus koordinieren.

Nicht, dass sämtliche Zellen darauf angewiesen wären. Ein *bisschen* Zeitgefühl haben sie alle, dank der Uhrzeitgene, deren Prozesse jeden Tag ablaufen wie Dominoketten. Nur reicht uns ein *bisschen* Zeitgefühl nicht aus. Denn, wenn ein Teil unseres Körpers von einem 23,5-Stunden-Tag ausgeht und ein anderer rechnet mit 24,5 Stunden, dann dauert es nicht lange, bis die beiden nicht mehr miteinander reden. Also holt der Taktgeber seine Trommel raus und gibt den Ton an, bis alle Uhren wieder nach demselben Rhythmus ticken.

Die Hormone, die seinen Signalen folgen, unterscheiden sich vor allem in ihrer Rigidität. Manche beachten den Takt derart lose, dass sich daran kein Organ orientieren würde. Die Sexhormone z. B. – Testosteron, Östrogen und Progesteron – sind immer bereit, sich Ihrem Lebenswandel anzupassen.[161] Alles andere wäre für Ihr Sexualleben wahrscheinlich auch kontraproduktiv. («Ich kann nicht mit Licht aus.»)

Dagegen ist Melatonin das stoischste aller Tagesform-Hormone (es bevorzugt natürlich den Ausdruck Nachtform). Das zieht sein Ding durch, komme, was da wolle. Darum ist es für viele *der* Zeitgeber schlechthin. Wenn Melatonin sagt, es ist Nacht, dann ist das so. Darauf verlassen sich Sehende genauso wie Blinde.[162] Darum fangen wir am besten in seinem Reich an: der Dunkelheit.

Nacht

Die Nacht ist nicht allein zum Schlafen da, das weiß auch Melatonin. Tatsächlich gibt es Teile Ihres Gehirns, die während der Tiefschlafphasen so wach sind wie sonst nie. Wichtige Erinnerungen werden konsolidiert, unwichtige vergessen. (Sie *haben* sich doch eine mentale Notiz gemacht, was morgen wichtig war, oder?) Ängste verarbeitet. Kortisol, das jetzt niedrig steht, sorgt dafür, dass sich Ihr Immunsystem an die Arbeit macht – also das, worauf Sie hoffen, wenn Sie sich leicht angeschlagen ins Bett legen mit dem Wunsch, dass es Ihnen morgens auf magische Art und Weise wieder gut geht. Wenn das klappt, ist es den Nachtschichten Ihres inneren Chemiebaukastens zu verdanken. Auch Melatonin fängt freie Radikale ein und Oxidationsschäden auf und wirkt dabei so entzündungshemmend, dass man mit seiner Hilfe versucht hat, die Zytokinstürme bei Corona-Infektionen zu bremsen. Wo es schon dabei ist, hilft es vielleicht bei Ängsten, Migräne und allen möglichen anderen Malaisen.[163] Kein Wunder, dass es gern als Wundermittel verkauft wird. Allerdings mit sehr variablen Effekten, denn die Dosis ist je nach Präparat anders, die Packungsangaben sind oft inakkurat, und die individuellen Melatoninlevel variieren um das Zehnfache, sodass Sie entweder zu wenig nehmen, um überhaupt irgendwas zu spüren, oder zu viel, um noch aufrecht sitzen zu können.[164] Nie kann mal irgendwas einfach sein.

Gleich zu Beginn des Einschlafens schickt Ihr Hormonsystem außerdem einen Schub Wachstumshormone ins System, die alles regenerieren und verjüngen, was sich ihnen in den Weg stellt. Wieder mal ist das, was wir für «ausruhen» halten, ein ziemlich aktiver Prozess. Darum schützt Drüberschlafen auch vor (psychischen) Erkrankungen, Grippe und doofen Ideen.

Während Melatonin die Dunkelheit verkündet, lässt der Taktgeber die großen Trommeln ruhen, die sonst Aufregung und allgemeine Produktivität verbreiten.[162]

Im Hormonsystem macht sich der Switch dadurch bemerkbar, dass Kortisol spontan unterdrückt wird. («Wie jetzt?! Es ist endlich Ruhe draußen! Wir könnten noch so viel joggen gehen!») Auch Noradrenalin feuert immer langsamer und verstummt im Tiefschlaf ganz. Wir lernen: Wachheit ist etwas, das unser Körper aktiv loslassen muss. Sie steht aber immer bereit. Jedes nächtliche Aufschrecken bringt uns einen zehn- bis 20-minütigen Kortisolschub (Situps!?). Und je nachdem, wie oft Ihnen das passiert, variiert Ihre Kortisolantwort am Morgen. («Früüüühsport!») Plötzliche Helligkeit hat den gleichen Effekt, weshalb Sie nachts auf dem Weg zur Toilette intuitiv üblicherweise nicht das Licht anschalten. Ansonsten liegen Sie halt einfach wach und machen sich Sorgen, über die Welt im Allgemeinen und die Höhe Ihres Wäschebergs im Besonderen. («Werde ich jemals ein richtig erwachsener Mensch ohne einen Wäscheberg sein?»)

Man kann den Schlafmodus übrigens auch ohne Melatonin erreichen. Allerdings langsamer und weniger gut (so, wie wir auch ohne Noradrenalin arbeiten könnten – nur langsamer und weniger gut). Allein schon, weil uns dann zu heiß ist, weil Melatonin die Körpertemperatur nicht senkt. Blöderweise denken wir beim Schlaf häufiger an Quantität und weniger an Qualität («Hauptsache acht Stunden»).

Melatonin ist also kein Schlafhormon in dem Sinne, dass es müde macht, sondern es gibt unserem Körper den Zeitpunkt vor, an dem es okay ist, überhaupt müde zu sein. Das ist wichtig, wenn es wieder mal wie ein «Schlafmittel» beworben wird. Denn, wenn Sie um vier Uhr morgens eine Melatoninpille einwerfen um einzuschlafen, dann reagiert Ihr Schlafrhythmus mit: «Bitte was?» Anders gesagt, geht er davon aus, dass gerade die Nacht anbricht. Und dann stellt er hektisch die Uhr zurück, und Sie fragen sich am nächsten Abend, wo Ihr Rhythmus geblieben ist. («Besser *noch* eine Melatoninpille einwerfen!») Wenn Sie dagegen eine Melatoninpille in den frühen Abendstunden nehmen (18 bis 19 Uhr), stellt er seine Uhr vor, und Sie kommen morgen eher ausgeschlafen aus den Federn. («Angeber!») Melatonin ist ganz schön tricky und auch, wenn es grundsätzlich sogar bei Kindern als einigermaßen sicher in der Anwendung gilt, ist es ein ganz schöner Sprung von den wissenschaftlichen Artikeln mit dem Tenor «einsetzbar, nachdem mildere therapeutische Ansätze ausgeschlossen wurden, Dosis und Zeitpunkt in Absprache mit der Ärzteschaft» hin zur Internetschlagzeile «Celebrity-Kinder schlafen dank Gummibärmarke Jello-tonin!».

Ohnehin ist Melatonin längst nicht das einzige Hormon,

das am Schlaf beteiligt ist. Das Hormon, das unserer Vorstellung vom Schlafhormon sogar noch näherkommt, ist Adenosin, denn das hört weniger auf die Tageszeit als auf unser Bedürfnis. Je länger wir wach sind, desto mehr sammelt es sich in den Zellzwischenräumen an wie des Sandmanns Sandkörner, und wir spüren, wie sich Erschöpfung in uns breitmacht. Abends klopft Adenosin erst recht an die Rezeptoren und verkündet, es will jetzt keinen Mucks mehr hören. Und dann geht das Licht aus. Auch in unserem Inneren.

Zuletzt gibt Thyrotropin (das Hormon, das die Schilddrüsenhormone ruft) ein paar Organen den Takt vor, wenn es gegen 23 Uhr 30 ansteigt und durchs Schlafzimmer schlurft – dem Herz z. B., das sich jetzt verlangsamt. Dank ihm hängt Schlafrhythmus auch mit Gewicht und Verdauung zusammen, und Schlafchaos schlägt uns nicht nur auf die Kognition, sondern auch auf die Schilddrüse und die Hüften.[165] Für den Rest der Nacht liefert es sich einen komplexen Tanz mit den Schlafphasen. Und ehe man sich versieht, ist es auch schon wieder ...

Morgeeen!

Aus dem Bett kommen ist purer Stress. Findet jedenfalls Ihr Körper. Deswegen treibt er Sie als Reaktion auf die ersten Sonnenstrahlen mit einer ordentlichen Dosis Kortisol aus den Federn. Das bringt Schwung in uns und unsere Organe und weckt die passenden Uhrzeitgene in allem möglichen Gewebe, einschließlich Leber und Nieren. («Oh Gott, habt ihr gesehen, was er gestern getrunken hat? Ich geh wieder schlafen!») So gesehen wäre ein stress(hormon)freies Leben vor allem eins, bei dem wir im Bett bleiben. Für immer. Im Dunkeln.

Der Kortisolhöhepunkt liegt dabei so zwischen sieben und neun Uhr morgens, aber es ist da durchaus flexibel, je nachdem, ob Wochenende ist oder Sie blöderweise einem Brunch zugestimmt haben.

Kortisol ist in gewisser Weise das Gegenstück zu den Schlaf- und Nachthormonen. Ein *Tages*form-Hormon, das alles wieder einpendelt, was wir mit Mitternachtssnacks verwirrt haben.[165] Das bedeutet z. B. auch, dass unsere Verdauung besser funktioniert, wenn sie im Takt mit diesem Wachrhythmus läuft. Bei Licht isst es sich besser. Weil Melatonin und Kortisol sich in ihrer Funktion als Zeitgeber quasi abwechseln, können wir unseren Rhythmus außerdem nicht nur durch Melatoninpillen verändern, sondern auch durch einen ordentlichen Lichtimpuls am Morgen. Besonders das kurzwellige grüne oder blaue Licht, das wir von den Bildschirmen kennen, macht uns ziemlich schnell wach. Und wenn es uns nachts anstrahlt ... dann *liegen* wir wach. Dauer-Medienkonsum, nächtliches E-Mail-Checken mit seinen strahlenden Bildschirmen kann man (besonders bei Teenagern) nicht nur am Kortisollevel, sondern auch an den Entzündungswerten ablesen: Beide sind erhöht.[166,167] Wobei unklar ist, ob die Medien dies hervorrufen und uns verwirren oder ob wir in Stresssituationen eher zu ihnen greifen, um uns zu trösten – und was davon schlimmer ist.

Der Lichtkick funktioniert aber auch mit einer richtigen Lampe. Das hat den Vorteil, dass Sie beim Aufwachen keine Nachrichten lesen müssen. («Einen wunderschönen guten Morgen, die politische Lage ist schlecht, und alle Menschen auf *Instagram* sind glücklicher als Sie!»)

Außerdem gibt es noch die Außenwelt. Da soll es ja ebenfalls Licht geben. Im Idealfall sogar passend zu unserem Rhythmus. Wenn die Morgensonne mit unserem vollausgeschlafenen Aufwachpunkt zusammenfällt, dann ist der Kortisolpeak gut doppelt so hoch, und wir hüpfen aus dem Bett in den Tag. Dagegen hängt Melatonin ohne Lichtimpuls noch ewig an unserem Frühstückstisch rum – und was das für Folgen hat, hören wir noch im Winter-Kapitel.

Das Sonnenlicht regt außerdem die Serotoninproduktion an, die wir brauchen, weil unsere Vorräte in der Nacht für die Melatoninproduktion aufgebraucht wurden. Bis dahin sind wir einen Tick impulsiver und haben's nicht so mit der kognitiven Flexibilität. («In der Morgenzeitung lese ich *nur*, was meine Meinung bestätigt!») Später können wir das überschüssige Serotonin dann wieder für die Melatoninproduktion nutzen. Ein ewiger Kreis. Und eine gute Erinnerung, dass wir – um zur Ruhe zu kommen – nicht nur ereignislose Dunkelheit brauchen, sondern dazwischen auch strahlenden Sonnenschein.

Trotz der allgemeinen Übereinkunft, dass «morgens» eine Zumutung ist, hellt sich auch unsere Stimmung ziemlich bald auf. Das spiegelt sich z. B. in den globalen *Twitter*-Nachrichten wider: Immer der Sonne nach starten wir um den Planeten mit einer gut gelaunten La-Ola-Tweet-Welle in den Tag ... und von da an geht es eigentlich nur noch bergab.[168]

Aber den guten Anfang haben wir wohl noch ein paar anderen Hormonen zu verdanken, die sich morgens bemerkbar machen: den Sexhormonen z. B. Die Spermienqualität und -quantität vor halb acht ist top.

Wenn man sich das alles vor Augen führt, ist es eigentlich ziemlich übertrieben, dass wir die Hormone ausgerechnet in dieser Aktivphase mit Kaffee bewerfen. Noch dazu auf leeren Magen. Sinnvoller wäre es, sich beim Frühstück erst mal ein anderes Heißgetränk zu gönnen und erst mittags, wenn Kortisol auf sein übliches Level abgesackt ist, mit Kaffee nachzufüllen. Dass wir morgens schon genug stimuliert sind, sieht man z. B. auch daran, dass am Nachmittag verabreichtes Kortisol das Gedächtnis steigert, es uns am Morgen aber direkt zum inkompetenten Teil der U-Kurve bringt.[169] Allerdings hat Kaffeepröddeln am Morgen ja auch was Tröstliches. Müssen Sie wissen.

Kurzum: Der Morgen begrüßt uns mit einem Feuerwerk der Hormone. Warum Sie darauf bestehen, nachmittags auch noch zu arbeiten, kann keins von ihnen so richtig nachvollziehen.

Tag

... außer vielleicht die Sexhormone, die sich immer mal wieder bemerkbar machen.[170] Was meinen Sie denn, was Sie den ganzen Tag über machen würden, wenn es keine Meetings gäbe?

Wenn Östrogen einen Eisprung einzuleiten hat, dann macht es das auch eher nachmittags, am Ende der täglichen Ruheperiode. Wenn Sie dann Lust haben, wissen Sie jetzt, warum. Oder vielleicht liegt es auch am nachmittäglichen Kortisolabfall, der für Lust genauso Platz macht wie für ein Nachmittagsschläfchen. Idealerweise. Kortisol kann aber auch noch ein bisschen bei Ihnen bleiben und Ihnen runterbeten, was Sie morgen alles zu tun haben. Nur so als Angebot.

Abend

Am Ende des Tages kommt idealerweise alles zusammen: beginnende Dunkelheit, niedriges Kortisol, allgemeine Beruhigung durch Melatonin, Erschöpfung durch Adenosin und eine niedrige Körpertemperatur. Wir werden müde, sooo müde. Und damit schließt sich der Kreis.

Geboren werden wir übrigens ohne diesen fundamentalen Rhythmus. Wär ja auch doof, wenn wir uns auf durchtanzte Mittsommernächte einstellen, und dann kommen wir am Äquator zur Welt. So erklärt sich auch, warum wir als Baby überhaupt nicht verstehen, dass die anderen um vier Uhr morgens immer so unmotiviert wirken, wenn wir sie an den Fütterungsplan erinnern.

Wir lernen, das Leben ist ein Wechselspiel zwischen Müdigkeit und Wachheit, Wartung und Aktivität, Ruhe oder Reproduktion. Kortisol schlägt Testosteron, und Melatonin schlägt beide. Morgen früh ist es andersrum. Was wir brauchen, ist kein einzelnes Hormon, sondern ein fließender Wechsel zwischen einer ganzen Reihe.

Und, was lernen wir daraus?

Aus dem Wissen über den Tagesablauf kann man sich sogar ein paar *Selfhelp*-Tipps puzzeln: Wenn Kortisol am Morgen hoch ist, hilft das z. B. beim Lernen und Arbeiten, ist also ein guter Zeitpunkt, damit anzufangen. Jetzt kriegen wir auch das geschafft, was uns zu Tode langweilt. Wofür es kein guter Zeitpunkt ist, ist dagegen *mehr* Stress und furchterregende Aufgaben. («Gibt es ein Buch, das dich wirklich bewegt hat?» «Also, bei Mikrobiologie 3 hab ich mehrfach geweint.»)

Nachmittags dagegen, wenn Kortisol eh schon dippt und wir ins Suppenkoma fallen, kann man sich eher mal ein bisschen Aufregung gönnen: sprich, einen Kaffee und ein Mitarbeitergespräch. Zugegeben, das ist wahrscheinlich nicht das Erste, was uns einfällt. Nachmittags liegen Energie und Konzentration flach, also nimmt man sich etwas Tumbes, was wenig Konzentration und Energie benötigt. Das klingt passend und fühlt sich passend an. Garantiert uns aber auch ein paar quälend zähe Stunden bis zum erlösenden Feierabend.

Schreiben Sie dagegen einfach mal E-Mails an jemanden, der Ihnen Angst macht! Zack! Die Stresshormone sind zur Stelle, spätestens, wenn Sie «senden» drücken.

Kaffee-Effekte austarieren wird dagegen schon dadurch erschwert, dass sie sich verspätet einstellen. («Vor zwei Minuten drei Espressi ge-ext. Warum ist meine Präsentation noch nicht fertig?») Der Peak liegt irgendwann zwischen 30 und 75 Minuten nach dem Trinken. Bei Rauchern früher, bei Schwangeren oder Menschen, die die Pille nehmen, später. Und idealerweise plant man die Kaffeepause trotzdem so, dass der Kaffeepeak nicht mit einem Kortisolpeak zusammenfällt, der 20 bis 30 Minuten nach dem Stress liegt. Es sei denn natürlich, Sie *möchten* alles vergessen, was in dieser Zeitspanne gesagt wurde. Oder mit klopfendem Herzen und waberndem Kopf duselig vor Ihrem PC-Bildschirm sitzen. Auch einschlafen funktioniert auf dem Kaffeepeak besonders schlecht. Das heißt, der letzte Cappuccino beim Italiener verwirrt uns unter Umständen mehr, als wenn wir uns direkt vorm Schlafengehen eine Tasse aufsetzen. Aber die beste Arbeitsanregung ist ja ohnehin ein positives Ziel, das Dopamin weckt. («Also ich dachte, ich schimpfe einfach, wenn die Angestellten nichts machen.»)

Der letzte *Selfhelp*-Tipp entsteht, wenn wir dieses Wissen mit dem aus dem Stresskapitel zusammensetzen: Das ideale Stresslevel variiert mit Person und allgemeiner Überforderung. Je herausfordernder die Aufgabe, desto weniger sinnvoll ist Kaffee.[171]

Wenn wir jetzt bloß nicht so müde wären.

Wenn der Tagesablauf verwirrt ist

Um zu merken, dass unsere innere Uhr stärker ist als die an unserem Handgelenk, müssen wir nur die Zeitzone wechseln und uns nach einem Flug in die USA gejetlagged in ein dunkles Zimmer legen um festzustellen, dass Thyrotropins Tanz mit den Schlafphasen tagsüber nicht funktioniert. Ihm doch egal, ob hier alle behaupten, dass Nacht ist. Oder anders ausgedrückt: Jetlag ist, wenn die Hormone auch nicht mehr wissen, in welchem Land Sie gerade sind. In unserem Kopf läuft bestenfalls ein halbherziges Mittagsschlafprogramm. Je öfter das passiert, desto mehr «Schlafschulden» sammeln wir an, sodass der komplette Tanz immer mehr aus dem Gleichgewicht gerät.[162] Aber wie echte Schulden können wir die nur abbezahlen, wenn die Bank uns lässt. Sprich, wenn der Taktgeber Zeit für uns hat. Also nicht nachts, nach dem Landen in New York. Da ist Aufstehzeit. Er ist sicher, er hat irgendwo ein Vogelzwitschern gehört. (Oder waren das doch Polizeisirenen?) Außerdem hat er Ihre Körpertemperatur gerade morgendlich hochgefahren! Also *Ideen* haben die Leute ...

Bevor Sie also völlig frustriert im Bett liegen und die Wand anstarren, lohnt es sich vielleicht, noch eine Runde draußen spazieren zu gehen und sich auf eine Kompromisslösung mit Ihrem Körper einzulassen. Der Taktgeber ist grundsätzlich flexibler nach der Mittagszeit oder dem, was er dafür hält. Dann lässt er sich auch hin und wieder von Adenosin dazu breitschlagen, etwas nachzugeben und in Müdigkeit zu verfallen. Allein schon, weil das seine Lichtempfindlichkeit herunterdreht. Der Moment, wenn wir auf der Couch unter Bedingungen einschlafen, die uns nachts nicht einfallen. Das gelingt ihm allerdings nur, wenn Sie vorher keinen Kaffee getrunken haben.

Letztlich braucht jede Stunde, die sich unser Tagesrhythmus auf einem Flug verschiebt, ungefähr einen Tag zum Wiedereinpendeln.[162] Ein Langstreckenflug bringt Ihren Kortisolrhythmus also für gut drei Wochen durcheinander.[170] Ungefähr bis zum Rückflug. Wieder mal eine gute Erinnerung daran, dass wir nach einer Urlaubsreise zwar denken, wir hätten uns erholt, unser Hormonsystem allerdings noch vollständig aus den Fugen ist. Dabei braucht es gar keinen Bunker wie in der Studie mit den Studierenden, um die Rhythmen aus dem Takt zu bringen. Schließlich sind die 24 Stunden nur eine grobe Richtlinie. Besonders Frauen tendieren dank Östrogen eher zu Abweichungen. Das passt nicht zu den Uhren, die Verschiebung stapelt sich und, wenn Sie alle paar Monate Schlafstörungen haben, wissen Sie jetzt, woran es liegt (und können sich darauf freuen, dass sie nach der Menopause aufhören).[172]

Auch wer nach der Schichtarbeit nach Hause kommt, kann oft nicht ordentlich einschlafen. Schon gar nicht, wenn der Zeitpunkt mit der Rushhour des Taktgebers zusammenfällt. Kortisol wird – bei aller Flexibilität – die Nacht niemals zum Tag machen oder sich davon überzeugen lassen, dass «vier Uhr morgens» das neue Nachmittags ist.[173] (Es merkt an: Sie sind auch keine 20 mehr. Und wenn doch, ist es ihm egal. Helden müssen morgens topfit sein.) Das Ergebnis sind die üblichen Verdächtigen: Depression, Diabetes und Übergewicht.[174] Und was produzieren Fettzellen? Kortisol! Auch Kreislauf und Immunsystem dürfen im Chaos natürlich nicht fehlen. Unser Körper braucht die Niedrigenergiephasen und den Blutdruckabfall in der Nacht. Ohne entwickelt er Herzprobleme, chronische Entzündungen und vorzeitige Alterung. Und weil Melatonin mit Melanin zusammenhängt, sehen wir dazu auch noch blass aus. Auch unser Verhalten kann sich ändern, denn wenn uns Schlaf fehlt, leidet z. B. unsere Fähigkeit, Emotionen zu regulieren (übernächtigte Weinerlichkeit, wer kennt es nicht). Genauso wie die, mit anderen mitzufühlen. Manchmal werden wir auch gleich aggressiv.[175] Das wiederum macht uns den Schlafrhythmus erst recht kaputt. Oder es mündet im Dauerstress und einer verwirrten Kortisolkurve. Wer chronischen Stress hat, wird schon morgens[176–178] von einem Kortisol-Sonderkommando begrüßt («Guten Tag, wir müssten da mal an Ihren Hippocampus»), das dann auch noch den Rest des Tages am Küchentisch rumhängt («Kaffee ist alle!»). Die Sexhormone geraten ebenso aus dem Tritt und damit auch die Fortpflanzungschancen aller Beteiligten.[165] Frauen reagieren darauf eine Nummer sensibler, genauso wie ältere und Morgenmenschen. Was wiederum Frauen doppelt trifft, weil sie häufiger Morgenmenschen *sind.* So kann Schichtarbeit Schwangerschaften erschweren, die Regel schmerzhafter machen oder die Menopause verfrühen.[179,180] Aber auch Männer leiden darunter. Und alle Geschlechter leiden besonders unter *unregelmäßiger* Schichtarbeit.[181]

Kurzum: Niemand sollte unnötigerweise nachts und/oder zu viel arbeiten, und die, die es nötiger Weise tun, z.B. in der Pflege, sollten wir für dieses Opfer wenigstens *verdammt* gut bezahlen. Und dazwischen viel ruhen lassen.

Ruhe würde auch dabei helfen, das andere Problem mit der Müdigkeit zu bewältigen: Flüchtigkeitsfehler, Arbeitsunfälle und Verkehrschaos. («Erst soll man am Steuer keine Maß mehr trinken, jetzt soll man auch noch wach sein? Das reinste Verbotistan!»)

Die gute Nachricht ist, dass uns das Wissen wieder praktische Hilfsmittel zur Verfügung stellt: Mittagsschlaf geht definitiv als *Selfcare* durch:[182] Er normalisiert die Noradrenalin- und Entzündungswerte nach Schlafentzug.[182] Siestas sind außerdem gut für die Herzgesundheit, besonders der jungen Bevölkerung.[183] Ein weiterer Grund für das «Recht auf Homeoffice», wie wir's aus Corona-Zeiten kennen: Man kann sich nachmittags kurz hinlegen und fällt weniger tot um. Außerdem gibt uns Ruhen bessere Chancen, unseren Arbeitsablauf unserem individuellen Rhythmus anzupassen. Besonders erholsam für den nicht unerheblichen Teil der Bevölkerung, der sich *nicht* zu den Morgenmenschen zählt. Für sie ist der Tag-Nacht-Rhythmus auch ein gutes Beispiel dafür, wie wir hormonelle Unterschiede moralisch aufladen: Lange schlafen gilt als faul, aber früh ins Bett gehen nicht, dabei ist es das Gleiche, nur umgekehrt.

Auch beim Mittagsschlaf gilt natürlich das übliche hormonelle «Ja, aber». Wenn das Problem vor allem ein *verwirrter* Schlafrhythmus ist oder ein um drei Stunden verschobener, wie er sich oft bei Depression findet,[165] kann manchmal auch eine schlaf*lose* Nacht helfen, um ihn wieder ins Lot zu bringen.[184] Bei extremem Schlafmangel steuert der Körper nämlich gegen und schiebt der Stressachse einen Riegel vor.[182] Auch Sport ist ein mächtiges Mittel, um den Tagesrhythmus wieder einzupendeln.[185] Genauso wie dreitägiges Campen bei Sternenlicht.[186] Wenn das nicht drin ist, hilft es, erst bei sehr hellem Licht zu arbeiten, und es in der zweiten Hälfte der Schicht immer weiter zu dimmen. Am besten in Orange. Wie ein privater Sonnenuntergang. Aus dem gleichen Grund werden Farblichtlampen in der Demenzfürsorge eingesetzt.

Wenn Sie wissen wollen, ob Sie selbst zu den 15 bis 20 Prozent der Bevölkerung zählen, die heute insgesamt ein bisschen übermüdet sind, gibt's die richtige Antwort natürlich im Schlaflabor. Aber Sie können den Test ja zum Vorfühlen mal zu Hause ausprobieren: eine Nacht vernünftigen Schlaf, im Anschluss ein leichtes Frühstück und nach anderthalb bis drei Stunden wieder ein Nickerchen unter idealen, ruhigen Bedingungen. Wenn Sie dann in weniger als fünf Minuten schon weg sind, haben Sie ein Schläfrigkeitsproblem.

Bis zehn Minuten ist bedenklich und alles drüber ziemlich normal. Obwohl Sie dann natürlich immer noch ein Aufregungs- und Wachheitsproblem haben könnten.

Natürlich nicht jetzt, im *Winter*! Kortisol schielt unter der Bettdecke hervor: stockduster! Es dreht sich noch mal um.

MIT HORMONEN DURCH DAS JAHR: JETZT IST ES DUNKEL UND ICH BIN AUF DIÄT

«Diese Jahreszeit macht mich fertig», verkündet Juliette und zieht sich ein paar Wollsocken über die Wollsocken: «Mir ist ständig kalt, alles ist grau und wenn man mit dem Mittagessen durch ist, ist es dunkel.» Sie macht sich noch einen Tee, wobei sie die Wolldecke hinter sich herzieht wie eine sehr flauschige königliche Robe, und setzt sich wieder vor den Laptop. «Ich kann mich auf nichts konzentrieren!» «Das hast du bei der Sommerhitze auch gesagt», erinnert sie Leo. Juliette grummelt: «Die macht mich ja auch fertig.» Leo überlegt: «Dabei ist die doch das Gegenteil von jetzt. Badeseen. Pflanzengrün. Es wird nie dunkel, alle feiern bis in die Nacht und trinken Aperol Spritz.» Juliette ächzt und zieht die Decke noch ein bisschen fester um sich: «Das ist ja das Problem. Der Sommer ist so voll von *Erwartungen*.»

Für den nächsten Reiseabschnitt lohnt es sich tatsächlich, die Fäustlinge und Wollsocken auszupacken: Wir sind bei den Jahreszeiten angekommen, und es wird kalt. Nur für den Moment natürlich. Schon bald kommen die ersten Schneeglöckchen aus dem Boden geschossen. Die Natur erwacht aus dem Winterschlaf und mit ihr das Hormonsystem.

Dass unser Gemüt über die Jahreszeiten schwankt, wird kaum jemand anzweifeln. Wir kennen Frühlingsgefühle oder Frühjahrsmüdigkeit, wissen, dass uns die Sommerhitze zu Kopf steigt und die Winterschwere in die Glieder fährt. Und wir wissen inzwischen auch: Keine von diesen Gemütsveränderungen kommt ohne hormonelle Unterstützung aus.

Winter

Egal, was uns die Aufbruchsstimmungs-Zeitungscover mit ihrer Alles-wird-anders-oder-mindestens-schlanker-Aufmachung vermitteln wollen: Das Jahr beginnt schlecht.

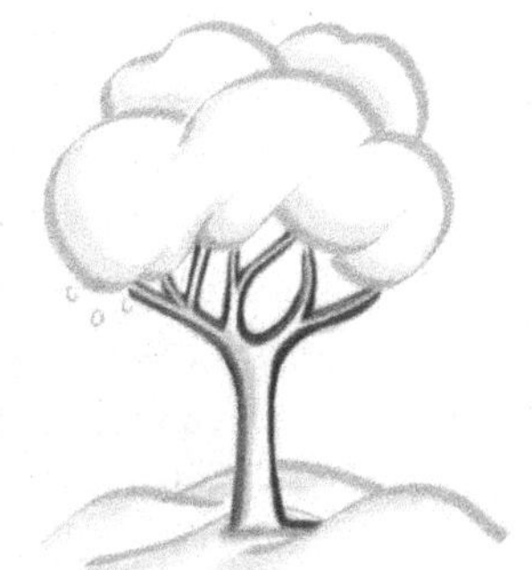

Zumindest in den nördlicheren Gefilden des Äquators. Das muss man immer dazu sagen, denn nicht überall verlaufen die Jahreszeiten wie unser Grundschulbaum mit seinem Blätterkleid: blühend, grün, rot-gelb und nackig (beziehungsweise weiß). Andere Länder haben da eine Palme, und die steht einfach so rum.

Wenn die Natur an Jahreszeiten denkt, dann denkt sie darum meistens an Temperatur und Licht, Regen und die Länge der Tage (mit Kalendern kann sie weniger anfangen, obwohl sie sich den «Earthday» rot eingetragen hat).

Winter im Norden, das heißt für unser Hormonsystem vor allem wenig Wärme und wenig Licht. In diesen langen dunklen Stunden steht die Serotonin-Reserveanzeige schon mal auf Rot. Die Stimmung lahmt, und weil Serotonin eine Rolle in Sachen Impulsivität spielt, auch unsere Selbstkontrolle (falls Sie noch eine Entschuldigung brauchen, warum Sie gerade Türchen eins bis 24 Ihres Adventskalenders gegessen haben). Zum Glück sind auch Dopamin und Testosteron im Tiefstand, sodass das Impulsivste, zu dem wir uns hinreißen lassen, ein sehr hemmungsloser Nachmittagsschlaf ist. Oder ein Weihnachtsfilme-Marathon.

Auch das Immunsystem schleppt uns zum Frühling wie Sam Frodo zum Vulkan. Die Interleukine, sprich Entzündungswerte, sind hoch und wecken die Stresshormone auf. Viele kardiovaskuläre, Autoimmun- und psychiatrische Erkrankungen erreichen ihren Höhepunkt im Winter. Schizophrenie gehört dazu und saisonale Depression.[187]

Davon gibt es zwar auch eine Sommervariante, aber bei den meisten Menschen liegt Traurigkeit im *Sommer* vor allem daran, dass sie bei der Arbeit sind und nicht im Freibad, und da müssen Sie das kapitalistische System für verantwortlich machen.

Was allerdings immer gut geht, ist Melatonin. Dunkelheit ist schließlich sein Reich, und wenn es morgens durch die Fensterläden schielt, dann sieht es so aus, als würde sich dieses Reich noch ein paar Stündchen halten. Dort, wo das über Monate so bleibt, legen sich die heimischen Tierarten gerne eine Maxi-Edition der Melatonin-produzierenden Zirbeldrüse zu.[188] Bei Walrossen und Robben ist sie gigantisch.

Wer den Winter in arktischen Gefilden verbringt, der hat deutlich höhere Melatoninlevel und eine große Chance, seine Stimmung und Kognition in einer Schneewehe zu verlieren.[189] Beides wird auch nicht besser dadurch, dass es uns dort an T3 und T4 fehlt, unseren beliebten Schilddrüsenhormonen, die uns u.a. beim Denken und Fühlen helfen, beim Kurzzeit- und Arbeitsgedächtnis. Wenn Sie als Kind zu Weihnachten nie das bekommen haben, was Sie sich gewünscht haben, lag das daran, dass die Weihnachtselfen sich einfach nichts merken können. Selbst der Aktienmarkt wird pessimistischer in der kalten Zeit.[190]

Besonders in den nördlichen Ländern Europas verfallen dadurch zehn bis 15 Prozent der Bevölkerung der Depression.[191,192] Bis zu 100 Prozent in Schwedenkrimis.

Statt uns in diesen Zeiten auch noch mit guten Vorsätzen und mangels Umsetzung (seien wir ehrlich) automatisch mit schlechtem Gewissen zu überfrachten, sollten wir vielleicht eher diese Schwere eingestehen. Den schlimmen Moment zwischen warmem Bett, kalten Fliesen und heißer

Dusche, genauso wie das blöde Gefühl, wenn man wirklich dringend raus will, aber es ist arschkalt. Und *dann* können wir etwas dagegen unternehmen, das uns guttut.

Der beste gute Vorsatz ist: Sonnenlicht. Niemand sollte im Dunkeln zur Arbeit fahren und im Dunkeln zurückkommen. Warum ist es so leicht, seinen Kollegen eine Zigarettenpause zu verklickern, aber wenn man sagt, man muss Licht schnappen, gucken alle komisch?

Vielleicht ist das Winterferienmodell nicht schlecht, sodass wir im Februar noch mal dahin können, wo der Schnee die Sonne reflektiert (wobei Skihüttenmusik und Liftkosten ein ganz eigenes Depressionsrisiko bereithalten). Auch am Mittelmeer wird man von dem Sonnenmangel-Weltschmerz weniger mitgenommen.

Oder gleich Weihnachten verschieben? Dann fallen auch Kassensturz und Advent nicht mehr zusammen, und es gibt wieder eine Chance auf Schnee! Aber Achtung, falls Sie im Garten gerade ein Lichtermeer und einen kleinen Heizpilz-Wald anlegen: Wenn sich Melatonin zurückzieht, sorgt der gleiche Mechanismus auch dafür, dass das Immunsystem in den Sommer-Sparbetrieb schaltet. Und dann sitzen Sie da, mit einer Frühlingsgrippe am zweiten Advent.

Dank der üblichen Wechselwirkungen bestimmt auch unser Körper mit, was die Winterstunden mit unserem Hormonhaushalt machen. In Form der Augenfarbe z.B.: Dunkelbraune und hellblaue Augen unterscheiden sich darin, wie viel Sonnenlicht absorbiert wird, bevor es die Netzhautzellen erreicht. Menschen mit helleren Augen kommen im Winter möglicherweise mit weniger Licht aus als ihre braunäugigen Nachbarn.[193,194] Der dazu passende helle Teint, der den Bullerbü-Look vervollständigt, hilft außerdem dabei, noch das Beste aus der Restsonne herauszuholen (sprich Vitamin D). Es ist *die* Farbkombination, wenn Sie im Sumpf nicht depressiv werden wollen. Umso irritierender, dass es Menschen gibt, die sich eine Überlegenheit einbilden auf diese Beschaffenheit für das Wetter von ... Plymouth.

Falls Sie braunäugig sind (und mittlerweile schon etwas aufgebracht), freut es Sie vielleicht zu lesen, dass die Genmutation, die blaue Augen hervorbringt, wahrscheinlich auch ein nachbarschaftliches Gen für Alkoholtoleranz verändert hat, inklusive einer Tendenz zum Alkohol*missbrauch* [195,196] (nur, falls Sie noch nie einen Finnen gesehen haben). Es hat halt alles seine Vor- und Nachteile.

Überhaupt folgt der helle Teint einer schwerwiegenden Kosten-Nutzen-Abwägung: Um Ihnen im Winter bessere Laune zu bieten, akzeptiert der Körper ein höheres Risiko für Hautkrebs und die Gefahr, bei der geringsten Sonneneinstrahlung auszusehen wie eine Ledercouch.

Frühling

Nach der dunklen Zeit bietet der Frühling buchstäblich Licht am Ende des Tunnels. Denn im Schein einer Kerzenflamme von 250 Lux generieren wir zwar ein bisschen Serotonin, aber ein Sommertag mit 10 000 Lux ist eine ganz andere Nummer.

Zum Vergleich: Die Lampen, die in der Behandlung von Depression eingesetzt werden, strahlen gerade mal 2500 Lux ab. Und weil sich auch der Sonneneinfallswinkel ändert, wirkt selbst die gleiche Menge Sonne jetzt ganz anders auf Stimmung und Gedächtnis.[197] Auch das Denken breitet seine Schwingen aus. Wir sind neugieriger und kognitiv ein Stück flexibler. Kein Wunder, dass wir das ganze Jahr über versuchen, dieses Gefühl lebendig zu halten: Selbst wenn das bedeutet, zu dritt zitternd unter Decken vor einem Café zu sitzen und so lange mit bibbernden Lippen zu behaupten: «Es wird schon wieder wärmer!», bis aus purer Verlegenheit irgendwo ein paar Schneeglöckchen auftauchen.

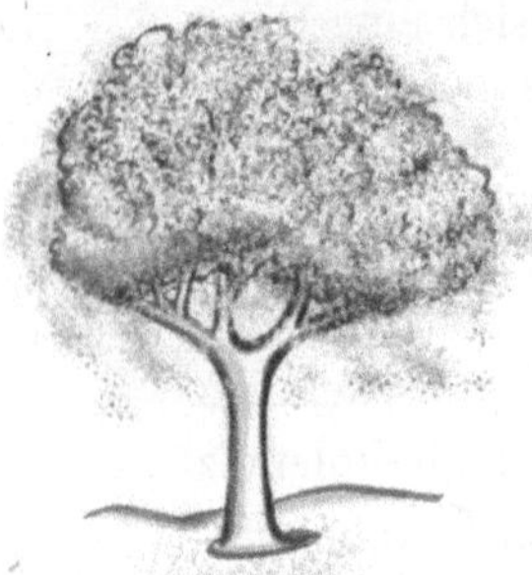

Eine gute Vorbereitung, denn der plötzliche Serotoninanstieg kann uns schon etwas in Schock versetzen, wenn wir den Winter über nur im Pinguin-Einteiler versucht haben herauszufinden, wie lange es dauert, alle Serien auf *Netflix* zu gucken (ziemlich genau 34 000 Stunden) oder zumindest jede Serie, von der einem irgendjemand gesagt hat, man *müsse* sie gesehen haben (auch ziemlich genau 34 000 Stunden). Serotonin weitet nämlich die Blutbahnen, und das kann zu niedrigem Blutdruck und ausgewachsener

Frühjahrsmüdigkeit führen. Falls Sie noch eine Entschuldigung brauchen, warum Sie noch nicht mit dem Frühjahrsputz angefangen haben. Seit 1997.

Ein sanfter Übergang empfiehlt sich auch aus Sicht der Psyche:[198] Denn, wenn das Serotoninsystem von Sonnenmangel und Sparsamkeit auf Überfluss umstellt, kann es in der Zwischenzeit schon mal zu Engpässen kommen, einschließlich plötzlicher Impulsivität. Aggression und Gewaltakte steigen in dieser Zeit und auch das Suizidrisiko.[175,199] Möglicherweise besonders bei den Leuten, deren Antidepressiva ohnehin jedes sparsame Serotonin-Recycling unterbinden (alias SSRI).[200] Auch gesundheitlich stellt uns der Frühling vor eine Herausforderung: Melatonin, das uns im Winter z.B. vor Brustkrebs schützt, verzieht sich; Vitamin D, das den gleichen Effekt hat, läuft erst langsam an.[201] Progesteron und Östrogen, die eine Rolle beim Tumorwachstum spielen, sind allerdings anwesend und steigern das Risiko im Frühjahr und Herbst.[201] Nicht ganz so stark, wenn sie in der Nähe des Äquators leben. Da bleibt's auch im Frühling dunkler und deshalb Melatonin an unserer Seite.

Trotzdem: Das Grundgefühl zum Frühling ist positiv. Auch Kortisol entspannt sich mit jeder Sonnenstunde ein Stück mehr. Im Juli bis August erreicht es seinen Tiefpunkt.[202] Denn dann ist ...

Sommer

Der Sommer ist gesund. Denn entgegen allgemeiner Annahmen ist Sonnenlicht was Gutes. Nicht zu viel natürlich. Vitamin-D-Produktion statt Sonnenbrand. U-Kurven. Wie immer. Im Zweifel googeln Sie einfach «UV-Calculator» und berechnen, wo der Umschlagpunkt liegt. Wenn Sie allerdings vor der Frage stehen, ob Sie sich überhaupt jemals dem großen glühenden Ball am Himmel aussetzen wollen, gilt: Die Vorteile überwiegen die Nachteile.[203,204] Sonnenlicht schützt nicht nur die Stimmung, sondern auch uns, z. B. vor Schüben von Multipler Sklerose und Stoffwechselerkrankungen. Die inneren Uhren synchronisieren sich besser, und das Gehirn lässt ein paar Endorphine springen.

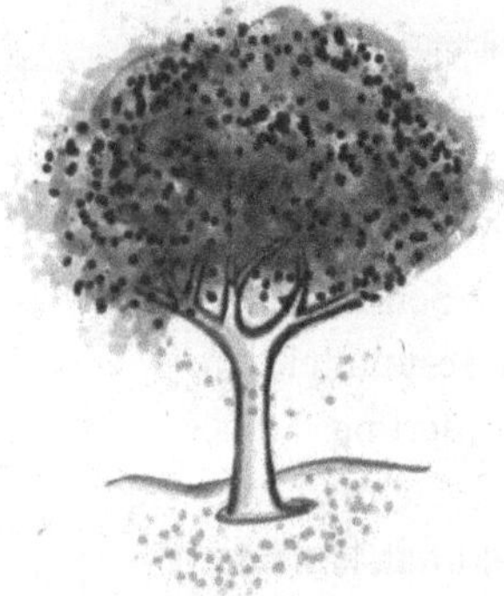

Einen Teil davon hätten wir uns natürlich denken können. Jedenfalls alle Menschen, die im Sommer wie das blühende Leben aussehen und im Winter wie etwas aus einem Tim-Burton-Film. Anfang des 20. Jahrhunderts galt Sonnenbaden auch noch als gute Idee gegen Tuberkulose. Dann ist uns das mit dem Hautkrebs aufgefallen, und statt einfach noch mal über die richtige Menge nachzudenken, haben wir wieder das Kind mit dem Bade ausgeschüttet und versucht, die Sonne durch Vitamin-D-Präparate zu ersetzen. Dabei bringen die ihre eigenen Nebenwirkungen mit – vielleicht sogar mehr davon.[203]

Herbst

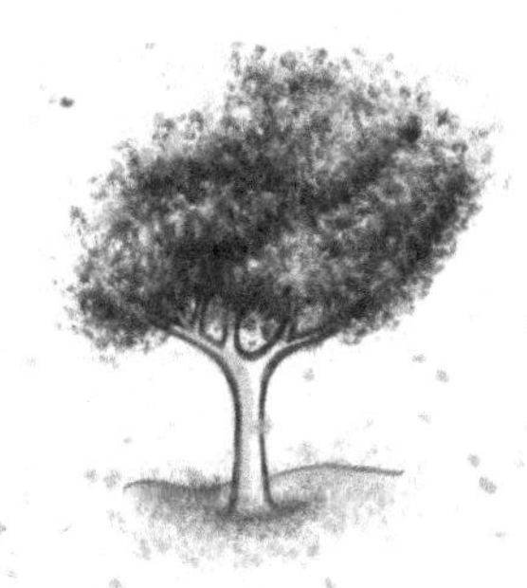

Insgesamt gilt mal wieder: Das, was sich gut *anfühlt, ist* auch einigermaßen gut für uns. Schlafen, wie es unserem Rhythmus passt, winterliches Einkuscheln und frühlingshaftes In-der-Sonne-Sitzen. Aber falls uns die gesundheitlichen Effekte nicht reichen, um auf unseren Rhythmus zu hören ... er spielt auch für unser Sexualleben eine Rolle! Dabei rückt noch mal eine Jahreszeit in den Vordergrund, die wir bis jetzt etwas vernachlässigt haben: der Herbst.

PAARUNGSZEIT: WARUM SICH LUST NICHT FESTNAGELN LÄSST

Ein guter Tag für einen Eisprung. Sogar Samstag! Und winterlich kalt draußen. Perfekt. Und sie haben sich extra nichts vorgenommen. Juliette steht vor dem Kleiderschrank und kramt in «der» Schublade rechts unten. Etwas aus Gummi fliegt auf den Boden. Leo freut sich. Das müssen sie ja später dem Kind nicht alles so genau erzählen. Er lässt sich aufs Bett fallen und wartet verträumt. «Och nö!» Juliette schaut erstarrt aus dem Fenster. «Was'n?» «Guck doch! Die ersten Sonnenstrahlen!» Leo runzelt die Stirn. «Na und?» «Na, jetzt müssen wir raus!»

Wenn Sie sich fragen, warum wir uns bei all der Melatonin-Schwere überhaupt den Winter antun und ihn nicht einfach auf einem Kreuzfahrtschiff verbringen, dann sollten Sie ein paar Artikel über die CO_2-Bilanz von Kreuzfahrtschiffen lesen. Außerdem sollten Sie Ihre Spermien fragen. Oder wahlweise Ihre Eibläschen. Denn beiden tut Melatonin außerordentlich gut.[205] Auf dem Höhepunkt der U-Kurve schützt es gegen freie Radikale und oxidativen Stress[161] und vielleicht sogar vor Bleischäden!

Dabei ist die Fortpflanzung wie üblich Teamwork: Der eine bringt die geschützten Spermien mit ins Bett, aber das Melatonin der anderen hilft, sie dann an Ort und Stelle zu hyperaktivieren, damit sie sich fix auf den Weg machen (*zoooom!*). Wie gut, dass es mit dem monatlichen Zyklus schwankt und sogar mithilft, ihn zu dirigieren.[206] Bei der Wunschkindbehandlung unterstützt es vielleicht die Produktion von Eizellen.[207–209] Eine Pilotstudie zu künstlicher Befruchtung hat sogar herausgefunden, dass die Zahl der Eier mit jeder Stunde *Schlafenszeit* wächst und ist mit der Vermutung nicht ganz alleine.[210]

Ganz allgemein sind die kalten Jahreszeiten weitaus vielversprechender zum Kinderzeugen, als uns das Wort «Frühlingsgefühle» so glauben lässt: Erstens sind Sie dann ja schon mal im Bett. Das ist doch praktisch. Zweitens war die Suche nach einem verlässlichen Testosteron-Peak zum Frühlingsfest bis jetzt vergeblich.[211] «Veronika, der Spargel wächst» ist insofern irreführend. Etwas vielversprechender sieht es im Spätherbst aus – bei Männern *und* Frauen.[212] Auch unsere Körperformen fluktuieren mit den Jahreszeiten (was eine sehr schöne Umschreibung für Winterspeck ist), sodass wir je nach Testosteronlevel eher zu Wespentaille oder Hummel tendieren.[213]

Über Östrogen wissen wir wie immer weniger, außer vielleicht, dass es Sonne mag und sich erst Mai und Juni wirklich heraustraut.[214] Viele Mädchen kriegen ihre ersten Tage in den warmen Monaten.[211] Aber das würde auch bedeuten, dass sich Östrogen und Testosteron gar nicht besonders gut abgesprochen haben, was ihre Höhepunkte angeht. Überhaupt ist die Frage, wann sich Menschen fortpflanzen, nicht klar mit einem Blick in den Kalender zu beantworten. («Unsere Verhütungsmethode heißt: keinen Sex in Monaten mit einem ‹R›.») Das zeichnet uns als eine der Spezies aus, denen außer Fortpflanzung auch ein paar andere Verwendungszwecke für Sex eingefallen sind, anstatt ihn auf ein paar Monate zu beschränken, die exakt zehn Monate vor ein paar anderen Monaten liegen, die zur Kinderaufzucht gut geeignet sind. Wobei ein paar verzweifelte Eltern wahrscheinlich jederzeit dazu bereit wären, wenn es in dieser Zeit dann eine höhere Chance gäbe, in Köln einen Kindergartenplatz zu bekommen.

Allerdings gibt es wahrscheinlich trotzdem ein paar Monate, die der Natur besonders gut gefallen, sodass sie zehn Monate davor Sex für eine besonders gute Idee hält. Wenn man sich die Geburtenraten des letzten Jahrhunderts über das Jahr verteilt anguckt, dann gibt es jedes Mal einen deutlichen Huckel in der zweiten Hälfte.[199] Der Trend ist schwächer geworden, aber geblieben: mit einem Höhepunkt im September. Erntezeit. Und wann wurden diese Kinder gezeugt? Eben, im Herbst bis Winter und drumherum – an einem schönen Punkt der U-Kurve, an dem Melatonin die Keimzellen schützt und dabei nicht gleich die Sexualhormone drosselt.[162]

Interessanterweise liegt das Risiko für eine ganze Menge hormonverwandter (psychiatrischer) Probleme auch niedriger bei den Spätsommer- bis Winter-Kindern. Außerdem erleben Herbstgeborene Menopausen-Symptome mitunter schwächer.[215]

Wenn wir wissen, dass sich unsere Hormone über das Jahr wandeln und viele davon fröhlich durch die Plazenta reisen, wundert uns das vielleicht ein bisschen weniger. Tatsächlich kann es sein, dass die Hormonkurven über das Jahr denen zu den Geburtsmonaten ähneln. Sodass Maigeborene schon mal ein höheres Serotoninlevel mitbringen als die aus dem November.[216,217] Bei Wintergeborenen gibt es unterdessen nicht nur mehr Anzeichen für ein aktives Dopaminsystem, sondern auch für die Charaktereigenschaften, die man im Allgemeinen damit verbindet (alias Lust auf impulsive Abenteuer und aufregende Neuigkeiten).[218]

Fragt sich nur, ob der Effekt am Zeitpunkt der Zeugung liegt, daran, wie ausgiebig unser Babybauch sonnengebadet wurde oder daran, dass wir das Krabbeln mit Schneeschuhen lernen mussten. Die Mäuse sagen, es liegt an beidem. Licht vor der Geburt und danach.[219] Und Menschenbabys fügen hinzu, dass Vitamin D in der Schwangerschaft allgemein eine gute Sache ist für die kognitive Entwicklung.[220]

Aber bevor wir voreilige Schlüsse daraus ziehen und für den Mutterschutz schon mal ein schwedisches Mittsommerhaus buchen, sollten wir vielleicht noch ein bisschen warten, bis wir mehr darüber wissen.

Überhaupt ist die naheliegende Dimension bei der Frage, wie Menschen ihre Lust koordinieren, ja weniger der Zeitpunkt des Schneefalls als der des Eisprungs.

Dreißig ist wie zwanzig, aber mit Gehalt: Aufregungsthema Fruchtbarkeit

Einen Monat später sitzt Juliette auf dem Bett und sucht auf *Spotify* nach einer Sexy-Playlist, die nicht klingt, als würde sie im Hintergrund eines 80er-Jahre-Erotikfilms spielen, der nachts auf Tele 5 läuft. Leo läuft am Schlafzimmer vorbei, hält inne und läuft ein paar Schritte rückwärts, bis er wieder im Türrahmen steht: «Moment … Ach! War das heute?» Juliette verdreht die Augen. «Echt jetzt!?» Leo hat eine Jacke an. «Aber ich wollte noch mit Karli was trinken!» In Anbetracht von Juliettes Gesichtsausdruck schiebt er schuldbewusst hinterher: «Sorry, hatte ich nicht im Kopf… Du hättest ja auch mal was sagen können!» «Ugh!» Juliette lässt sich nach hinten auf das Bett fallen. «Ich muss den Eisprung schon *haben*, dann könntest du wenigstens dran *denken*!»

Auch Schwangerschaft ist Koordinationsarbeit. Allerdings eine, die wir vor allem mit Frauen in Verbindung bringen. Wo deren Eierstöcke doch immerhin so praktisch ticken. Meint man zumindest. Allerdings beruht die beliebte Schlagzeile, laut der die Eier darin im Alter von 32 quasi in einer Rauchwolke implodieren, auf Daten der französischen Landbevölkerung im 16. bis 18. Jahrhundert.[221] Natürlich haben die irgendwann mit dem Kinderkriegen aufgehört. Die mussten eine Revolution planen! Vielleicht hatten sie auch einfach Schwindsucht. Als Ratgeber für heutige Zeiten taugt es nur bedingt. Auch bei der Schlagzeile «*So* viel Prozent deiner Eier verlierst du bis zum 30. Geburtstag!» sollte man fairerweise dazu sagen, dass sich die meisten davon schon vor unserer Geburt verabschiedet haben. Ein bisschen Schwund ist Teil des Systems. Das ist nicht das einzig Merkwürdige daran, wie wir über das Auslaufen der Fruchtbarkeit reden: Immer wieder taucht z. B. der Vorschlag auf, die verbleibende Anzahl Eier an Hormonwerten zu messen. Genauer gesagt an *einem* Hormonwert, nämlich dem Anti-Müller-Hormon, das üblicherweise die Eibläschen zur Wanderbewegung überredet. Aber auch das ist nur bedingt erfolgreich. Abseits von konkreten Fruchtbarkeitsproblemen korreliert es gar nicht besonders gut mit der Wahrscheinlichkeit, schwanger zu werden.[222,223] Auf diesen Grundsatz werden wir noch öfter stoßen: Hormonmedizin hilft da, wo es konkrete Probleme gibt (wie eigentlich jede Medizin). Sie ausnahmslos allen zu empfehlen, bringt vor allem Stress. Sogar an der Vorstellung von der ablaufenden Sanduhr rüttelt die Forschung, denn es gibt Anzeichen, dass Eierstöcke durchaus Zellen nachproduzieren – wenn auch mit unklarem Ausmaß und Nutzen. Die Fruchtbarkeitsforschung bleibt dran.[224,225]

Außerdem lassen wir – wie so oft, wenn wir über Hormone reden – mal wieder die Männer außen vor. Doch auch deren Fruchtbarkeit nimmt mit dem Alter ein Stück weit ab – übrigens begleitet von Schwankungen desselben Müllerschen Hormons.

All das heißt natürlich nicht, dass es keinen zeitlichen Rahmen für Fruchtbarkeit gibt, und tatsächlich liegt ein gewisser Kipppunkt bei um die 32. Der Abfall verläuft allerdings eher schleichend und verschärft sich kurz vor 40. Im Endeffekt haben von den Frauen, die's zwischen 35 und 39 mit dem Kinderkriegen probieren, ca. 82 Prozent nach einem Jahr einen Babybauch.[226] Noch hilfreicher ist allerdings der Blick auf die Fruchtbarkeit über den Monat verteilt: Denn auch diese Spanne verändert sich über das

Leben. Zwei Tage vor dem Eisprung gibt es mit Ende 20 eine rund 40-prozentige Chance, schwanger zu werden, mit Ende 30 eine 30-prozentige. Aber! Zum Eisprung selbst ist die Wahrscheinlichkeit fast gleich. Das heißt, der Unterschied liegt weniger in der Fruchtbarkeit im Allgemeinen, als im Aufwand, den man betreiben muss, um sie richtig zu timen. Womit wir wieder bei Leo und Juliette wären. Denn Timing ist gar nicht so einfach.

Lust im Monatsabo?

Also, wie ist das mit der Lust über den Monat? Erst mal ist es gar nicht so leicht zu erforschen, weil Paare nur samstags Sex haben. Noch in den 70ern hatte man übrigens sonntagmorgens Sex, und das ist doch eine interessante gesellschaftliche Entwicklung. Bevor wir jetzt in Klischees verfallen, sollte man anmerken, dass die Paare nicht weniger Sex hatten und wenn sie schon dabei waren, sogar intensiveren. Das heißt, entweder werden Leute mit der Zeit bessere Liebhaber*innen füreinander, oder Leute, die es nicht lernen, werden mit der Zeit Single. Aber neben all unserem Alltagschaos aus Wochenplanern und Dating-Apps sieht man eben doch ein gewisses Muster: Um den Eisprung herum ist die Lust größer. Mehr Kopfkino, mehr Hauptdarsteller, mehr spontane Lust, die einfach von sich aus an der Tür klopft, anstatt auf eine persönliche Einladung zu warten.

Es gibt also durchaus lustvollere Zeiten im Zyklus. Womit wir wieder bei der natürlichen Koordination wären. Über hormonelle Monatsrhythmen wird so viel geschrieben, aber zwei wichtige Punkte kommen dabei viel zu selten vor: Der weibliche Zyklus ist spontan und geheim. Das mag jetzt für viele überraschend kommen, ist aber zumindest fachlich akkurat.

«Geheim» ist noch ganz gut nachvollziehbar. Geheim, weil fast niemand etwas davon mitkriegt. Wo viele Tierarten ihre Fruchtbarkeit mit der Dezenz amerikanischer Weihnachtsbeleuchtung verkünden, haben es cis Menschenmänner jahrhundertelang geschafft, nicht mal zu wissen, dass es Eisprünge gibt (vielleicht besser so, wenn man bedenkt, was ihnen zur Periode alles eingefallen ist).

Diesen geheimen Aspekt des Eisprungs sehen manche Menschen als eine Art «sexuelle Befreiung in Biologieform», denn so wissen selbst besitzergreifende Menschenmänner nicht, wann sie eifersüchtig vor der Hütte wachen sollen, und irgendwann müssen sie auch mal aufs Klo. Im gleichen Argumentationsstrang wird gerne erwähnt, dass Frauen ihre Zyklen synchronisieren, sodass eine Gemeinschaft einmal im Monat von einer Welle allumfassender unkontrollierbarer Sexualität ergriffen wird, die jede Monopolisierung verhindert. Das gehört allerdings laut Studienstand eher ins Reich der Mythen. Falls Sie das sehr enttäuscht («Dann also *keine* Welle allumfassender unkontrollierbarer Sexualität?»), tröstet es Sie vielleicht, dass es bei unseren evolutionären Verwandten auch eine Alternativstrategie gibt: Nicht die Eisprünge synchronisieren sich, sondern einfach der Sex an sich.[227] Vielleicht über Pheromone. Das steht uns jedenfalls immer noch offen!

Irritierend ist eher die Aussage, der Eisprung sei spontan: Schließlich folgt er ja durchaus einer gewissen kalendarischen Regelmäßigkeit, und die Reaktion auf das Eintreffen der Regel ist ein sehr planbares «Och nö!». Aber in der Wissenschaftswelt bedeutet «spontan», dass der Zyklus so vonstattengeht, wie er Lust hat und keinen männlichen Stimulus braucht. Mit allen Vor- und Nachteilen. («Das Tolle am Singledasein ist ja, das man gar kein Geld mehr für Tampons ausgibt.») Denken Sie an unsere arme Präriemaus, die die Nähe eines Männchens für sexuelle Erregung braucht. Selbstbefriedigung wäre logistisch *so* viel schwieriger! Dagegen geht der spontane Zyklus viel eher als Empowering durch.

Wenn Frauen ihren Zyklus also an niemanden anpassen, passen sich dann die Männer an die Frauen an? Ob männliche Hormone einen Monatsplaner besitzen, ist Teil einer laufenden Debatte, in der ausnahmsweise mal nicht alle durcheinanderrufen, im Gegenteil: Es gibt nur ganz wenige Studien dazu.[228] Das hat wohl auch mit unserem üblichen Fokus auf die körperlichen Zwecke von Hormonen zu tun. Die sind uns beim *weiblichen* Zyklus immerhin schon vor mehr als 100 Jahren aufgefallen (also kurz nachdem wir die Theorie von der «Strafe Gottes» verworfen hatten). Aber bei den cis Männern stand da ein Fragezeichen. Bedenken wir die Hirneffekte mit – und die Tatsache, dass Fortpflanzung Teamwork ist –, sieht es anders aus: Wenn die Partnerin in *einer* Zeit des Monats besonders viel Lust auf Sex hat und der Partner würde davon gar nichts merken: Wer ist dann hier irrational? Tatsächlich gibt es ein paar Hinweise, dass der weibliche Zyklus Männer nicht kalt lässt. Mal geht es um Testosteronlevel und Eisprung-Pheromone,[229,230] dann um die Anziehungskraft der dazu passenden höheren Stimmlage[231,232] oder die Attraktivität des Gesichts.[233] Aber ob Männer darauf spontan reagieren oder mit kalendarischer Regelmäßigkeit, bleibt wohl erst mal ein Mysterium.

Umso interessanter, dass ausgerechnet die Welt des Bodybuildings der Idee vom männlichen Zyklus offen gegenübersteht. Denn da, genauso wie im Gesundheitsbereich, verabreicht man Testosteronzusatz hin und wieder im Monatsrhythmus, um mit kleinerer Dosis die gleiche Wirkung zu erzielen, was aus Perspektive der Nebenwirkungen fast immer das Ziel ist.[234] Merke: Es lohnt sich eben auch für Leute ganz ohne Periode, bei den Monatskapiteln dranzubleiben. (Also abgesehen davon, dass man dabei einen Einblick ins Leben von Leuten mit Periode bekommt – was Reelles, meine ich.) Sogar jetzt, wo es tatsächlich blutig wird.

Denn wir nähern uns der prominentesten aller Hormonschwankungen: der Regel. Und damit einem der faszinierendsten Abschnitte im Hormongelände: der Wunder- und Mythenwelt Reproduktion. Direkt neben dem Land der Sexhormone, allerdings auf noch abschüssigerem Gelände.

DER ZYKLUS: UND STÄNDIG GRÜSST DER EISPRUNG

«Uff.» Juliette starrt den Wasserkocher an und wartet vornübergebeugt, bis das Wasser endlich wärmflaschenheiß ist. «Geschenkt, dass es wieder nicht geklappt hat. Aber warum muss das obendrauf noch so wehtun?»

Mit dem Thema «Tage» verhält es sich ein bisschen wie mit dem Thema Geschlecht: Es wird so viel darüber geredet, dass man sich entweder fragt, ob man dem in einem Unterkapitel gerecht werden kann – oder ob man überhaupt darüber reden muss. Immerhin muss ich ja auch nicht wissen, wie meine Leber funktioniert. (Hoffe ich. Oder ist das klausurrelevant?)

Als cis Mann kann man sich berechtigterweise fragen, warum man sich für die Körperfunktionen anderer Geschlechter interessieren sollte («Frauen interessieren sich auch nie für meine Hoden!»), und als Frau kann man antworten, dass Männer sich offenbar genug dafür interessieren, um blöde Ideen dazu zu entwickeln. Wie beim Thema Gender gilt: Es ist wichtig, allein schon, weil wir's wichtig nehmen. Von allen hormonellen Schwankungen hat die Menschheit aus irgendeinem völlig unerklärlichen Grund beschlossen, sich auf *diese eine* zu fixieren.

Je nach Zeitalter ist die Regelblutung schuld an verdorbenen Ernten, versalzenem Schinken oder saurem Bier, unrein sowieso und außerdem schädlich für anderer Leute

Penis (verursacht höchstwahrscheinlich Lepra). Perioden sind der Hauptgrund für das Bienensterben – sagt ein römischer Gelehrter Namens Plinius der Ältere, glaubt aber fairerweise auch, dass sie Hagelstürme aufhalten können. Das ist lustig und ... immer noch fast genauso, wie wir heute darüber reden. Kurzum, es haben sich jede Menge Mythen, Märchen und ganze Weltbilder angesammelt – und genau da müssen wir jetzt durch. Hilft ja nix.

Zumindest aus Perspektive aller, die einen Uterus haben, kann man die Skepsis gegenüber seiner Einmischung durchaus verstehen. Ganz unabhängig von den körperlichen Nebeneffekten ist es doch skurril, dass wir dem Hormonsystem von Liebe bis Leiden alles vermitteln können, aber wenn's um Fruchtbarkeit geht, kennt er jahrzehntelang nur eins: umfassende Begeisterung. Mit mehr oder weniger Erfolg. Wenn z. B. mit dem Eisprung jede Menge Progesteron ausgeschüttet wird, dann reagiert dieses Progesteron sofort mit: «Wie sieht das denn *hier* aus?!» oder «Das ist aber doch kein Ort, um *Kinder* großzuziehen!» Und dann versuchen Sie ihm mal zu erklären, dass Sie das gerade auch gar nicht vorhaben.

Auch Östrogen findet das ein bisschen unfair von Progesteron. Schließlich wurde es als Erstes auf den Plan gerufen, und es hatte schon einiges vorbereitet: von der Bildung endometrialer Drüsen bis hin zum Einwachsen von Spiralarterien. Was man halt so macht. Über das Stratum basale – die Standardschleimhaut – hat es das Stratum functionale ausgelegt, in das sich Eizellen gemütlich einnisten sollen. Danach hat es über Umwege (auch bekannt als Luteinisierendes Hormon) das Eibläschen dazu bewegt, seinen Kram zu packen und raus in die Welt zu wandern. Oder zumindest in den Eileiter. Ansonsten versucht es vor allem zu erreichen, dass Sie überhaupt mit irgendjemandem Sex haben, und das ist schwer genug.

Trotzdem: Progesteron modelt alles um. Aktiviert Drüsen, produziert Proteine und unterdrückt Gonadotropin, das sonst Geschlechtshormone und weitere Eizellen herbeiruft. Wer braucht Sex, wenn er schon eine befruchtete Eizelle hat (Progesteron drückt die Daumen).

Das Ganze zieht sich ca. neun Tage lang, bis Progesteron merkt, dass seine Bemühungen im Moment offensichtlich nicht wertgeschätzt werden und sich zurückzieht – leicht verschnupft (und menschlich ein bisschen enttäuscht). Östrogen ist völlig fertig und verschwindet zusammen mit Progesteron eine Weile in der Versenkung. Woraufhin das Gehirn gleich Kopfschmerzen kriegt. Das sind ja fast männliche Zustände hier. So *kann* es nicht arbeiten. Scherz! Zwei bis vier Tage später verabschiedet sich dann etwas weiter unten das Stratum functionale, die Extra-Schleimhaut. Wenn niemand mehr da ist, ist ihr auch langweilig.

Aber keine Sorge, bald überzeugt das Follikel-stimulierende-Hormon einfach im anderen Eierstock zehn bis 20 Follikel von der Reifung (mit hilfreichen Broschüren und wahrscheinlich unter Auslassung einiger blutiger Details). Irgendeins wird sich schon durchsetzen und 14 Tage später steht Progesteron wieder vor der Tür.

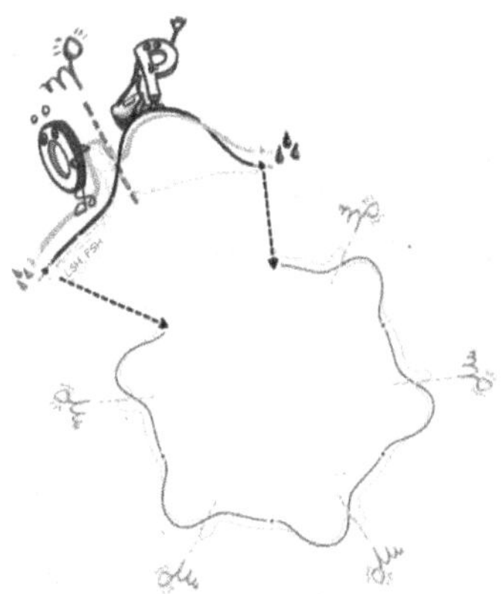

Ein ewiger Kreis – das Progesteron-Östrogen-Verhältnis über den Zyklus.

Das wäre er also, der Zyklus. Zur Übersichtlichkeit teilt man ihn auch gern in zwei Phasen. Eine follikulare vor dem Eisprung, an deren Ende Östrogen peakt, und eine luteale danach, in der es auch noch mal ansteigt, aber vom Progesteron begleitet wird beziehungsweise übermannt. Alles recht vorhersehbar. Oder, wie die Wissenschaft sagen würde: «Völliges Chaos!»

Frauen = Männer + Probleme?

Der Zyklus ist einer der Hauptgründe, warum Frauen der Wissenschaft einfach zu kompliziert sind. Genauso wie Mäuseweibchen. Während meines Studiums habe ich noch das Gleiche gelernt: «Teste lieber erst am männlichen Objekt. Sonst gibt das komplexe Ergebnisse.» Komplexe Ergebnisse veröffentlichen sich schlecht, ohne Veröffentlichung gibt's keine Forschungsgelder und dann musst du am Ende ... Studierende unterrichten (*dramatisches Schluchzen*). Das Lustige an der Vorstellung vom komplexen Zyklus: Es gibt dafür keinen Beweis. Schaut man sich z. B. Studien an besagten Mäuseweibchen an, sind deren Ergebnisse nicht variabler als die bei den Mäusemännchen.[235] Allein schon der Sozialstrukturen wegen: Wohnen die Männchen zusammen, formen sie Hierarchien, wohnen sie alleine, vereinsamen sie und studieren Maschinenbau. Auch wenn man die Menschenhormone aller Drüsen über Tag und Jahr misst, findet man nirgendwo flache Linien (und wenn doch, hat die Person wahrscheinlich ein ernstes Problem). Das sollte uns inzwischen nicht mehr allzu sehr überraschen. Schließlich wissen wir ja: Ein stabiler Hormonhaushalt ist einer, der seinen Job nicht macht. Frauen wankelmütig zu nennen, weil wir von ihrem Hormonhaushalt ein bis zwei Schleifen mehr kennen, ist ein bisschen so, als würde man Laubbäumen vorwerfen, dass sie unzuverlässig sind.

Genau genommen ist es sogar praktisch, wenn man ein paar der Hormonschwankungen auch mal vorhersehen kann. So wie der Kortisolpeak am Morgen uns Gelegenheit gibt, unser Stresshormon in seinem natürlichen Umfeld zu erleben, statt es immer nur zu verabreichen und zu hoffen, dass Konzentration und Anstieg ungefähr so hinkommen.

(«Wir haben jetzt drei Mal 24 Stücke Kuchen verabreicht und schließen: Kuchen macht unglücklich.») Genauso können Sie sich vorstellen, Sie wollten Östrogens Rolle bei der Entstehung von Migräne untersuchen. Und nun können Sie dafür eine Gruppe Menschen angucken, deren Hormonlevel vergleichbar über den Monat wandert (= cis Frauen). Oder eine, deren Sexhormone völlig willkürlich schwanken (aka: cis Männer). Würden Sie sich wirklich auf Letztere beschränken?

Eine Menge Leute anscheinend schon. Unsere Angst vor dem Zyklus führt dazu, dass wir über die neuronalen Effekte der beteiligten Hormone immer noch viel zu wenig wissen. Oder sie gleich ganz falsch verstehen.

Wie fühlt sich der Monat an?

Wenn man den völlig unterschiedlichen Zeitplan von Östrogen und Progesteron kennt, ist es ein bisschen lustig – und ziemlich bezeichnend –, dass wir sie beide gern in die gleiche Klischeeschublade stopfen. Denn natürlich erfüllen sie ganz unterschiedliche Funktionen. Östrogen muss die Eizelle unter Leute bringen, Progesteron muss davon ausgehen, dass sie schon befruchtet ist – und entsprechend schützen. Bei vielen Spezies gilt es als Stresshormon. Wo Östrogen uns eher angeregt hat, erregt Progesteron vor allem die Amygdala.[236,237] Wenn es uns nicht gerade schlapp macht, denn wo Östrogen den hemmenden Kräften in unserem Gehirn eher einen Riegel vorschiebt, feuert Progesteron sie lieber an. Und wo wir unter Östrogen zum Eisprung eher Erotisches träumen, träumen wir danach eher von Seemonstern (was streng genommen auch erotisch sein kann, wenn Sie vorher «Shape of Water» gesehen haben). Sogar auf die Körpertemperatur haben Östrogen und Progesteron gegenteilige Effekte: Östrogen senkt sie eher, Progesteron heizt sie an. Dagegen bedeutet die Phase vor und während der «Tage» eben keine Hormonkeule, sondern ein Börsencrash, bei dem sich beide zurückziehen. #hormonal ist insofern irreführend. #nothormonalenough würde mehr Sinn ergeben.

Diese Bandbreite an Effekten geht auch deswegen oft unter, weil wir in Fragebögen immer nur negative Zyklus-Symptome abfragen. Das macht man in der Wissenschaft üblicherweise nicht, denn es ist suggestiv. («Bitte bewerten Sie Ihre Kindheit von schlimm bis schlimmer!») Klar fragt man Menschen auch nicht, wie sehr sie ihre Halsschmerzen genießen. Aber die Tage an sich sind ja erst mal gar keine Krankheit, und würden wir Männer fragen, was sie mit Testosteron verbinden, und dann nur negative Antwortmöglichkeiten auflisten, wären sie verwirrt.

Trotzdem klingt die Idee, uns zur Abwechslung mal auf das Positive zu konzentrieren, wenn sich der Uterus in Blut, Krampf und gelegentlich Tränen auflöst, natürlich stark nach Liebe-dich-selbst Euphemismus («... und danach malen wir Mandalas um unsere Cellulite»). Aber um Schwierigkeiten zu verstehen, *müssen* wir erst mal verstehen, wie es läuft, wenn es gut läuft. Ist wie beim Programmieren: Erst finden wir den Code, der funktioniert, dann wissen wir auch, wo der Bug ist (eine Metapher, auf der dringend eine Therapieform aufgebaut werden sollte).

Außerdem findet die Mehrheit der Frauen tatsächlich zumindest *ein* gutes Haar am Zyklus – immerhin lässt Östrogen unsere Neuronen wachsen und vielleicht sogar die Masse der grauen Zellen und die Größe des Hippocampus.[238] Und auch im Alltag lässt es uns nicht kalt.[239] Östrogens hilfreiche Effekte beim Verlernen von Angst z. B. sind ein wichtiger Teil von Verhaltens- und Konfrontationstherapie und verraten uns, dass sie um den Eisprung herum am besten funktioniert[240] (hey, Therapiesitzungen sind teuer). Die Wirkung aufs Aussehen sagt uns, dass wir zum gleichen Zeitpunkt auch auf Fotos einen Tick mehr strahlen (Fotosessions kosten auch). Seine Effekte auf Erregung und Lust geben uns eine Erklärung, warum wir vor dem Eisprung herum mehr Lust haben und in der zweiten Zyklushälfte, besonders kurz vor der Periode, eher weniger (Memo an mich selbst: Einfach alles nur vor dem Eisprung machen) und als Stripperinnen auf die profitabelste Schicht.[241] Letzteres sagt zwar nur eine kleine Studie – aber trotzdem ist es ein schöner Gedanke, dass die gleichen Männer, die den Zyklus für irrational halten, im Stripclub nicht an ihrem Portemonnaie halten können, wenn sie die gleichen Hormone nur auf der Bühne sehen.

Überhaupt hat der Zyklus weitaus mehr mit dem Verstand zu tun, als man so denkt. Und diese Rolle ist erst recht ein guter Grund, sich mit den positiven Zykluseffekten zu beschäftigen.

Niemand hat die Absicht, das Denken zu behindern

So, wie wir an die emotionale Seite des Zyklus zu oft denken, denken wir an die kognitive zu selten. Ich weiß. Das kommt jetzt sehr überraschend. Zusammengefasst lautet unsere Vorstellung von Hormonen ja für gewöhnlich: Männer haben keine. Und sie wirken nicht auf das Gehirn. Aber wenn doch, dann helfen sie beim Einparken! So! Sprich, wir schreiben vor allem Testosteron eine kognitive Wirkung zu. Nämlich beim räumlichen Denken. Diese ohnehin schon ziemlich wackelige Gleichung wird dann mit der Schlussfolgerung auf die Spitze getrieben, dass Letzteres unter Östrogeneinfluss nicht funktioniert. Ein Labyrinthbesuch am Eisprung? Kein Entkommen! So funktionieren zwar weder Hormone noch Gleichungen, aber gucken wir's uns trotzdem mal an.

Also erst mal die Frage: Was ist dran an dem postulierten Zusammenhang «gutes räumliches Denken = viel Testosteron»? Auf den ersten Blick einiges: Ein hoher Testosteronwert bedeutet im Schnitt auch höhere Performance im Räumlichen. Bei Männern *und* Frauen. Durchschnittlich können viele Männer viele Frauen in vielen räumlichen Aufgaben übertrumpfen – aber auch Männer mit niedrigem Testosteronlevel. Und Frauen mit hohem Testosteron könnten das wahrscheinlich genauso.[106] Auch die Studien, die meinen, dass es vielleicht einen männlichen Zyklus gibt, finden ihn in Form eines monatlichen Peaks der räumlichen Fähigkeiten.[228]

Was jetzt den ein oder anderen sicherlich dazu bringt, «Aha!» zu rufen und suggestiv mit den Augenbrauen zu wackeln. Bevor Sie sie jedoch allzu hoch nach oben ziehen: Auch Östrogen boostet unsere kognitive Leistung. Es fördert schließlich alles, was man dafür braucht, wie z. B. Plastizität und Lernfähigkeit des Cortex. Von allen Effekten, die man sich von Hormonersatztherapien versprochen hat, ist das Plus fürs Arbeitsgedächtnis wohl der einzig verlässliche. Grundsätzlich haben Frauen die Nase vorn, was das Kurzzeitgedächtnis und die Schnelligkeit der Wahrnehmung angeht. Aber auch Vorteile, wenn es um verbale Flüssigkeit und das verbale Gedächtnis geht, sind prima dokumentiert.[106] (Und was davon lässt sich bis jetzt besser durch Computer ersetzen? Wege finden oder Texte schreiben? Aha! *Augenbrauenwackel*). Was ironisch ist, wenn man bedenkt, wie viele Cartoons es zum Thema «Nie sagt sie, wenn sie ein Problem hat» gibt. Statistisch gesehen hat er's einfach nicht verstanden. So oder so findet man beim Zyklus eben keinen kognitiven Störfunk, wenn die Hormone hochstehen, wie um den Eisprung, sondern eher einen Boost für das Arbeitsgedächtnis. (Oder, wie wir es ausdrücken: «Das Arbeitsgedächtnis von Frauen fällt nach dem Eisprung merklich ab.»)

Auf den ersten Blick könnte man also meinen, Östrogen

und Testosteron seien verantwortlich für die Entscheidung zwischen räumlicher und sprachlicher Intelligenz: Östrogen hilft uns, Leute an die Wand zu quatschen, und Testosteron, nicht gegen selbige zu fahren. Allerdings ist der erste dokumentierte Fall von Testosteronmangel wahrscheinlich der Architekt der Pyramiden von Gizeh und dafür, dass es ihm an räumlichem Denken gemangelt haben sollte, stehen die Dinger ganz schön stabil.

Überhaupt verkompliziert die Kultur hier mal wieder alles: Mal gleicht man Unterschiede im räumlichen Denken aus, indem man zur Abwechslung auch Mädchen einen Schaufelbagger schenkt. Aber dann steigen die Unterschiede zwischen den Geschlechtern doch wieder in der Pubertät, wenn beide gar nicht mit Schaufelbaggern spielen, sondern miteinander. Es ist zum Verrücktwerden. Oder auch nicht. Wir wissen ja, dass Geschlecht kompliziert ist.

Gucken wir uns also am besten die Mäuse an, denn die können sich damit brüsten, frei von den Genderzwängen des Spielzeugregals zu sein. («Ein blaues Laufrad für ein Mäusemädchen?») Und tatsächlich, auch die Mäusemännchen finden sich besser im Labyrinth zurecht und beim Schwimminselfinden im Pool. Vor allem die mit hohem Testosteron. Aha!

Aber das Ganze wird weitaus spannender, wenn wir's kompliziert machen: Auf den zweiten Blick sehen wir nämlich, dass Hormone wohl weniger die Kompetenz ändern als die Strategie: Mäusemännchen finden sich z. B. im Labyrinth zurecht, indem sie immer in die gleiche Richtung abdrehen. Wobei Weibchen erst nach einem Schuss pränatalen Testosterons im Labyrinth links drehen (der Hippocampus sieht dann auch gleich viel männlicher aus).[106] In einer unbekannten Umgebung tendieren die Männchen eher dazu, gleich zielstrebig das Ziel aufzuspüren, das ihnen eine Belohnung einbringt. Die Weibchen verschaffen sich gern erst mal einen Gesamtüberblick über die Position aller Gegenstände im Raum. Wenn sie das einmal getan haben, sind Männchen und Weibchen am *nächsten Tag* gleich schnell am Ziel. Das heißt, die Männchen sind schneller und zielgerichteter, aber wenn wir einen Gegenstand austauschen, haben die Weibchen die Nase vorn. Immerhin müssen die ihre innere Karte nur ein bisschen anpassen, während sich die Männchen ganz neu orientieren. Zwei Wege, ein Ziel. Welcher besser ist? Kommt darauf an.

Ähnliches findet sich bei vielen Geschlechterunterschieden der Menschen: Am Anfang steht ein unterschiedliches Muster, am Ende der gleiche Erfolg.[60,106] Wieder ein Grund, warum es sich lohnt, Teams divers aufzustellen.

Aber was machen die Östrogenschwankungen nun mit unseren räumlichen Fähigkeiten? Laut Meta-Analysen: eher nix.[236] Warum denn auch? Testosteron und Östrogen arbeiten zusammen, nicht gegeneinander! Buchstäblich: Wenn Östrogen das Arbeitsgedächtnis fördert, hilft das auch beim mentalen Rotieren. Außerdem unterstützt es das räumliche Gedächtnis. Das kennen Sie von dem Moment, wo Sie sich als Mann sicher sind, dass die Brille nicht da ist, aber wenn Sie etwaige Freundinnen zur Hilfe rufen, materialisiert sie sich plötzlich aus dem Nichts. Dann sehen *Sie* doof aus. Unfair ist das.

Kurzum, wenn wir uns Zykluseffekte von Hormonen vorstellen, dann meist so, dass uns ein Hormon zu Kopf steigt und uns das Hirn vernebelt – aber viel wahrscheinlicher ist es, dass ein Hormon uns zu Kopf steigt und da das tut, was es am besten kann. Also unser verbales Gedächtnis stützen. Oder unsere mentale Rotationsfähigkeit. Wenn tatsächlich mal eine Fähigkeit über den Zyklus nachlässt, dann eher darum, weil die Hormone in den Keller fallen und wir jetzt ohne diese Unterstützung auskommen müssen. Aber wissen Sie, was unser Arbeitsgedächtnis eigentlich *immer* einschränkt? Wenn wir gegen sexistische Vorurteile ankämpfen müssen.[242] Womit wir beim PMS wären.

Hormonal= emotional?

«Grmbl.» Mit gefurchter Stirn und Wärmflasche auf dem Bauch tippt Juliette auf ihrem Laptop. «Wir brauchen eine Zweitwärmflasche für den Rücken.» Leo stellt ihr einen Kaffee auf den Couchtisch. «Sicher, dass du nicht krank machen willst?» «Pff. Das sendet die völlig falschen Signale!»

Krampfartig Blut zu verlieren wird auch nicht angenehmer, wenn man gleichzeitig anderen demonstrieren muss, dass einem sämtliche Kompetenz dabei erhalten bleibt.

Immerhin wird die Regel gern mit emotionaler Unzurechnungsfähigkeit assoziiert. Die Schätzungen, wie vielen Frauen die Periode massiv auf die Stimmung schlägt, überbieten sich gegenseitig: «30, jemand bietet 40, höre ich ... 90 Prozent!? – Verkauft an den Mann mit dem Cowboyhut.» Das wären dann allerdings immer noch weniger als die angeblich 98 Prozent der Frauen im Iran[243] und die 100 Prozent in Sitcoms. Andere Studien befragen einfach gleich die Ehemänner[244] oder mutmaßen, Frauen wären wahlweise zwei Tage oder zwei Wochen lang stark in ihrer Funktionalität eingeschränkt. Die Hälfte ihrer Lebenszeit! Einen Kühlschrank mit dermaßen eingeschränkter Funktionalität würden Sie zurückgeben.

Unserer Vorstellung, wozu Frauen unter PMS fähig sind, sind ebenso wenige Grenzen gesetzt. Unter #thingsIdidwhenhormonal finden sich Heulkrämpfe, gepackte Koffer und zerschellende Wertgegenstände. Dass wir theoretisch jede Art von Ausraster unter Hormonverdacht stellen können, verdanken wir maßgeblich einer Serienmörderin in den USA, die zwischen den Morden regelmäßig Tagebuch schrieb (einen Ausgleich zu haben ist *so* wichtig)[245] und deren Untaten ziemlich häufig mit ihrer Periode zusammen gingen. Die Forschungswelt war hellauf begeistert. Außerdem genauso konfus, wie man es sich vorstellt, wenn Leute sich in den 40er-Jahren mit dem Zyklus beschäftigten: Völlige Unklarheit darüber, was eine Zyklusphase ist und ob sie sich zwischen Tatzeitpunkt und Verhaftung ändern könnte, aber 100-prozentige Sicherheit, dass die Gefahr fast jede Frau betrifft.[246] («*Morde* für die gewissen Tage im Monat.») Noch heute berufen sich in den USA Anwälte auf diese Verteidigung.[247] Dabei sollte es als Gegenargument eigentlich reichen, diese Grafik zu zeigen:

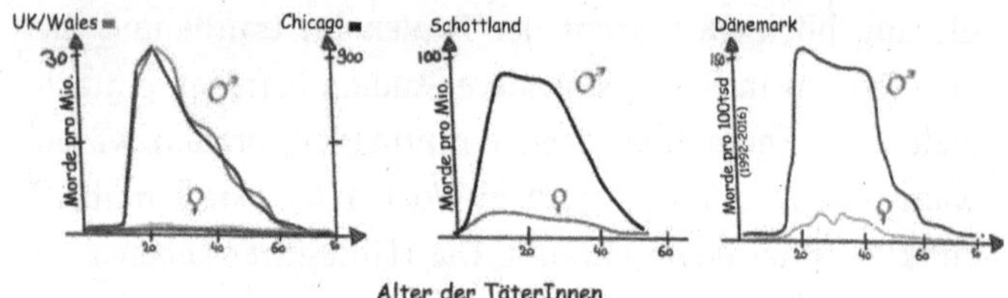

Morde über die Lebensjahre der Mörder* innen verteilt. Unten sind die Frauen.

Wir sehen die Anzahl der Morde, die Männer im testosterongestärkten Alter begehen. Wenn wir uns um jemandes Gewaltpotenzial Gedanken machen müssen, dann sind es nicht Frauen mit PMS. «Weibliche Hormone» sind als Verteidigungsstrategie ungefähr so glaubwürdig wie: «Mein Klient ist halt ein Mann im besten Alter.»

Also, erst mal wieder runterkommen. Was ist PMS, und wo liegt das Problem? Also, außer im Patriarchat.

Was wir über PMS wissen

Die Diagnoseschwierigkeiten beim PMS fangen damit an, dass die Symptomliste meterlang ist: dicke Knöchel (check), Brustspannen, Depressionen, mehr Lust auf Sex, weniger Lust auf Sex, Hunger und/oder Appetitlosigkeit, Durchfall oder Verstopfung. Alles, was ein Körper tun kann, ist potenziell PMS. Das Gleiche gilt für den Kopf: Gerührt? PMS! Geladen? PMS! Inzwischen auch frustriert? Dreimal. Dürfen. Sie. Raten! So wird daraus ein sich selbst verstärkendes System, das am Ende alle betrifft. («Oft bekommen Frauen auch Lust auf *Nutella*-Brote.»)

Immerhin gibt es unter den bis zu 200 Symptomen ein paar Verdächtige, denen wahrscheinlich viele Menstruierende zustimmen würden – von irritierter Reizbarkeit («*Musst* du so laut atmen?») bis zur Tendenz, sich empörend nah am Wasser gebaut zu fühlen. («Es war halt eine sehr rührende *Telekom*-Reklame.») Und Unterleibskrämpfe, Kopfschmerzen und Durchfall, wo wir schon dabei sind.

Letzteres lässt sich immerhin recht gut erklären: Sexhormone beeinflussen Darmbakterien und -durchlässigkeit. Progesteron verlangsamt die Transportzeit des Darms, wahrscheinlich damit irgendwann mal mehr Zeit bleibt, Nährstoffe für potenzielle Babys aufzunehmen.[248,249] So sammelt sich einiges an und sorgt für Blähgefühl und Verstopfung. Das klingt zwar jetzt erst mal wie das Gegenteil von Durchfall, aber da kommt auch schon ein Gewebshormon namens Prostaglandin,[250,251] das beim krampfenden

Ablösen der Schleimhaut hilft und dabei oft übers Ziel hinausschießt, sodass wir jetzt auch Darmkrämpfe haben. Im Ergebnis können sich Verstopfung und Durchfall direkt die Klinke in die Hand geben. Toll. Außerdem verstärkt es, zusammen mit anderen Sexhormonen, die Schmerzwahrnehmung (Frauen haben mehr schmerzbezogene Krankheiten) und kann so theoretisch alles verschlimmern, was im Körper knirscht und knackt. Die verschiedenen Studien dazu finden höhere Schmerzempfindlichkeit allerdings wahlweise vor, während oder nach der Periode – und der Gesamtdurchschnitt zeigt eher keinen Zusammenhang.[252]

Ist jedes dieser Symptome dann schon ein Zeichen für das geheimnisumwitterte prämenstruelle Syndrom, PMS? *Nein* würde man heute sagen. PMS ist komplex – es besteht nicht in einem vereinzelten Symptom von der Liste, sondern mindestens aus fünf bis elf. Vor allem: Bei PMS leidet immer die Psyche mit. Wenigstens *ein* Stimmungssymptom muss dabei sein: Reizbarkeit, Stimmungsschwankungen, Depression oder Angst. Dagegen können uns die Magenbeschwerden zwar auch auf die Stimmung schlagen, tun das allerdings selten in einem Maß, das sich auf Depressionsfragebögen kenntlich macht.[253] («Manchmal fühle ich mich innerlich so ... autsch.»)

Das heißt: Natürlich sind Ihre schädelzerreißenden Kopfschmerzen vor den Tagen real, auch wenn Sie keinerlei psychische Symptome spüren – abgesehen davon, dass Sie diese Kopfschmerzen hassen. Aber wenn alle Ihre Beschwerden in körperliche Schubladen fallen, dann würde man statt nach PMS eher nach anderen Oberbegriffen Ausschau halten, z.B. Migräne oder Reizdarm, die auch beide mit dem Zyklus interagieren. Und man würde Sie auch anders behandeln. Migräne z.B. ist wahrscheinlicher ein Problem des plötzlich fallenden Östrogens.[254,255] Deswegen schlägt sie bei Leuten, die die Pille nutzen, oft in der pillenfreien Woche zu. In dem Fall kann man über andere Verhütungsmittel nachdenken oder über Pillenrhythmen, die diesen plötzlichen Abfall sanfter gestalten oder überbrücken (dazu später mehr).[256] Wenn dagegen die *Unterleibsschmerzen* während der Tage kaum auszuhalten sind, würde man vielleicht über Endometriose nachdenken, eine komplexe Erkrankung, bei der es möglicherweise die Sexhormone sind, die sich mit Entzündungsmarkern in eine Spirale steigern. Begleitet von schmerzhaften Wucherungen im Gewebe. Diese Krankheit betrifft bis zu 10 Prozent der Menstruierenden, wird aber laut Betroffenenbefragung in bis zu 95 Prozent der Fälle erst mal fehldiagnostiziert, in jedem zweiten Fall als mentales Problem. So kann sich die Behandlung schon mal um sechs bis sieben Jahre verzögern.[257] Umso wichtiger ist es, bei der Problemerkennung präzise zu sein.

Aber wenn die Psyche beim PMS so wichtig ist, heißt das nicht, dass es gerechtfertigt ist zu fragen: «Hast du deine Tage?» Was ist das Feuer, das zum Rauch passt?

Erst mal ist es wahrscheinlich kein Steppenbrand. Das Leben ist nicht fair, PMS trifft nicht alle – wie viele es genau sind, darüber herrscht wie gesagt eine gewisse Uneinigkeit

(u. a., weil Menschen, die sich bei PMS-Studien anmelden, auch eher PMS haben). Die Tendenz geht zu ungefähr 20 bis 30 Prozent der Menstruierenden. Zwischen ein und fünf Prozent haben sehr große Schwierigkeiten im Alltag. Was sich dann aber meistens nicht PMS nennt, sondern PMDD, prämenstruelle Dysphorie. Die beiden in einen Topf zu werfen, hilft keinem und trägt außerdem zur allgemeinen Frauen-sind-unzuverlässiger-als-Kühlschränke-Rhetorik bei. Die Mehrheit der Menstruierenden hat über eine lange Liste von Studien hinweg: keine Stimmungsschwankungen.[258] Die müssen sich, wenn's um den emotionalen Effekt des Zyklus geht, mit den üblichen Änderungen in der Emotionsverarbeitung zufriedengeben, die wir oben schon erwähnt haben. Aber eine direkte Korrelation zwischen den fallenden Sexhormonen und mieser Stimmung gibt es nicht. Das ist durchaus logisch, schließlich ziehen sich die Sexhormone bei allen und jeder in regelmäßigen Abständen zurück, und wenn das automatisch bei allen Leid verursachen würde, wäre das schon ein ziemlich fragwürdiges Konzept. So, als würde uns «Aufwachen» traurig machen. Oder «Februar». Na ja, manchmal stimmt es vielleicht doch.

Um rauszufinden, ob sich die eigenen psychischen Schwierigkeiten mit PMS erklären lassen, hilft als Erstes mal ein Kalender. Im Idealfall einer aus Papier, denn Periodentracking-Apps fallen immer wieder dadurch auf, mit Daten nicht sensibel umzugehen. Wie dramatisch die Konsequenzen sein können, sieht man gerade in den USA, wo versucht wird, diese Daten zur Verfolgung von Abtreibungen einzusetzen.

So oder so: PMS tritt regelmäßig *vor* den Tagen auf. Während der Periode schwächen sich die Symptome ab und in der follikularen Phase direkt danach sind sie nicht vorhanden. Wenn es Sie immer davor fertigmacht, ist es vielleicht PMS. Wenn Sie außerhalb dieser Zeit und auch noch nach der Periode vermehrt depressive Gefühle oder Stress spüren, dann sind Sie vielleicht gestresst. Oder depressiv. Und haben Anspruch auf eine Diagnose, die nicht das Wort «Frauenprobleme» beinhaltet. Wenn dagegen jemand zu Ihnen sagt: «Hast du etwa deine Tage?», können Sie antworten: «Das heißt ‹*kriegst* du deine Tage›. Was an dem Wort *prä*menstruell hast du nicht verstanden?» – und *dann* dieses Buch nach ihm werfen. Dafür ist es ja so dick.

Über den Mechanismus hinter PMS wissen wir zumindest schon mal, dass er mit Sexhormonen zu tun hat: Unterbindet man den Eisprung, unterbindet man – bei denen, die daran leiden – PMS. Gibt man die passenden Hormone manuell, ist es wieder da. Das ist das medizinische Äquivalent davon, den ganzen Programmiercode zum «Zyklus» in Klammern zu setzen und einzelne Zeilen separat laufen zu lassen, um zu sehen, in welcher das Problem steckt. Und siehe da: Es ist *Progesteron.* An der Stelle, wo es sich mehr oder weniger unkoordiniert zurückzieht. Wobei unser Körper es schafft, langanhaltendes Progesteron genauso anstrengend zu finden wie spontan abfallendes. Das hat auch damit zu tun, dass Progesteron gar nicht immer Progesteron bleibt, sondern sich gern auch mal in sein Alter Ego Allopregnanolon umwandelt. Das wirkt wunderbar angenehm angst- und schmerzlindernd auf ... ähem ... die meisten Menschen. Nicht auf diejenigen, auf die es stressreich und anstrengend wirkt. Und das sind ziemlich häufig diejenigen mit PMS.

Der Unterschied liegt wahrscheinlich irgendwo in der Polarisierung der Zellen, die dafür sorgt, dass in einer eigentlich *hemmenden* Dominokette plötzlich jeder Stein aktivierend wirkt. Stellen Sie sich einfach vor, Sie hätten bei einer langen Gleichung irgendwo das Vorzeichen vertauscht. Der Neurotransmitter GABA zum Beispiel (GABA bedeutet Gamma-Amino-Buttersäure, aber selbst Wissenschaftler*innen sprechen es eigentlich nie mit seinem vollständigen Namen an), mit dem sich Neuronen üblicherweise die Nachricht «Ruhe jetzt!» schicken, lässt sie jetzt erst richtig aufdrehen, woraufhin ein ganzes Netzwerk, das sonst für Entspannung sorgt, plötzlich als Aufputscher taugt. Danach folgt der Zyklus Murphy's Law: Was schiefgehen kann, geht auch schief. Sexhormone, die sonst entzündungshemmend wirken, lassen die Inflammation steigen. Die Stressreaktion wirkt unkoordiniert und Östrogen und Serotonin anders, als sie sollten. Und aus dieser ganzen Komplexität machen wir dann Kaffeetassen mit der Aufschrift «Näher kommen nur mit Schokolade». Wenn hier jemand unterkomplex vorgeht, dann sind es nicht die Hormone. Dabei bekommen wir mal wieder sehr viel mehr – und weitaus hilfreichere – Werkzeuge, wenn wir uns auf die Komplexität einlassen. Aufs Allopregnanolon wirken beispielsweise auch die Antidepressiva, denen wir oben schon begegnet sind. Allerdings ein ganzes Stück schneller als aufs Serotonin, sodass Menschen mit PMS sie wohl nur an den entscheidenden Tagen im Monat brauchen.[259,260] Auch den ständigen Entzündungszustand versucht man zu bekämpfen. Mit Medikation, Ernährungsumstellung und/oder Bewegung. Andere experimentieren mit Nahrungsergänzungsmitteln: Zink, Magnesium oder Vitamin D. Wobei wir die direkteste Möglichkeit natürlich schon kennen – den Eisprung zu unterbinden – und zwar mit der Pille. Wobei man genau überlegen muss, welche. Wenn wir schon Progesteron-Probleme haben, ist eine reine Progesteron-Pille wahrscheinlich nicht die beste Idee. Östrogen-Progesteron-Kombis werden eher empfohlen. Wobei die meistgenutzte Pillenart im Moment wohl ist: «Ja, ähm, puh, keine Ahnung, die, die mir meine Ärztin verschrieben hat, wusste jetzt gar nicht, dass es da Unterschiede gibt.» Und damit sind wir bei einem ganz anderen Thema.

VERHÜTUNG: GROSSES THEMA, KLEINE PILLE

Im Daily Briefing der Hormone steht Schlaf auf dem Programm. Die Marketingabteilung meint, es gibt da einige Probleme, vor allem die Frauen finden nachts keine Ruhe. «Haben wir überlegt, ob es vielleicht an der Weltlage liegt?» Aber das Problem scheint wohl darüber hinauszugehen. «Und wenn sie morgens einfach

länger schlafen?», fragt er. Die Marketingabteilung schaut von ihrem Klemmbrett auf «Da müssen sie arbeiten.» «Mhmm und nachmittags?» «Selbes Problem.» Am Ende müssen sie eben doch den Programmierer dazuholen, der ihnen erklären kann, wie das mit dem Schlaf im Durchschnitt funktioniert. Und dem Zyklus. Die Erklärung zieht sich ziemlich hin. «Okee, ist gut!», schließt der Abteilungsleiter erschöpft den Vortrag und fasst das bisher Gehörte zusammen: «Also, die Körpertemperatur verändert sich über den Zyklus, was sich wiederum auf die REM-Schlafphasen auswirkt und in der zweiten Zyklushälfte wohl zu schlechterem Schlaf führt. Und ...» Der Programmierer nickt geduldig. Der Abteilungsleiter hält die Augen geschlossen, um die Kette im Kopf durchzugehen. «... *und* möglicherweise weniger Melatoninausschüttung. Okay. Ich hab's!» Er schlägt enthusiastisch mit der Hand auf den Tisch. Der Programmierer räuspert sich: «Und eine geringere Kortisol-Amplitude.» «Was, das auch noch!?» Sein Gegenüber zuckt hilflos mit den Schultern – er hat den Code auch nur von seinem Vorgänger übernommen. Große Teile stammen von einer Internetplattform namens Stackoverflow. Er liest kleinlaut von seinen Notizen ab: «Ähm hab ich schon erwähnt: Mehr Slow Wave Sleep über den Tag verteilt?» «Was ist das?» «Nickerchen.» «Ah ja.» Der Abteilungsleiter seufzt ungeduldig. «Wär das dann *alles*?» Der Programmierer murmelt betreten: «Die Schilddrüsenhormone spielen wohl auch mit rein.» «Argh! Was haben die denn jetzt schon wieder …!? Na ja. Egal. Hauptsache, wir haben jetzt mal einen Überblick, dann finden wir schon eine Lösung!» Der Abteilungsleiter lächelt aufmunternd. In einem Managementseminar hat er gelernt, dass das wichtig ist. Versuchsweise klopft er dem Programmierer auf den Rücken, woraufhin der leicht zusammenzuckt. Die Marketingabteilung hat noch eine Anmerkung. «Was ist da, wo der Zyklus nicht schwankt?» Jetzt gucken beide andere schockiert. «Wie, nicht schwankt?» «Na ja, hier steht sogar, die meisten halten den Zyklus stabil.» «Stabil? Einen *Zyklus*?» Der Abteilungsleiter stützt den Kopf auf beide Hände: «Ist ihnen klar, dass der so seinen Zweck nicht erfüllt?!» «Der Zweck ist genau das Problem.» Der Abteilungsleiter stöhnt: «Was ist mit allem anderen, was da dranhängt?» «Sie meinen, das passt schon …» «Das *passt* schon?» Der Abteilungsleiter, der gerade erst von Östrogens und Progesterons gegenteiligen Effekten auf das GABA-System gelernt hat und sich ehrlich gesagt immer noch nicht sicher ist, was passiert, wenn beide gleichzeitig ansteigen, ist empört: «Was soll das heißen, das *passt* schon? Sag ihnen, das ist hier alles Teil eines sehr durchdachten biologischen Konzepts!»

Es ist ein bisschen lustig, dass wir uns so sehr auf Zyklusschwankungen konzentrieren, wenn sich selbst von den Leuten mit Eierstock ein Großteil gar nicht davon angesprochen fühlen muss. Weil sie sich vor der ersten Periode befinden, nach der Menopause oder – wie immerhin noch 35 bis 50 Prozent der deutschen Menstruierenden – auf Pille.

Auch wenn die Zahl der Nutzenden gesunken ist – kaum eine Hormon-Zauberei ist so populär wie diese. Ca. 100 Millionen Menschen nehmen sie. 44000 wissenschaftliche Artikel wurden darüber geschrieben. Allein schon ihr Ehrentitel sagt eigentlich alles: «Die Pille» – wie: «Der Pate». Die anscheinend wichtigste Medikation aller Zeiten. Überraschender ist es, dass wir uns so uneinig sind, was wir von ihr halten sollen. In der öffentlichen Wahrnehmung wird sie wahlweise als «Meilenstein für die Unabhängigkeit der Frau» gefeiert oder als eines der «merkwürdigen Dinge, die wir Frauen zumuten, Band 202». In den letzten Jahren mit einer Tendenz zu Letzterem. Und natürlich ist beides wahr. Angefangen mit dem Meilenstein.[261–263] Denn man kann nicht über die Pille reden, ohne darüber zu reden, warum sie so vielen Menschen derart wichtig war und ist.

Der Wunsch, die eigene Fortpflanzung selbst zu bestimmen, ist ein Menschheitstraum. Von den frühen Kondomvarianten aus Tierdärmen, Fischhaut und Leinen bis zu den Versuchen von Frauen, das Thema selbst in die Hand zu nehmen. Angefangen mit den Ägypterinnen, die Vaginalzäpfchen aus Wachs und Granatapfel benutzten (Granatapfelkerne enthalten natürliches Östrogen), bis zu den treibenden Kräften hinter der Entwicklung der Pille. Allesamt ziemlich grenzgängerische Figuren (auch moralisch gesehen). Da ist z.B. Margaret Sanger, die Krankenschwester, die der Anblick des Sterbens bei Geburten und Abtreibungen plagt – sowie die Erinnerung an ihre eigene Mutter, die nach 18 Schwangerschaften entkräftet starb. Sanger eröffnet die erste Geburtsklinik mit weiblichem Personal, wird dafür verhaftet, unterrichtet im Gefängnis ihre Mitinsassen über Verhütung, verbindet später entscheidende Leute, die auf der Suche nach der Pille sind, und rettet zwischendrin noch ihre Nichte aus einer Schneewehe, damit die später *Wonder Woman* wird. Wirklich wahr, googeln Sie das.

Zu den treibenden Kräften gehört auch Dexter McCormick, ihres Zeichens zweite Studentin überhaupt am berühmten Massachusetts Institute of Technology und ihrer Zeit so weit voraus, dass sie dort erst mal um das Recht kämpfen muss, ohne leicht entflammbaren Federhut ins Labor zu gehen. Sie steuert das Geld zur Forschung bei, gründet das erste Fachblatt für Hormonforschung und einen Schmugglerring mit Diaphragmen, eingenäht in Damenmäntel aus Paris. Aber dass die beiden mit ihren Bemühungen etwas erreichen konnten, verdanken sie einer Gruppe Frauen, deren Rolle in der Hormonforschung zu Unrecht untergegangen ist.

Die Aztek*innen hatten ihren Nachkommen feierlich folgenden weisen Rat mit auf den Weg gegeben: «Willst du keine Kinder ham, versuch's doch mal mit diesem Yam.» Na ja, in der Übersetzung geht da viel verloren – allerdings nicht die Wirksamkeit. Cabeza de Negro, der wilde Yam, den die Mexikanerinnen aßen, enthielt eine Vorstufe von ... Progesteron!

Man kann sich heute kaum vorstellen, wie aufregend das ist, aber Hormone aus Pflanzen zu gewinnen, war als Traum ein bisschen ähnlich, wie Gold herzustellen. Denn bis in die 30er-Jahre brauchte es für winzige Mengen an Hormonen noch Hunderttausende geschlachtete Tiere. Bei Progesteron, das im Kampf gegen Menstruationsschwierigkeiten und bestimmte Arten von Fehlgeburten heiß erwartet wurde, dauerte diese Fähigkeit bis 1938, kurz nachdem ein exzentrischer Chemieprofessor namens Marker in einem alten Text auf das Geheimnis des Yams stößt. Es folgen eine abenteuerliche Suche, ein Diebstahl und ein Bündel Bestechungsgeld, aber am Ende verlässt unser Professor ein Labor in Mexico City mit einer Tasche voll Progesteron – die Hälfte der weltweiten Jahresproduktion. Marktwert: 160 000 Dollar. Bei der Perfektionierung des Verfahrens bekommt er noch mal Hilfe von unerwarteter Seite, nämlich direkt von der übermächtigen europäischen Konkurrenz, deren geniale Köpfe vor dem Faschismus nach Amerika fliehen: Carl «Mutter der Pille» Djerassi, der die Pille am liebsten «Pro Unabhängigkeit» genannt hätte und später immerhin den Begriff Science-in-Fiction erfindet. Außerdem George Rosenkranz, der bei einem Nobelpreisträger gelernt hat, Markers geheimnistuerische Notizen ziemlich schnell wegwirft und in Eigenregie aus unserem Yam auch noch Östrogen, Androgen und Corticoid gewinnt. Es sind Stoffe, mit denen wir heute Rheuma, Autoimmunerkrankungen und Krebs behandeln oder Frühgeborenen das Leben retten. Alles aufbauend auf den Verhütungsgeheimnissen der Aztek*innen.

Auch bei der Erforschung haben Frauen eine tragende Rolle gespielt. Nicht immer unter fairen Bedingungen. Erste Tests wurden in einer psychiatrischen Abteilung durchgeführt, mit fragwürdiger Einwilligung. Die richtigen Probeläufe für die Pille gab es dann auf Puerto Rico, was heute zu Recht problematisch wirkt. Damals wird es u. a. mit dem großen lokalen Interesse und verhütungsfreundlichen Gesetzen begründet – in vielen anderen Bundesstaaten wäre selbst die Forschung illegal gewesen –, aber auch mit dem weitaus fragwürdigeren Gedankengang, dass eine Pille, die in Bevölkerungsgruppen mit derart niedrigem Alphabetisierungsgrad besteht, damit immerhin für alle sicher ist. Problematisch. Man darf aber auch nicht schmälern, wie viel die Puerto Ricanerinnen auf sich nahmen, um an der Studie teilzunehmen. Sie liefen meilenweit zu Fuß, ließen langwierige Untersuchungen über sich ergehen und sammelten Urinproben in Einmachgläsern. In ihren Aufzeichnungen schreibt Dr. Edris Rice-Wray, die die Forschung vor Ort leitet, über verzweifelte Ehefrauen, die wie Großmütter aussehen, und doch 30-Jährige mit zehn Kindern sind.

So ist die Geschichte der Pille von Anfang an eine über Frauen, die um Selbstbestimmung kämpfen und gleichzeitig ständig übergangen werden. Als Rice-Wray z. B. in ihrem Bericht sinngemäß schreibt, dass «Schwangerschaften zu 100 Prozent verhindert wurden, aber die Pille zu viele

Nebenwirkungen verursacht, um akzeptabel zu sein», antworten die (männlichen) Ärzte zu Hause so was wie: «Toll, 100 Prozent.»[261,262] Die Nebenwirkungen schoben sie auf allgemeine weibliche Hypochondrie, was überrascht angesichts der Tatsache, dass eine Frau gestorben ist. Insgesamt entwickelten von den 221 Frauen in der ersten Studie ungefähr 20 Prozent starke Nebenwirkungen; rund zehn Prozent brachen die Einnahme ab. Von den insgesamt 1500 in den ersten Studien starben drei. Dabei ist es nicht so, dass die Ärzte keine Ausschau nach gesundheitlichen Schwierigkeiten gehalten hätten, von Krebs über Leberschäden bis zu Schäden an den Eierstöcken. Allerdings haben sie die eigentliche Gefahr übersehen: die Blutgerinnung. Östrogen wirkt entwässernd und verdickt das Blut. Das wusste man damals allerdings noch nicht und vielleicht überrascht das nicht, wenn man bedenkt, dass die Östrogengewinnung aus Yams und überhaupt die Hormonentdeckung gerade mal ein paar Jahre her ist. Was eher überrascht: Wie schnell wir uns einbilden, alles über Hormone zu wissen – so sehr, dass die Ärzte es selbst nach Todesfällen nicht für nötig halten, die Leichen zu obduzieren und Risiken neu zu evaluieren.

Insofern ist die Geschichte dann auch wieder bezeichnend für unseren Umgang mit Hormonen: Seit nicht mal 100 Jahren kennen wir sie, behaupten genauso lange, wir wüssten, was sie tun, und stellen dann alle zehn Jahre überrascht fest, dass wir *das* nicht haben kommen sehen. Meistens, wenn es um Frauen geht, immer wieder aber auch bei allen anderen. Allein die kurzen Zeiträume, innerhalb derer jetzt Neues entdeckt wird, sind ziemlich ... beeindruckend.

Mitte der 50er finden Tierversuche statt, dann Menschenstudien mit der Pille, *danach* stellen die Forscher fest, dass Progesteron mit Östrogen «kontaminiert» ist; dann finden sie heraus, dass das Ganze *ohne* diese Kontamination nicht funktioniert; Östrogen wird zum Hauptbestandteil, aber wegen eines Tippfehlers bekommen Frauen in Großbritannien trotzdem zu wenig und werden reihenweise schwanger; 1957 erfolgt dann die Zulassung der «Pille». Für «Regelbeschwerden», was schon damals so klingt wie «Marihuana für Nervosität». Wenig später nehmen sie bereits 500 000 Frauen. Zwei Jahre nach der offiziellen Einführung sind es 1,2 Millionen. 1984 dann 50 bis 80 Millionen. Bei dem Tempo kann einem ganz schön schwindelig werden. Selbst wenn dabei Gesundheitsfragen permanent diskutiert wurden: Ein Großteil unserer langen und schmerzhaften Lernkurve fand nicht im Labor statt, sondern draußen, in der Welt. So gibt es gewaltige Unterschiede zwischen der ersten Zulassung und der Pille, wie wir sie heute kennen. Die erste Variante beinhaltete dreimal so viel Östrogen und hundertmal so viel Progesteron! Im Endergebnis nehmen Frauen – auch in Deutschland – jahrelang das Vielfache der notwendigen Dosis und setzen sich somit grundlos einem sehr viel höheren Risiko aus für Leib, Leben, Blutgerinnsel, Herzinfarkte und Schlaganfälle. Dass die Dosis heute geringer ist, verdanken wir u. a. dem medizinischen Fortschritt, aber dass es bis dahin länger als nötig gedauert hat, verdanken wir vor allem der allgemeinen Schofeligkeit.

Leider haben wir unseren problematischen Umgang mit der Pille bis heute nicht überwunden. Das Thromboserisiko wird beispielsweise immer noch unterschätzt. Tatsächlich ist es mit der neuen Pillen-Generation sogar wieder *angestiegen* und betrifft heute acht bis zwölf von 10 000 Frauen, statt fünf bis sieben wie einst. Fast doppelt so viele. In Frankreich hat das dazu geführt, dass die Kosten für die neue Generation nicht mehr von den Krankenkassen übernommen werden, in den USA zu einem gerichtlichen Vergleich à 2,1 Mrd. Dollar Entschädigung und in Deutschland dazu, dass es – einen Warnbrief gab. 2021 wurde eine Klage abgeschmettert.

Auch die Risikofaktoren wie Übergewicht und Reisen sind vielen nicht bekannt, oder dass sich östrogenbasierte Pillen Ü35 nicht gut mit dem Rauchen vertragen. Als ich selbst mal eine Thrombose hatte, brauchte es Monate und ein zufälliges Gespräch mit einer Frauenärztin, bis mir die entsetzte Frage gestellt wurde: «… und dann nehmen Sie noch hormonelle Verhütung!?» Auch bei der Knie-OP davor hat mich kein Arzt darauf angesprochen, dass hormonelle Verhütungsmittel das Thromboserisiko nach Operationen steigern, geschweige denn empfohlen, sie abzusetzen. (Ich meine, versuchen Sie mal mit 'nem kaputten Knie Sex zu haben.) Ich selbst hatte «Verhütungsmittel» erst beim zweiten Nachdenken unter den «regelmäßigen Medikamenten» gelistet. Waren ja nur Hormone – das, was eh im Körper ist.

Damals stand in der Packungsbeilage zu meinem Präparat «Further research needed», heute finden sich an dieser Stelle zwei Seiten zum Thema Thrombose, eine Tabelle und eine hilfreiche Grafik. Die Lernkurve findet also immer noch außerhalb des Labors statt.

Auch das ist wieder sehr emblematisch für unseren Umgang mit Hormonen: Die natürlichen Zyklusschwankungen sind quasi unerforschbar, unglaublich mysteriös, kompliziert, aber die gleichen Hormone in Pillenform, und es wird schon schiefgehen! Genauso emblematisch ist, dass wir sie in die Frauenschublade stecken und die Männer dabei außen vor lassen. Als sich bei der frühen Pille z.B. das erhöhte Risiko für Blutgerinnsel und Thrombosen als Nebenwirkung herauskristallisiert, rechnet die FDA das Risiko von Geburtskomplikationen dagegen (36,9 von 100000) und hat damit zwar einen Punkt, übersieht mit dieser 1:1-Rechnung aber gleichzeitig, dass es noch mindestens *ein* anderes Mittel zur Geburtenkontrolle gibt. Es nennt sich Kondom. Lange Zeit fast das einzige Mittel und immerhin so beliebt, dass es den angeblichen Pillenknick in vielen Ländern schon vor der Einführung der Pille gab – also mit freundlicher Unterstützung der Männer.[264] Warum sollen wir sie jetzt in die Bedeutungslosigkeit verbannen?

Ironischerweise hat die Verbannung in die «Frauenschublade» (wie auch sonst beim Hormonthema) nicht zur Folge, dass wir uns besonders für deren Perspektive interessieren: Als sich Risiken und Nebenwirkungen der hoch dosierten Pille immer stärker bemerkbar machen und einige

Länder sie verbieten,[263] werden zur Anhörung in den USA keine Frauen eingeladen, dafür aber ein Mediziner mit einem Interessenkonflikt: Dr. Nelson war finanziell an einer neuartigen Spirale beteiligt, die er – total überraschend – für weitaus sicherer hielt. Auch, wenn sie sich später als völlig neue Gesundheitskatastrophe herausstellte. Als die Nicht-Eingeladenen dann in Hunderten Briefen wenigstens eine vernünftige Packungsbeilage forderten, lehnte man das mit der Befürchtung ab, dass zu viel Patientinneninformation die Autorität des Arztes untergräbt. Wenn man den Prozess bis hierher nachverfolgt, klingt es schon ein bisschen bitter, wenn man liest, was der *Economist* neulich zum Pillenjubiläum geschrieben hat: «Zum ersten Mal waren Frauen und Männer wirklich Partner.»

Die wichtigste Gemeinsamkeit mit unserem generellen Verhalten gegenüber Hormonen lautet allerdings: Wir stellen mal wieder die falschen Fragen, aber dafür sehr laut. Zeitungen warnen vor sexueller Anarchie, deutsche Ärzte vor Sexualisierung des öffentlichen Lebens und der Papst vor der Exkommunikation für alle, woraufhin Kennedy erst mal versichern muss, dass er *so* katholisch nun auch nicht ist (ausgerechnet gegenüber Republikanern). Von Anfang an geht es auch darum, *welche* Leute weniger Kinder kriegen sollten – eine Frage, zu der auch Margaret Sanger, die treibende Frau hinter der Pille, ein paar sehr eugenische Ideen entwickelt. Möglicherweise ähnliche wie Nixon, als er sogar Geld locker macht, um armen Leuten freien Zugang zu gewähren.[265] Selbst auf medizinischer Seite spielt die Frage nach der Gesundheit oft eine kleinere Rolle als die nach der Schwangerschaft. Erst genehmigt man nur die hoch dosierte Pille, damit Frau nicht doch schwanger wird, dann hält man sie vorschnell für sicher, weil man sich vor allem auf die Frage konzentriert hat, ob Frau nach dem Absetzen noch schwanger werden *kann*. Womit wieder mal bewiesen wäre, dass die Welt sich nicht einigen kann, was sie eigentlich von Frauen will.

Die wohl krasseste Folgeerscheinung der «falschen Fragen» spüren wir heute noch: die Blutung. Das, was in der einen Woche passiert, in der wir die Pille absetzen. Medizinisch ist es … *unnötig*. Soweit wir wissen. Vielleicht erhöht sie das Infektionsrisiko. Dass es sie überhaupt gibt, liegt auch an den Überlegungen der Ärzte, die an der Pillendosis tüftelten. Gregory Goodwin Pincus, «der einzige Mensch, der weiß, wie man Hasen künstlich befruchtet», Min Chueh-Chang, der später Meilensteine dabei leisten wird, dieses Wissen auf Menschen zu übertragen, und John Rock, ein überzeugter Katholik. Rock ist vor allem überzeugt, dass es möglich ist, Verhütung mit dem katholischen Glauben zu vereinen. Er hat sogar ein Buch darüber geschrieben, und der Vatikan kommt bestimmt bald mal dazu, es zu lesen. Bis dahin ist die Blutung auch ein Zugeständnis an die Kirche, die auf weibliches Leid immer so viel Wert legt. Außerdem dachten sich die Ärzte, dass es Frauen vielleicht beruhigt, wenn auch *mit* Pille das bekannte Zeichen von «Nicht schwanger!» monatlich vor der Tür steht. Auch wenn's eigentlich nur eine Entzugsblutung ist.

Krämpfe, Tampons im Ärmel, also alles wie immer: Da geht es einem doch gleich besser. Vielleicht *war* es sogar besser, wenn man die massive Dosis der ersten Pille bedenkt, die dadurch immerhin ein bisschen reduziert wurde. Aber das heißt ja nicht, dass man diese Dosis auf eine Art verteilen muss, die uns Blutungen, Kopfschmerzen und noch weitere Probleme einbringt. Heute wird an alternativen Pillenrhythmen geforscht und immer wieder auch «einfach durchnehmen» vorgeschlagen. Die bisherigen Studien finden dadurch kein erhöhtes Gesundheitsrisiko.[266]

Es gibt in der Debatte um die Pille also noch einiges nachzuholen. Und als ob das nicht reichen würde, haben sich seit Kurzem völlig neue Kampfschauplätze aufgetan. Das höchste amerikanische Gericht, der Supreme Court, der das Recht auf die Pille zweimal durchgesetzt hatte, meldet mit der aktuellen Rechtsprechung zu Abtreibungen auch Diskussionsbedarf zur Pille an.

In Deutschland ist das Recht auf Verhütung in dieser Form zum Glück nicht bedroht, aber das heißt nicht, dass der Zugang dazu selbstverständlich ist. Krankenkassen übernehmen die Kosten nur bis zum 23. Lebensjahr. In der DDR war sie grundsätzlich umsonst, was einiges an der Enttäuschung nach dem Mauerfall erklärt. Neben dem finanziellen Aspekt ist der vielleicht noch wichtigere aber die persönliche Beratung. Pillenvarianten, Nebenwirkungen, Alternativen, Risikofaktoren. Individuelle Unterschiede. Für dieses wichtige Gespräch sind im Moment 11 Minuten veranschlagt. Dabei sollte inzwischen eigentlich klar sein: Unabhängigkeit braucht freie Entscheidung. Und die braucht vor allem: Information. Dabei haben wir bisher sogar ein Forschungsthema völlig außen vor gelassen: das Gehirn.

Pille und Hirn

Es ist schon bemerkenswert, dass eines der am besten erforschten Medikamente überhaupt bis jetzt eine Frage kaum beantworten musste: Was macht es eigentlich mit dem Gehirn? Aber besonders da, wo es naheliegt, bei Teenagern in der Hirnentwicklung, haben wir das bis jetzt nicht mal experimentell getestet! Höchste Zeit, uns mal anzugucken, *was* wir wissen.[267,268]

Zunächst ist es mal wieder anders, als wir denken: Die meisten Pilleneffekte erreichen uns nicht in Form einer Hormonkeule, sondern mit der natürlichen Reaktion unseres Körpers auf jede Hormonkeule: «Dann halt nicht!» Die Produktion von Östrogen und Progesteron wird runtergefahren. Auffallen tut das vor allem dann, wenn diese Hormone normalerweise zu Höchstform aufdrehen: Während des Eisprungs (Östrogen) und in der zweiten Zyklushälfte (Östrogen und Progesteron), wo beide Hormone jetzt merklich unterdrückt sind (siehe Abbildung auf der nächsten Seite). Und weil bei den Hormonen immer alles zusammenhängt, beeinflussen diese Veränderungen auch Testosteron, Oxytocin und Kortisol.

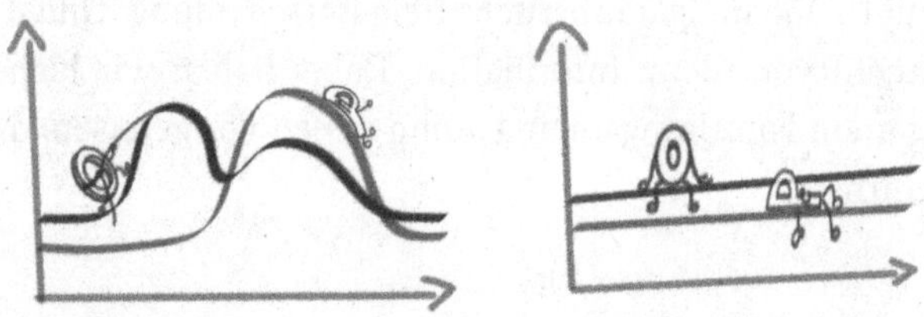

Zur Erinnerung: links Progesteron und Östrogen über den natürlichen Zyklus, rechts im Verlauf mit Pille (mit Dank adaptiert von: Montoya 2017).

Das heißt, auch die Effekte, die wir finden, zeigen vor allem ein Fehlen der Schwankungen. Keine Progesteroneffekte in der lutealen Phase, kein strahlender Östrogenpeak vor dem Eisprung.

Hin und wieder wird von Beziehungseffekten berichtet, z. B., dass Oxytocins belohnende Bindungsförderung nachlässt. Oder auch, dass wir Attraktivität weniger wahrnehmen – was uns spätestens dann auffällt, wenn wir die Pille absetzen. Angeblich verläuft das reibungsloser, wenn der Partner eh konventionell attraktiv ist. Schon etwas besser erforscht sind die Effekte auf die Libido, die einen Teil der Nutzenden betreffen.[269–271] Es gibt ein paar Berichte von Schmerzen beim Sex, aber vor allem von fehlender spontaner Lust. Eine Studie bestätigt einen enttäuschenden Mangel an Kopfkino.[267] Nicht, dass jetzt gar nichts mehr unsere Belohnungsachse reizt: Babys finden wir toll.

Dass es zu diesen Effekten auf die Sexualität kommen kann, liegt wahrscheinlich auch daran, dass die Pille mit

Östrogen auch Testosteron unterdrückt,[212] aber nur eins von beiden ersetzt, nämlich Östrogen. («Was soll ein männliches Hormon mit Frauen zu tun haben?») Was das für andere Testosteroneffekte bedeutet, wissen wir nicht. Völlig unerforschtes Gelände. Ein Lösungsvorschlag ist natürlich der offensichtliche: Gib einfach Testosteron in den Mix! Aber das hat erstens nicht unbedingt den gewünschten Effekt, und zweitens muss man ziemlich genau abwägen, bevor man Jugendlichen während der (Gehirn-)Entwicklung großflächig Testosteron verabreicht. Wenn trans Jugendliche aus sehr dringenden Gründen eine Hormonbehandlung oder auch nur Hormonblocker wünschen, machen wir ihnen das sehr viel schwerer.

Am eindeutigsten – und beunruhigendsten – zeigen sich Pilleneffekte bei der Stimmung. Hormonüblich geht es dabei nicht um ein Stimmungstief für alle, sondern eher um ein Potpourri und etwaige individuelle Risiken – am auffälligsten ist dabei das erhöhte Risiko für Depression.[272–274] Besonders bei denjenigen, die sehr jung mit der Einnahme der Pille beginnen.

Dafür müssen wir uns angucken, wie sich die Pille auf unsere Stressverarbeitung auswirkt. Mit dem fehlenden Anstieg von Progesteron fehlt uns auch sein entspannendes Alter Ego Allopregnanolon (jedenfalls denjenigen von uns, denen beides nicht im Rahmen von PMS eh auf die Nerven fällt, sodass sich die Pille hier eher positiv auswirkt).[275] Auch Kortisol wird gedämpft, sodass wir wohl auf dessen bekannte Feedbackloops und andere Stressschutzmechanismen verzichten. Aber vor allem fehlt uns wahrscheinlich Östrogens sonst so hilfreiche Unterstützung beim Verlernen von Furcht. Das zeigen mittlerweile nicht nur Tierstudien, sondern auch erste Studien mit Frauen,[240,276] und es ist besonders hinderlich bei der Traumatherapie.[240,267]

Im Allgemeinen hält das Salience-Netzwerk unter Pilleneinfluss länger an alter Furcht fest und reagiert auf neue eher zu schwach,[277,278] und mit dem Executive-Netzwerk redet es möglicherweise selbst im Ruhezustand weniger.[279,280] Ob das auf lange Sicht auch die Hirnstruktur beeinflusst, ist schwer zu sagen, weil es dafür langfristig kontrollierte Studien bräuchte, und a) Forschungsgelder zu diesem Thema schwer zu bekommen sind – was einige Utrechter Kolleginnen bestätigen können –, und b) Frauen immer so unkooperativ reagieren, wenn man ihnen vorschlägt, die Pille nach dem Zufallsprinzip durch *TicTacs* zu ersetzen. Aber die Korrelationsstudien zeigen tatsächlich eine etwas stärkere Ausprägung in den Arealen für sozial-emotionale Verarbeitung. Das muss nicht unbedingt gut oder schlecht sein: Es sind die Areale, die bei der Schwangerschaft und sozial-emotionaler Kompetenz ebenso eine Rolle spielen, aber eben auch bei Angststörungen und Depression.[281,282]

Andere Datenbanken zeigen uns z. B., dass Frauen mit der Pille häufiger Antidepressiva nehmen. Auch diese Studie kann keine Aussagen über Kausalität treffen und geht wenig auf andere mögliche Einflussfaktoren ein, bezieht sich aber immerhin auf die gesamte weibliche Bevölkerung Dänemarks (zwischen 15 und 34).[274] Auch Suizide findet man in der gleichen Bevölkerungsgruppe häufiger bei Frauen, die die Pille genommen haben.[283] Dazu kommt eine zeitliche Komponente: Das Depressionsrisiko steigt in den sechs Monaten nach dem ersten Rezept, sinkt danach leicht und kehrt für die nächsten vier Jahre nicht auf den Urzustand zurück.[272] Eine Meta-Analyse bestätigt das über die dänische Grenze hinaus:[284] Die allgemeine Sterblichkeit *sinkt* mit der Pille, aber besonders in den ersten Monaten gehen das Risiko für Depression und Suizid *rauf.* Heutzutage wird beides im Beipackzettel der Pille aufgeführt.

Man muss dazu sagen, dass es auch sehr große Studien gibt, die einen solchen Zusammenhang *nicht* finden. Das gilt für die Gesamtheit der randomisierten klinischen Studien.[285] Es kann also sehr gut sein, dass hinter den dänischen Ergebnissen auch andere Variablen stecken. Gemeinsamkeiten, die Menschen mit Depression und Pille teilen und die nicht ausreichend kontrolliert wurden. Oder – weil die Effekte vor allem bei Jüngeren gefunden wurden – dass die randomisierten klinischen Studien, mit ihren erwachsenen Probandinnen, Einflussfaktoren übersehen. Oder aber auch, dass diejenigen, die die Pille nicht vertragen, schon vor dem 20. Geburtstag das Interesse daran verlieren. Sodass wir insgesamt wieder mal zugeben müssen: Wir wissen es nicht.

Zusammengefasst finden wir Effekte der Pille vor allem, wenn es um unser empfindliches Gleichgewicht aus Emotions- und Traumaverarbeitung geht. Einem Gleichgewicht, das sich bei Frauen (und gerade bei Teenagern) ohnehin etwas riskanter in Richtung Angst und Depression neigt.

Ob das unser persönliches Kartenhaus tatsächlich zum Schwanken bringt, hängt wahrscheinlich auch davon ab, wie stabil es gebaut ist. Sprich, wer ohnehin schon Stimmungsschwierigkeiten mitbringt, reagiert auch sensibler auf die Pille.[286] Unklar ist, ob das auch für die Zeit nach der Schwangerschaft gilt. Eine amerikanische Gesundheitsbehörde hat tatsächlich schon mal die Alarmglocken geläutet, weil Pille und postpartale Depression so oft parallel gemeldet wurden, danach aber keinen eindeutigen Zusammenhang gefunden. Grundsätzlich kann es natürlich sein, dass Frauen, die sich nach der Geburt besonders schlecht fühlen, besonders schnell wieder an Verhütung denken. Aber blöderweise wissen wir das auch wieder nicht mit Sicherheit, weil es noch nicht genug erforscht ist. Bis dahin können wir zumindest die Frauen mit postpartaler Depression darauf hinweisen, dass die Pille ein Risiko sein *könnte*. Oder darauf, dass eine andere Pillenvariante vielleicht ein kleineres Risiko bringt.[287] Den gleichen Hinweis könnten wir dann auch Frauen geben, die versuchen, ein Trauma zu verarbeiten. Oder denen, die ohnehin mit Depression kämpfen. Oder der Pubertät. Womit wir wieder sehen: Das Wichtigste für Selbstbestimmung ist Information.

Alternativen sind natürlich auch gut. Oder *wären* sie, wenn Männer nicht solche Weicheier wären. Aber ich greife vor.

Wann kommt die Pille für den Mann?

Wenn Männer und Frauen angeblich durch die Pille zum ersten Mal zu gleichberechtigten Partnern werden, dann ist das eine ziemlich merkwürdige Vorstellung von Gleichberechtigung: Eine, in der die Last nur an einer Seite hängt, und die andere Seite sich nicht einbringen kann, selbst wenn sie wollte.

Verhütungsmethoden für den Mann gibt es heutzutage eigentlich nur drei: Kondom, Sterilisation und Koitus Interruptus, sprich koordinierter Rückzug. Weltweit kommt keine dieser Methoden auf Beliebtheitswerte über sieben Prozent. Dabei gibt es ein Interesse, sich einzubringen. Männer, die zur Vasektomie greifen (bzw. hoffentlich greifen lassen), begründen das meist mit: «Jetzt bin ich mal dran». Das ist doch eigentlich nett. Die Frage ist, ob man ihnen das nicht einfacher machen kann. Und etwas leichter zurückzudrehen. Wann kommt die Pille für den Mann?

Das theoretische Wissen dafür ist da: Man verabreiche Testosteron von außen, woraufhin der Körper keine Notwendigkeit mehr sieht, Gonadotropin – das Sexhormon-Rufhormon – zu produzieren. Die Spermienproduktion kommt zum Erliegen. Noch etwas gründlicher, wenn man zusätzlich Progesteron mit reinmischt. Die Experimente dazu laufen, mal als Injektion, mal in Gel-Form, aufgetragen auf Brust und Schultern. Allerdings sollten etwaige Partnerinnen jetzt nicht mehr an der eingecremten Brust einschlafen, es sei denn, sie wünschen sich beim Aufwachen ein Testosteron-induziertes Bärtchen. 2000 Paare haben sich an diesen Methoden schon versucht und wurden damit ebenso erfolgreich nicht schwanger wie mit anderen vergleichbaren Methoden auch. Eine der größten und aktuellsten Studien fand mit 400 Paaren auf vier Kontinenten statt, und alle fanden das Gel einfach und praktisch. Für die klinische Testphase drei fehlt es aber immer noch an Geld und Interesse der Pharmaindustrie.

Natürlich ergeben sich daraus ein paar ziemlich relevante Folgefragen: «Was passiert auf Dauer mit der natürlichen Hormonproduktion?» Oder: «Was passiert nach dem Absetzen?» Oder: «Was sagt das Gehirn dazu?» Und: «Warum stellen wir diese Fragen eigentlich nie bei den Frauen?» Merkste selber, ne? Partnerschaft heißt, beiden Seiten gleich viele Nebenwirkungen zuzumuten. Oder eben niemandem.

Es wäre trotzdem scheinheilig, Nebenwirkungen bei den Frauen ausführlich zu diskutieren und sie bei den Männern als irrelevant abzutun. Natürlich sollte es eine Pille für den Mann auch nur mit vernünftigen Langzeitstudien geben und wahrscheinlich nicht während der Hirnentwicklung. Dafür mit den bestgeeigneten Bestandteilen. Dass sie bei einigen doch Stimmungsschwankungen auslöst, könnte z. B. an der spezifischen Progesteronkomponente liegen, und da verdienen Männer, dass man die ideale Zusammensetzung sorgfältig erforscht – genauso wie Frauen und alle anderen (ähem). Wo man schon dabei ist, könnte man auch die nicht-hormonellen Verhütungsmittel weiter erforschen, die sich einfach an Spermientransport und -beweglichkeit zu schaffen machen, von denen es aber bisher erst eins in eine klinische Studie geschafft hat (Problem ist häufig die Reversibilität). Ein deutscher Ingenieur hat mal einen Ein-aus-Schalter für den Samenleiter patentiert, andere experimentieren mit eierwärmender Unterwäsche.

Trotzdem bleibt festzuhalten, dass Nebeneffekte auch bei der hormonellen Methode bisher nur eine Minderheit betrafen. Überhaupt müssen wir uns um übereilte bis fahrlässige Medikamente bei der *Männer*pille wohl sowieso nicht viele Sorgen machen. Denn da tendiert die Wissenschaft zum Übervorsichtigen. Z. B. wurde eine WHO-Studie abgebrochen, weil von den 320 Männern sechs Prozent nicht mehr weitermachen wollten mit der Begründung, ihre Stimmung schwanke, sie hätten Akne, zu *viel* Libido und außerdem tue ihnen die Stelle weh, wo die Spritze sie gepiekt hat.[288] Wir erinnern uns: Einige Jahrzehnte früher wurde eine Studie an Frauen nicht abgebrochen, obwohl einige von ihnen *gestorben* sind. Nicht, dass wir zu diesen Zeiten zurückkehren wollen. Es ist gut, sich Gedanken über Nebenwirkungen von Hormonen zu machen. Aber dann doch bitte, wie gesagt, bei *allen* Geschlechtern.

Die Männer selbst tendieren auch zu großer Besorgnis sich selbst gegenüber. In einer Studie berichten 81 Prozent von ihnen unangenehme Nebenwirkungen. In der *Placebo*-Gruppe.[288] Sprich, die Männer bekamen Pillen ohne Wirkstoff und reagierten mit: «AAAH! Ein Hormon! Ich spüre meine Stimmung wallen!»

Schon als die WHO die erste erfolgreiche Studie durchführte, gab es danach eine lange Debatte, ob die Männer a) die Pille nehmen und die Frauen ihnen das b) überhaupt zutrauen würden. Was ein bisschen lustig ist, dafür, dass es laut Klischeehandbuch die Frauen sind, die unbedingt Kinder wollen. Außerdem kann man die Frauen natürlich auch einfach fragen, ob sie sich auf ihre Partner verlassen würden. Tut man das, antworten sie entgegen landläufigen Annahmen mit «Ja». Nur zwei Prozent finden ihren Sexualpartner suspekt.[289]

Fazit: Frauen vertrauen zumindest *ihren* Männern. Auch die Antwort auf die Frage, ob Männer die Pille nehmen würden, fällt überraschend positiv aus: Ein breites Spektrum an Männern, von jungen Vätern bis hin zu Feuerwehrmännern verschiedener Nationen, findet: Männer sollten verhütungstechnisch mehr Verantwortung übernehmen. Außer die Schotten.[290] In Deutschland sind es übrigens zwei Drittel. Und tatsächlich halten sich die modernen Männer mit Klagen über Nebenwirkungen weitaus mehr zurück als ihre hypochondrischen Väter aus der Placebo-Gruppe. Vielleicht geht es in der Wunderwelt Reproduktionsmedizin ja doch ein kleines Stückchen voran.

So viel zu den Hormonzyklen, die sich direkt vor unseren Augen abspielen: der Tagesablauf, in dem sich Wachheit mit Wartung abwechselt, das Jahr, in dem es im Grunde ganz ähnlich abläuft, und der Monat, der gar nicht unbedingt unsere Stimmung schwanken lässt, aber dafür unsere Lust und unsere verbalen Fähigkeiten. Gemeinsam haben diese Rhythmen, dass wir uns nur begrenzt mit ihnen anfreunden können. Wir wünschen dem Tag mehr produktive Stunden, dem Winter mehr Frühlingsgefühle und uns allen eine selbstbestimmte Sexualität. Allerdings haben die Rhythmen auch gemeinsam, dass sie allesamt sehr stoisch sind. Und zu versuchen, sie zu umgehen, macht uns Stress. Wenn wir uns das erst mal bewusst machen, können wir es vielleicht schaffen, mit ihnen Kompromisse auszuhandeln, statt wütend dagegen zu treten und uns dabei einen Zeh einzuschlagen.

Das gilt auch für den Rest der Strecke, den wir noch vor uns haben. Die längsten Hormoneffekte spannen sich über das Leben. Vielleicht sogar über Generationen. Auf jeden Fall über sehr viel unbekanntes Terrain.

Aber fangen wir am Anfang an.

BEFRUCHTUNG: DIE INITIALZÜNDUNG DES LEBENS

Unser Leben beginnt mit Missverständnissen. Kein Wunder, wenn dabei der Uterus eine tragende Rolle spielt.

Dabei haben wir eigentlich alle ein schönes klares Bild vor Augen, von dem Moment, an dem die Steine ins Rollen kommen. Ein Wettrennen der Spermien zu einem überdimensionierten Ei. Tatsächlich ist die Strecke eher ein Hürdenlauf. Eine Menge Spermien gehen gleich am Anfang ein, schockiert von der säurehaltigen Umgebung. Nur ein Bruchteil kommt je am Ort des Geschehens an. Das Ei hat ähnlich viel Wettkampf auf sich genommen, um hier zu sein. Auch, wenn unser Bild von Befruchtung diesen Teil der Vorgeschichte gerne auslässt. Mit den heranreifenden Eibläschen hat es sich einen brutalen Kampf ums Überleben geliefert, an dessen Ende es buchstäblich nur eines geben wird (na ja, oder Zwillinge). Der Gewinner nennt sich «Graaf-Follikel», und wer zurückbleibt, wird vom Graaf-Follikel absorbiert. Und nach all dem soll sich die Eizelle jetzt mit dem «Erstbesten» zufriedengeben? Na, schönen Dank auch. Stattdessen dürfen diverse Spermien sich daran versuchen, in mühsamer Kleinarbeit die dicke Ei-Membran zu durchbohren, nur damit das Ei die Tür hinter dem ersten, der es geschafft hat, ziemlich endgültig zuschlägt.

Trotzdem ist Sex auch hier wieder Teamwork. Östrogen gestaltet die Umgebung, sodass sie für die Spermien freundlicher, dünnflüssiger und beschwimmbarer wird, und Oxytocin hilft mit Muskelkontraktionen auf der Strecke. Manche sagen, dass es damit mehr erreicht, als die Spermien mit ihrer Schwimmbewegungen. Auch das Ei hilft mit seiner extrazellulären Umgebung, Befruchtung zu ermöglichen, und verschickt außerdem Orientierungshilfen an geeignete Kandidaten[291] – notwendigerweise, denn selbige Kandidaten sind weitaus desorientierter, als es uns das zielstrebige Wettlaufbild vermittelt, und wer weiß, wo sie sonst landen würden. Blöderweise hat das Ei bei der Partnerwahl mitunter andere Zielvorstellungen als wir. (Irgendetwas mit Immunsystem. Die Fruchtbarkeitsforschung arbeitet dran.) Und vielleicht gibt es ja einen Gewöhnungseffekt:

Immerhin werden 15 bis 23 Prozent der Paare, die IVF benutzen, danach noch mal spontan schwanger (und mitunter sehr überrascht).

Zuletzt gehört zur Befruchtung auch, dass einige Teile unseres Selbst sehr viel älter sind als andere. Wo die Spermien vielleicht zwei Monate vor unserer Zeugung entstanden sind, tummeln sich die Vorläufer der Eizellen meist schon im Bauch unserer Mutter, während die noch im Bauch *ihrer* Mutter schwimmt. Stellen Sie sich einfach eine Matroschka-Puppe vor.

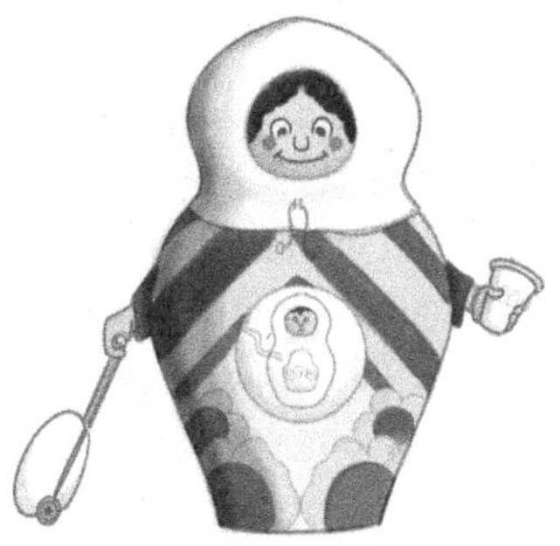

Das heißt auch, dass wir schon viel früher von Hormonen mitgeformt werden, als wir denken. Besonders dramatisch sind uns diese generationsübergreifenden Effekte klar geworden, als ein Östrogen-analoges Medikament für Schwangere sich 25 Jahre später drastisch auf die Fruchtbarkeit ihrer Kinder auswirkte. Inzwischen sind 50 Jahre vergangen, und wir wissen, dass das Problem auch die Enkel trifft.

Überhaupt beginnen wir, viel davon, wie das Hormonsystem uns schon vor der Geburt formt, gerade erst zu verstehen: den Einfluss von Sonne, Sex und Stresshormonen. Die epigenetischen Effekte, die dahinterstecken. Unsere eigene Entwicklung und das, was dabei schiefgelaufen ist. All das ist Neuland. Was uns allerdings nicht davon abhält, sehr aufgebracht darüber zu reden.

SCHWANGERSCHAFT: I WAS TOLD THERE WOULD BE GLOWING

Endlich Schlafenszeit. Sie haben sich gestern wieder viel zu lange rumgewälzt. Zeit, ein bisschen Erholung nachzuholen. Denken wir an irgendwas Beruhigendes. Schafe. «Tschuldigung, tschuldigung.» Progesteron poltert durchs Bild. Dabei hat es tagsüber immer gemeint, sie müssten mehr schlafen. Egal. Das Gehirn driftet wieder ab zu den Deichschafen. *«Aaaaaachtung!»*, das kam von Östrogen. Das müsste doch auch längst im Bett sein? Das Gehirn grummelt und schließt sehr demonstrativ die Augen. «Ah, ich *kribble*!», das wiederum kam vom Bein. In letzter Zeit hat Östrogen öfter diesen Effekt. Das Gehirn schüttelt die Gliedmaßen und macht sich eine mentale Notiz, morgen den Abteilungsleiter zu fragen, wo da der Zusammenhang ist. Die Bewegung ruft sofort Kortisol auf den Plan: «Oberschenkeltraining? Oder wollen wir über unsere

Probleme nachdenken?» Jetzt reicht es dem Gehirn aber: «Was ist nur los mit euch allen!?» «Ich kann so nicht einschlafen!» «Tja», kommentiert Progesteron, das jetzt mit einem Stapel Kartons in die andere Richtung poltert, «es geht halt nicht immer alles nur um dich.»

Auch wenn das hier ein Hormon-und-*Gehirn*-Buch ist, kann man nicht über Schwangerschaft und Hormone reden, ohne zu betonen, was sie im Körper sonst noch so tun. Ansonsten wirkt es ja fast willkürlich, als waberten sie im luftleeren Raum. («Und heute dachte ich mal ‹Östrogen›!») Stattdessen leisten die Hormone während der Schwangerschaft grandiose Dinge – für den Erhalt der Menschheit im Allgemeinen und Ihre Altersversorgung im Besonderen. Und Grandioses schafft man nur mit grandiosem Aufwand.

Darum ist die Art, wie wir darüber reden, ungefähr so, als würden zwei Handwerker vor unserer Wohnungstür ein Klavier durch den vierten Stock des Treppenhauses wuchten, und wir stecken den Kopf raus und fragen, ob sie dabei wirklich so laut fluchen müssen. Ja, verdammt noch mal. Müssen sie. Und alles, was wir *eigentlich* dazu sagen sollten, ist: «Hurra. Ein Klavier, ein Klavier!»

Überhaupt ist Elternschaft ein großartiges Hormonthema, das alles zusammenbringt: Geschlechterklischees, gegen die wir genauso anstrampeln müssen wie gegen althergebrachte Rollenverteilung, hormonelle Großbauprojekte und mentale Gesundheit. Natürlich wird es auch hier wieder mal politisch. Denn es geht längst nicht nur um Babys, sondern um Care und Care-Arbeit und wie viel Raum wir ihr einräumen. Vor allem ist es wieder alles ganz anders, als man denkt.

Los geht's. Es gibt eigentlich keine Hormondrüse, die von Schwangerschaft nicht betroffen ist. Für die Schilddrüse z. B. ist sie ein wahrer Stresstest. Sie wächst und ist auf einmal quasi im Alleingang dafür verantwortlich, den Jodabgang aufzufangen, der sich durch ständige Toilettengänge einstellt. Sollten Sie Jodmangel oder ein Autoimmunproblem haben, macht sich das *jetzt* bemerkbar. Unterdessen sorgt Gonadotropin – das Hormon, das die Sexhormone ruft – dafür, alles, was dem Körper schaden könnte, von ihm fernzuhalten. So steigt im ersten Drittel der Schwangerschaft nicht nur der Geruchssinn, sondern auch die Tendenz, sich zu ekeln und zu übergeben.[292] Unterdessen produziert der Fötus ein Hormon namens CG, das dafür sorgt, dass sich Progesteron *diesmal* nicht enttäuscht zurückzieht. Überhaupt ist es das Hormon, das allen die freudige Nachricht überbringt. Auch den Schwangeren selbst.

Wer weiß schon, wer schwanger ist?

Für eine praktische Anleitung zu einen DIY-vegan-plastikfreien Schwangerschaftstest blättere man einfach in der Papyrusrolle einer ägyptischen Grabstätte aus dem Jahre 1350 v.Chr.: Die empfiehlt wärmstens das Pinkeln auf

Weizen- oder Gerstensamen. Ein Trick, den angeblich auch die europäische Landbevölkerung nutzte.[293] Je eher der Samen austreibt, desto schwangerer ist die Frau. Das stimmt sogar – jedenfalls in 75 bis 80 Prozent der Fälle –, denn Schwangerschaftshormone können wohl auch Pflanzen zum Austreiben bringen (ist ja quasi dasselbe in Grün). Jetzt müssten wir nur noch herausfinden, welche und wie zuverlässig. Aber die Forschung hat das Projekt ein bisschen auf die lange Bank geschoben, um wichtigere Fragen zu klären, z.B. «Funktioniert dieser Schwangerschaftstest auch für Alpakas?»[294] Stellt sich raus: Bei den meisten Nutztieren funktioniert er andersherum (kein Austreiben = schwanger), und den Mechanismus *dafür* kennen wir, denn Nutztiere sind ökonomisch relevant. Besonders dort, wo Bauern keinen Zugang zu teuren Veterinär*innen haben. Darum ist selbst die Alpaka-Forschung kein Quatsch, sondern ein Weg, auf dem sich 3000 Jahre altes Wissen zur Frauengesundheit heute noch nützlich macht (*endlich* ein guter Grund, das zu erforschen!). Es wäre nur halt schön, wenn wir das Wissen noch etwas fortführen könnten – nicht nur für die Agrarwirtschaft, sondern auch für ... na ja ... Frauen. Besonders da, wo sie nicht mal eben bei einer gynäkologischen Fachkraft vorbeischauen können.

Selbstbestimmung ist bei diesem Thema nicht selbstverständlich. Die ersten wissenschaftlichen Tests in den 20er-Jahren brauchten erst mal ein Labor und jemanden vom Fach. Sie bauten, wie heute, darauf, dass das Hormon CG einem Eisprunghormon sehr ähnlich ist. Deswegen drehten sich die ersten Schwangerschaftstests im Labor um die Frage, ob der Urin einer Frau a) Mäuse oder b) Kröten zum Ovulieren bringt. Wobei Kröten den Vorteil haben, dass man ihren Eisprung ganz einfach von außen beobachten kann, sodass eine Kröte beliebig oft wiederverwendbar ist. Wenn Sie zwischen 1940 und 1960 geboren wurden, haben Ihre Eltern vielleicht auf diese Weise die Nachricht bekommen.

Sind Sie nach 1975, aber vor 1988 geboren, also vor der Einführung der modernen Schwangerschaftstests mit dem blauen Streifen oder der digitalen Tests, die eigentlich auch nichts anderes tun, als den blauen Streifen zu lesen, dann besteht dagegen eine große Wahrscheinlichkeit, dass Ihre Eltern zu Hause über einem Test-Kit im Chemiebaukasten-Look brüteten. Inklusive Antikörper, Schafsblut-Bestandteilen und einer zehnschrittigen Anleitung, an deren Ende jemand «Heureka!» rufen muss. Das, oder Ihre Mutter hat sich einfach übergeben. Fragen Sie beim nächsten Familienessen unbedingt mal nach, welches es war.

In jedem Fall sind Schwangerschaftstests Meilensteine der Unabhängigkeit, denn sie geben die Freiheit, nicht ständig oder nie mit einer Schwangerschaft zu rechnen. («Nee, ich trink im Moment keinen Alkohol, neulich hat jemand gesagt, ich strahle.») Heim-Tests geben Schwangeren darüber hinaus die Privatsphäre, um zu überlegen, wie sie mit dem Ergebnis umgehen möchten. Bei den aktuellen Entwicklungen u. a. in den USA relevanter denn je.

Schwangerschaft ist Koordination pur

«Ich versteh immer noch nicht, warum ihr mir als Letztes erzählt, dass wir schwanger sind!», sagt das Gehirn perplex. Immerhin denkt Juliette sehr häufig über das Thema nach, und das wär doch eine hilfreiche Information. Die Hormone gucken etwas betreten zu Boden, bis eins sagt: «Na ja, für den Anfang kannst du ja eh nicht viel tun.» Ein zweites: «Also, außer dir Sorgen machen!» «Haha, ja, das kann es gut!»

Wenn man so darüber nachdenkt, ist es eigentlich erschütternd, dass wir Schwangerschaftstests brauchen. Schließlich informiert CG ja eh den Hypothalamus, da könnte der doch auch echt mal dem Bewusstsein Bescheid sagen! Stattdessen strömt es durch den gesamten Körper, informiert alles und jeden, aber unser Cortex kriegt nicht mal 'ne Mail. Da kann man mal sehen, dass der Rest unseres Körpers diesen Teil von uns nicht halb so relevant findet wie wir. Andererseits beruhigend: Wenn die Evolution irgendwas von uns erwarten würde, hätte sie bestimmt Bescheid gesagt. Lehnen Sie sich also ruhig zurück.

Progesteron ist ausnahmsweise nicht nervös. Im Gegenteil, es ist auf einmal merklich in seinem Element. Seit die Einnistung der Eizelle offiziell ist, trägt es Sonnenbrille und ein T-Shirt mit der Aufschrift «Schwangerschaft ist mein zweiter Vorname». Recht hat es. Progesteron, sprich «für Gestation», sprich «pro Schwangerschaft». Dafür hält es u.a. Körper und Immunsystem davon ab, die Eizelle postwendend wieder rauszuwerfen nach dem Motto «Kenn ich nicht, versorg ich nicht».

Um die sechste bis zehnte Woche verschiebt sich das Machtgefüge. Um den Konferenztisch stehen jetzt jede Menge Extra-Plastikstühle für die Plazentahormone. Die Sitzgelegenheiten sind zwar nicht besonders bequem, aber es ist ja auch nicht für lange. Die Plazenta produziert mittlerweile fast jedes Hormon, das in diesem Buch vorkommt und noch einige spezielle, nur für diesen Anlass. Was Progesteron angeht, produziert sie mehr als die Schwangeren selbst (und zwar aus Cholesterin. Danke, Pommes). Dabei koordiniert sie auch noch ihr eigenes Wachstum. Das macht sie zu einer der komplexesten endokrinen Drüsen überhaupt. Sie wird auch nicht müde, darauf hinzuweisen: «Plazenta, Ihr Partner zum Erhalt der Spezies.» Oder alternativ: «Nur das Beste für unseren Fötus.» Die Plazentahormone bilden eine eher introvertierte Fraktion, die mütterliche Hormone prinzipiell vom Fötus fernhält: «Da hat er was Eigenes und kann sich ganz nach seinen Bedürfnissen entwickeln.» (Die anderen Hormone verdrehen die Augen.) Besonders Stresshormone kommen ihr keine ins Haus – nicht, wenn sie es verhindern kann. Das finden die anderen Hormone wiederum ein bisschen heuchlerisch, wenn man bedenkt, dass Kortisol ja nur wegen der Schwangerschaft überhaupt so aufgestockt hat! Wo Kortisol sich üblicherweise selbst das Wasser abdreht, produziert die Plazenta einfach weiter unser Stresshormon Rufhormon. Sodass Schwangere quasi in

Stresshormonen baden, während der Fötus sicher geschützt hinter der Plazenta Purzelbäume macht. Auf erstere wirkt das gleiche Kortisol je nach Schwangerschaftsphase ein bisschen anders, aber genauso U-kurvig, wie wir's von ihm kennen.[295]

Gegen Ende der Schwangerschaft lockert die Plazenta dann ihre strikte Kein-Stress-Policy, und die Glucocorticoidlevel im Fötus steigen an (sprich, Kortisol und seine Familienmitglieder). Das hat, wie fast alles in der Hormonwelt, durchaus seinen Sinn und Zweck, denn die Stresshormone beschleunigen auf den letzten Entwicklungsmetern noch mal das Organ- und Lungenwachstum, sodass das Kind hübsch fertig auf die Welt kommt (also abgesehen vom Sprechen, Laufen oder der Fähigkeit, seinen eigenen Kopf zu halten).

Überhaupt muss man wissen, dass beide Hormonfraktionen einen unterschiedlichen Fokus haben. Die Hormone freuen sich so sehr über die Schwangerschaft wie alle anderen auch, aber das Wohlergehen der Schwangeren ist nun mal ihre Hauptaufgabe. Auf der anderen Seite spricht man dagegen von der fetoplazentaren Einheit. Da weiß man ja gleich, wo die Prioritäten liegen. Und so wird das Hormongleichgewicht auf einmal nicht mehr nur von den eigenen Bedürfnissen gesteuert, sondern von denen des Fötus infiltriert. Oder auch nicht, denn es kommt ziemlich schnell zum internen Wettrüsten.

Neulich z.B., beim Thema Blutzucker: Babys wünschen sich, dass Mütter viel Blutzucker haben, weil sie selbst dann auch viel Zucker abbekommen. Darum hat die Plazentafraktion still und heimlich angefangen, Hormone rauszuschicken, die dafür sorgen, dass Schwangere Zucker nicht qua Insulin abbauen, sondern schön zum Baby durchwinken. Und wo wir schon dabei sind, wie wäre es mit ein paar Fettsäuren? Das Baby muss schließlich proper und niedlich aussehen, wenn es auf die Welt kommt, sonst hat nachher keiner Lust, es durchzufüttern (der Geburtskanal hätte dazu das ein oder andere zu sagen). In der Blutbahn der werdenden Mutter sorgt beides für einen permanenten leichten Entzündungszustand. In einer akuten Notfallsitzung zum Thema (Themenschwerpunkt «Diabetes Typ-2-Gefahr») haben die Hormone sofortige Gegenmaßnahmen in Kraft gesetzt: Mehr Insulin-Rezeptoren einbauen, Insulinproduktion um 200 bis 250 Prozent rauf. Woraufhin die Plazentafraktion (die praktischerweise im selben Meeting ist) heimlich, still und leise angefangen hat, ein Enzym zu produzieren, das Insulin in seine Bestandteile auflöst. Danach war die Stimmung zwischen den Hormonen erst mal eisig.

Außerdem vereinnahmen die Plazentahormone die Hirnanhangdrüse für sich, damit sie ständig Gonadotropin produziert, das wiederum ständig Progesteron produziert, und *das* erhält die Schwangerschaft, selbst wenn eine Hungersnot über das Land hereinbricht und der Körper versuchen könnte, die Ressourcen für sich zu behalten. Im Zweifelsfall würde Ihr Baby etwas kleiner.[11] Man kann sich die Zusammenarbeit von Mutter und Fötus also ungefähr so vorstellen wie bei einer Boyband, bei der sich offiziell alle ganz doll lieb haben, bei der aber heimlich jedes Mitglied davon ausgeht, der eigentliche Star des Teams zu sein. Selbst die Geschichte mit dem Insulin ist streng genommen nicht nötig: Auch ohne das passende Hormon liegt das Geburtsgewicht des Fötus wohl im normalen Bereich. Aber unser Nachwuchs will halt auf Nummer sicher gehen. Und in seinem Vertrag steht, dass er frisch gepressten O-Saft auf dem Zimmer *braucht* (oder wahlweise *Nutella* und Essiggurken). Schwierig wird das vor allem, wenn bei der Mutter eh schon Diabetesgefahr vorliegt. Ansonsten muss man es sportlich sehen: gehört alles zu einer gesunden Schwangerschaft. Im Ausgleich schiebt der Östrogenanstieg die Menopause eher nach hinten (ein gutes Vorzeichen für die spätere Gesundheit) und bietet außerdem ein wenig Schutz gegen Brust- und Eierstockkrebs. Dafür steigt das Risiko, später an Alzheimer zu erkranken[296] – dass aber auch nix einfach nur mal positiv sein kann.

Überhaupt ist gemeinsame Problemlösung der Schlüssel zum Erfolg. Als neulich der Fötus zugeben musste, dass er keine Ahnung hat, wie man aus Androgenen Östrogen formt, und die Plazenta zerknirscht anerkennen musste, dass auch sie keine Androgene produziert (alle sind mittlerweile sehr nah am Wasser gebaut), war die Einigung schnell auf dem Tisch: Die Schwangere und der Fötus produzieren jetzt beide DHEA-S, ein Vorläuferhormon, aus dem die Plazenta beides machen kann.[297] Teamwork! Wenn wir jetzt nur mehr darüber wüssten, was das ganze DHEA mit der Schwangeren macht (vor allem, wenn man bedenkt, dass man es als Nahrungsergänzungsmittel kaufen kann). Aber wir haben uns nicht dafür interessiert, bis sich rausgestellt hat, dass man es auch in *Sex*hormone umwandeln kann. Und so können wir jetzt nur mutmaßen, dass DHEA eine Rolle bei Wachstum und Differenzierung des Nervensystems spielt und beim verbalen Lernen und den Executive-Funktionen hilft.[295] Sollte die Mutter mal eine Depression entwickeln, schützt es möglicherweise ihre Stimmung.[298]

Im Moment übernehmen die Sexhormone vor allem eine sehr wichtige Aufgabe bei der Ausbildung des Geschlechts. Da werden plötzlich auch außerhalb des Babybauchs alle hellhörig. Schließlich ist das anscheinend *die* Streitfrage unserer Zeit.

GESCHLECHT: EIN LANGER, VIELSEITIGER WEG

Um keinen langfristigen Hormoneffekt dreht sich so viel Streit wie um den kleinen Schubs, den unser Fötus unterwegs erhält – in die rosa oder die hellblaue Ecke des Spielzeugregals. Beziehungsweise um die Frage, ob es nicht auch irgendwas dazwischen gibt. Auch bekannt als: «Also jetzt auch noch dieses Transgender, oder wie?» Der Teil der Debatte, bei dem viele abschalten. Zugegebenermaßen dreht sich diese Diskussion vorzugsweise um den weltbewegenden Schutz althergebrachter Badezimmertüren, und da kann man schon mal fragen: «Das erscheint mir wie ein ausgedachtes Problem.» Oder: «Ist euch mal aufgefallen, dass in der Bahn *alle* die gleichen Toiletten benutzen?» Oder: «Was ist das für eine Obsession?» Aber das würde natürlich nichts an dem tieferen Gefühl vieler Leute ändern, dass Gender unlogisch ist. Etwas, das sich Prenzlauer-Berg-Hausmänner über veganem Rotwein überlegt haben. («Wenn's nach denen geht, müssen wir ja eh bald Bürger* Innenmeister* Innen sagen.») Immerhin hat doch alles jahrelang gut funktioniert: Es gab Mutter, Vater, Kind, und wenn ein Baby auf die Welt kam, musste man nur gucken, ob es ein Zipfelchen hat, und konnte ihm dann so einen schön eindeutigen Namen geben wie Dicki Hoppenstedt. Okay, vielleicht hat es nicht für alle funktioniert. Aber die, die das gestört hat, sind jetzt eh alle in Berlin. Warum also das eigene Weltbild überdenken?

Na ja, allein schon, weil wir nicht drum herumkommen. Schließlich wimmelt es nur so von Stimmen, die darüber reden. Die Sendung mit der Maus informiert und die *Welt* nennt das «Sexualisierung unserer Kinder». Alice Schwarzer redet von «Hype» und das AfD-Wahlprogramm ohne Unterlass von der «normalen» Familie. Dabei wird oft das Wort «Gender-Gaga» genutzt, und es ist schon ein bisschen schwierig, auf dem Wort «Gaga» seine argumentative Überlegenheit aufzubauen. Alternativ wird deshalb auch gerne auf die Biologie verwiesen. Und spätestens da wird es Zeit, dass auch wir darüber reden. Nicht um irgendjemandes Erleben zu bestätigen – das ist in der Wissenschaft eh nie unser Job. Sondern einfach, um das zu tun, was wir am besten können: Fehlannahmen geradezurücken.

Angefangen damit, dass sich unser Geschlechterbegriff trennscharf in ein eindeutiges, biologisches Geschlecht und ein flippiges, empfundenes Gender teilen lässt.

Denn auch wenn diese Unterscheidung grundsätzlich hilfreich ist, schafft sie mitunter ein falsches Bild. Die Biologie ist nicht *eindeutig*, und das Empfinden schwebt nicht losgelöst über dem Körper wie die grünen Diamanten der *Sims*. Am Ende ist es mit dem Geschlecht ein bisschen wie mit der Stimmung: Können wir die ganz mit Biologie erklären? Natürlich nicht, siehe Arbeitsstress. Aber ist sie deswegen von der Biologie losgelöst? Auch nein, weil Depression. Beides anzuerkennen ist ein wichtiger Teil von Akzeptanz.

Zugegeben: Die Welt ist einfacher, wenn man Dinge in Schubladen steckt. Nur sollten sie dann wenigstens passen. Also, worauf beruht die biologische Unterteilung in zwei Geschlechter? Wer das im Internet fragt, bekommt in Sekundenschnelle eine Reihe von Antworten an den Kopf geworfen. Die Chromosomenpaare! XY und XX. Die Beschaffenheit der Gonaden! Alias Spermien oder Eizellen. Penisse! Was den Antwortgebern dabei allerdings selten auffällt ist, dass sie sich nicht mal untereinander auf ein Kriterium einigen können. Damit sind sie natürlich nicht allein. Wir alle haben ganz unterschiedliche Dinge vor Augen, wenn man vom Geschlecht spricht: Die Evolutionsbiologie mag ihre Keimzellen, Gynäkolog*innen suchen auf dem Ultraschall nach Geschlechtsteilen, genauso, wie es Hebammen jahrhundertelang nach der Geburt getan haben, und Sie selbst entscheiden wahrscheinlich ziemlich oft nach dem äußeren Erscheinungsbild, ob Sie jemanden mit Herr oder Frau ansprechen (auf die Gefahr hin, damit falsch zu liegen). Merke: Biologische Prozesse sind Fakten – die Bezeichnungen, die wir darauf kleben, sind es nicht. Das ist Kultur, die aus einem Kontext erwächst.

Diese Vielfalt an Definitionen wäre natürlich gar kein Widerspruch, wenn bei allen Sichtweisen das Gleiche rauskommen würde. Tut es aber nicht. Wie sich rausstellt, ist die Überlegung, dass nicht alle Ausprägungen von Geschlecht in eine der beiden Schubladen namens Männer und Frauen passen, gar keine Glaubensfrage. Und das ist wirklich schön, denn dann müssen wir uns ja nicht streiten! Nicht mal zwischen Biologie und Soziologie, und die streiten sich sonst *immer*. Genau genommen müssen wir für den Anfang nicht mal Leuten zuhören, und das freut uns in den Naturwissenschaften sowieso. Für den Moment reicht es zu wissen, dass es Leute gibt, die nachweislich ein XY-Chromosom haben und keinen Penis oder Hoden, sondern eher eine Vulva. Wenn Sie die jetzt zwingen, sich in eine der beiden Schubladen einzuordnen, dann müssen Sie schon überlegen, was Ihnen wichtiger ist: Geschlechtsorgane oder Gene? Was ist Ihnen an sich selbst wichtiger? Gar nicht so einfach, oder? Oder vielleicht doch einfach: Sie wissen ja, welchem Geschlecht Sie sich zugehörig fühlen. Und wahrscheinlich würde sich daran auch nichts ändern, wenn Sie Ihren Penis oder Ihre Gebärmutter irgendwann aufgrund von Krankheit verloren hätten, oder wenn morgen ein Arzt mit einem überraschenden DNA-Test vor der

Tür stände. Sie wissen Ihr Geschlecht,genauso wie alle anderen auch, und damit ist das Thema eigentlich auch schon durch.

Aber weil wir ja Fehlannahmen über die wissenschaftliche Position geraderücken wollten, fragen wir die jetzt eben auch mal nach ihrer Einstellung. Und siehe da, sie gibt uns schnurstracks eine eindeutige Antwort. Nämlich: Das Geschlecht ist ... kompliziert! Okay, das sagt die Wissenschaft natürlich sowieso immer. Aber dieses eine Mal ist es vielleicht die einzig richtige Antwort. Es *ist* kompliziert. Für manche mehr als für andere. Und wer das bestreitet, der hat ... nun ja ... nicht aufgepasst. Aber wie sähe ein biologisch akkurater Schubladenschrank aus? Fangen wir an mit den Chromosomenpaaren. XY oder XX, und tatsächlich heißen die nicht nur so, die sehen auch so aus.

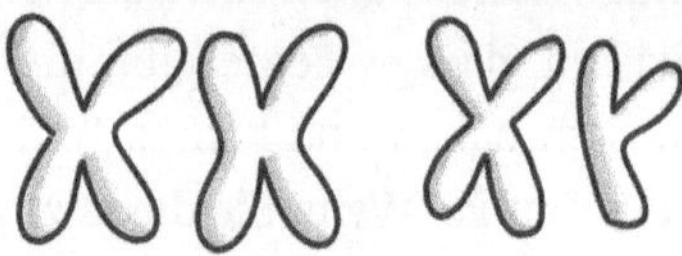

Meistens bekommen wir von der Mutter eins ihrer zwei X ab und vom Vater sein Y oder sein X. Damit hat Leo einen ziemlich deutlichen Einfluss auf das werdende Geschlecht. Aber auch den einzigen?

Wer ist schuld am Geschlecht?

Die Frage «Wer ist schuld am Geschlecht?» wird seit ziemlich vielen Jahrhunderten ziemlich rabiat diskutiert. Die Idee, dass es die Mutter ist, brachte den sechs Frauen von Henry VIII nichts Gutes – zumindest hätte der seine Frustration über den Mangel gesunder männlicher Nachkommen vielleicht weniger an seinen Partnerinnen ausgelassen, wenn er wenigstens ein bisschen seine eigene Rolle reflektiert hätte. Die Idee, dass es der Vater ist, brachte jahrhundertelang eine Menge Franzosen dazu, sich ihr linkes Ei einzuschnüren. («Rechts sind die männlichen Spermien drin. Oder? Oder?») Das wiederum brachte vor allem blaue Hoden. Allez les bleus! In Klatschmagazinen gratuliert man immer noch Kate zum männlichen Thronfolger und Henry dem Achten gefällt das.

Aber «wählt» Leo eigentlich zwischen X- und Y-Chromosom? Oder schießt er einfach drauf los? Unklar. Einen Testosteroneinfluss finden nur manche Studien, andere konzentrieren sich auf hormonelle Umweltstoffe und die Häufigkeit der Versuche.[299,300] Aber auch der mütterliche Hormonhaushalt spielt mit rein – das wissen wir, weil sich jemand die Mühe gemacht hat, ihn bei der Zeugung zu messen – und sogar die Hormone, die sie selbst mal im Mutterleib abbekommen hat, können eine Rolle spielen.[299,301] Und falls das noch nicht verwirrend genug ist, sollten Sie wissen, dass Ihre Wahrscheinlichkeit, Söhne zu bekommen, steigt, wenn ein Elternteil Anästhesist ist,[302] oder wenn Sie sich beim Haustierstreicheln einen Testosteronlevel-steigernden Katzenparasiten eingefangen haben (wie übrigens ein großer Teil der Europäer*innen).[303] Ernährung spielt ebenfalls eine Rolle: Calcium und Magnesium könnten das Geschlecht der Kinder eher in eine Richtung schubsen, Natrium und Kalium in die andere (und ich sag natürlich nicht, in welche, denn es will doch wirklich niemand in einer Welt leben, in der die Klatschpresse fragt, ob Meghan genug Brühwürfel isst).[304,305] Zuletzt entscheidet auch noch der Zeitpunkt des Zeugungsakts im Verhältnis zum Eisprung, und man kann sich nun streiten, ob es der Vater oder die Mutter war, die *Netflix* den Ton abgedreht hat.

Wichtig ist der Zeitpunkt wohl, weil Y leichter und schneller ist – ein Y hat einen Arm weniger als ein X –, aber X-Spermien sind dafür langlebiger. Das heißt, Y ist üblicherweise früher da, aber wenn die Eizelle eh noch ein paar Tage braucht, gehen sie vor Langeweile ein, während X erst mal die Campingstühle auspackt. Dieses Wissen um die Leichtigkeit wiederum führt in diversen Internetforen zu Spekulationen über die beste Position. («Also, wenn *sie* oben ist, sinken die Mädchen-Spermien dann nach unten? Oder ist es mehr wie eine Lava-Lampe?») Und bei diversen Physiker*innen zu Kopfschmerzen. Wissenschaftlich viel häufiger debattiert wird dagegen die Frage nach den Krisen.[306] Aus der Tierwelt wissen wir z. B., dass in harten Zeiten oft weniger Jungs geboren werden. Kein Wunder: Stellen Sie sich vor, Sie sind eine ohnehin schon sehr belastete Vogelmutter. Überall sind Fressfeinde und außerdem herrscht Inflation. Gestern haben Sie drei Stunden um einen Wurm gekämpft. Und in dieser Situation hätten Sie zwei Eier zur Auswahl, in die Sie Energie investieren können: Das eine präsentiert Ihnen einen hübschen standardmausgrauen Wachstumsplan. Das andere signalisiert: «Ich wär dann gern eine Nummer größer, mit schickem Federgewand. Meinst du, man kriegt hier in der Gegend lila?» Allein der Gedanke daran stresst Sie total. Aber nicht mehr lange, denn die Stresshormone sorgen dafür, dass sich vor allem der weibliche Nachwuchs entwickelt. [307,308]

Nun sind Menschen keine Vögel. Trotzdem bringen auch wir zu Hungerzeiten mehr Mädchen auf die Welt.[309] Überhaupt werden männliche Babys tendenziell häufiger zu früh, zu leicht und unter dramatischeren Umständen geboren.[310–312] Möglicherweise, weil Testosteron das Lungenwachstum eher hemmt und gleichzeitig Geburten verfrüht. Mehrlingsschwangerschaften verlaufen beispielsweise tendenziell eher zu kurz, verlängern sich im Schnitt aber mit jedem anwesenden Mädchen. Und das ist für uns von weitaus größerer Bedeutung als die englische Thronfolge. Besonders beim Thema künstliche Befruchtung, wo Chromosomen leichter bestimmbar sind und Mehrlingsschwangerschaften und frühe Geburten häufiger. Bis jetzt werden dabei X- und Y-Chromosomen kaum diagnostiziert – weil die Menschheit eben historisch, grenzübergreifend und sehr eindrucksvoll bewiesen hat, dass man ihr Vernunft in Geschlechterfragen nicht zutrauen kann. Sozial akzeptiert ist sie höchstens im Bereich Familienbalance à la «Wir haben schon drei Jungen und würden jetzt gerne auch mal Kinderklamotten kaufen, die nicht oliv- oder matschfarben sind.» Trotzdem wär's doch blöd, wenn wir uns durch die unsinnige Diskussion zu Geschlechterfragen die Chance auf eine sinnvolle Diskussion über Gesundheit verbauen.

So viel zur genetischen Ebene. Dagegen sind unsere Geschlechtszellen erfrischend indifferent. Genderneutral. Werde ich König oder Königin? Mir egal, aber hier steht noch ein Campingstuhl rum!?

Wenn Hoden das Hirn formen

So fängt es also an, mit XX- oder XY-Chromosomen. Na ja, wenn man mal darüber hinwegsieht, dass es auch Menschen mit XXX, XXY, XYYY etc. gibt. Mehr, als man so meint.

Aber trotzdem passt das Chromosomenpaar bei den meisten Menschen ganz gut mit ihren Geschlechtsmerkmalen zusammen. Allein schon, weil es die betreffenden Steine selbst ins Rollen bringt: Auf dem Y-Chromosom liegt die Bauanleitung für die Hoden. Die wiederum produzieren Sexhormone, und die formen Gehirn und Körper in eine eher männliche Richtung. Fertig ist das einigermaßen kohärente Geschlechterbild! Wobei die körperlichen Effekte sehr gut erkennbar sind, während wir uns im Gehirn immer noch streiten, wonach wir eigentlich suchen. Trotzdem: so weit, so erwartet. Bis auf die Tatsache vielleicht, dass besonders für die Entwicklungen zum *männlichen Geschlecht* Hormone notwendig sind, wo wir doch sonst Hormone gerne für ein Frauenproblem halten. Aber im *Default Modus*, also unserer «Werkseinstellung», sind wir eher weiblich – wenn hier also jemand aus jemandes Rippe geformt wurde, dann war es nicht Eva.

Grundsätzlich kann man also sagen, dass sich die meisten Menschen ganz gut in einer der beiden Schubladen zurechtfinden. Wenn man ein bisschen quetscht und ruckelt. Vielleicht ist es hilfreich, sich «Geschlecht» wie eine übervolle Sockenschublade zu verstehen, bei der immer mal eine ins andere Fach rutscht oder über den Trockner in eine andere Dimension abwandert, um sich selbst zu finden.

Allerdings basiert diese ganze Kausalkette darauf, dass die Hormone diesen Bauplan so umsetzen, wie es in den Genen geschrieben steht. Und wir wissen ja, was die alles brauchen! Erst mal müssen sie irgendwo hergestellt werden, dann müssen sie irgendwo hin, und da wartet am besten ein Rezeptor, in den sie sich einhaken können. Aber was, wenn da keiner ist? Dann stehen sie peinlich berührt vor der Zellwand rum, spähen noch mal kurz durch die Gardinen und ziehen unverrichteter Dinge wieder ab. Viele der Betroffenen erfahren erst spät im Leben, dass sie überhaupt ein Y-Chromosom haben. Ganz anders geht es Menschen, bei denen aus eher organischen Gründen die Geschlechtsorgane nicht so aussehen, wie man es erwartet; auch wenn sonst alles in ihrem Inneren auf männlich getrimmt ist. Diese Gruppe wird oft von Eltern und Ärzten zum Mädchen erklärt, so aufgezogen und mitunter sogar dazu operiert. («Man muss das Kind ja auch nicht verwirren.») Allerdings ist Geschlecht eben nichts, in das man hereinwächst wie in die Winterjacke der großen Geschwister. Deshalb brachte die Operation meist keine Klarheit, sondern vor allem viel Leid. Seit 2021 sind solche rein ästhetischen Angleichungen in Deutschland verboten. Es gilt: Soweit es gesundheitlich möglich ist, sollen Eingriffe aufgeschoben werden, bis das Kind in der Lage ist, selbstbestimmt zu entscheiden.

Es gibt also eine Menge Menschen, denen der Zwang, sich in eine der Schubladen einzusortieren, eine unmögliche Verrenkung abverlangt, und die wir entlasten könnten, wenn wir sie aufbrechen. Aber wenn wir schon dabei sind, können wir sie ja auch für uns alle weiten, um uns etwas mehr Freiheit von ihren Zuschreibungen zu verschaffen. Wir wissen ja vom Rest des Buches, dass die Spannbreite auch innerhalb der Schubladen groß ist.

Wenn wir uns bewusst machen, wie stark unser Geschlecht von Hormonen gestaltet wird, verstehen wir außerdem auch gleich ein Stück besser, *warum* sie so groß ist. Schließlich heißt das, dass bei unserem Standort auf dem Geschlechterspektrum wieder all die Faktoren mit reinspielen, die wir aus der Hormonwelt schon kennen: ob Dosis, Umwelt oder Zeitpunkt. All das entscheidet mit, wie unser Körper geformt wird, wie stark wir auf welches Hormon reagieren und ob wir uns von Natur aus in Hollywoods Darstellung von Maskulinität wiederfinden, oder erst, seit es Timothy Chalamet gibt.

Die Dosis an Sexhormonen, die wir vor der Geburt abbekommen, hängt z.B. nicht nur an uns, sondern auch an der Frage, ob gerade etwaige Zwillingsgeschwister neben uns schwimmen und ob die Hoden mitbringen oder nicht. Noch entscheidender ist der Hormonspiegel der Schwangeren und was sie so erleben. Stress, Beziehungen, Schlafmangel oder Schnupfen. Auch hormonelle Wirkstoffe reisen unkontrolliert durch die Plazenta. Um die Sache noch ein bisschen komplizierter zu machen, wirken Hormone, wie üblich, mit jedem Zeitpunkt etwas anders. Auf den Bau der Geschlechtsorgane wirken die z.B. etwa sieben bis acht Wochen nach der Zeugung. Auf das Gehirn deutlich später: zwischen dem zweiten und sechsten Schwangerschaftsmonat und noch mal in den ersten drei Monaten nach der Geburt. Auch genannt: Mini-Pubertät. Mit der Geburt ist die Selbstfindung also längst nicht abgeschlossen. Sie geht noch weiter. Nur zählt jetzt auch noch die Schublade, in die wir gesteckt werden. Schon im Mutterleib reden unsere Eltern anders mit und über uns, je nachdem, welches Geschlecht sie von uns später mal erwarten. Nach der Geburt bestimmt die Farbe unseres Stramplers mit, welches Spielzeug wir bekommen. Und weil Kinder klein und gemein sind, spielt unser hormonell geprägter Körperbau natürlich auch eine Rolle dabei, wer uns mitspielen lässt, ob wir also eine lebenslange Leidenschaft für Wettkampfsport entwickeln oder eine Abneigung gegen Bälle. Das beeinflusst später wieder unseren Hormonlevel – und weiter geht's. Der nächste biologische Entwicklungsschub kommt in der Pubertät, wenn in Kopf und Körper kein Stein auf dem anderen bleibt, gefolgt von Schwangerschaften, Elternsein, Paarbeziehungen und Alter. Manche Geschlechtsunterschiede treten jetzt erst auf, andere verschwinden nach der Menopause. Dass Sexhormone nie ihre Macht verlieren, unseren Körper zu gestalten, kann man schon daran sehen, dass Hormontherapie auch Erwachsenen noch Bartwuchs und Brüste schenken kann oder sogar die Fähigkeit zu stillen.

Das heißt, auch wenn wir also nicht gleich in eine neue Geschlechter-Schublade abwandern – am Ende unseres Lebens kommen wir selten da an, wo wir gestartet sind.

Um die Vielfältigkeit dieses ganzen Wirrwarrs zu sehen, müssen wir nur einen indirekten Blick auf die Menschen werfen, die an uns vorüberziehen. Das Verhältnis Ihrer Schultern zu Ihrer Hüfte verweist auf Testosteron (es tendiert zum Breitschultrigen), genauso wie die Proportionen in Ihrem Gesicht (Testosteron tendiert zum Breitgesichtigen). Breite Hüften und schmale Taille sind eher Östrogens Verdienst. Selbst das Verhältnis von Ringfinger (Testosteron) zu Zeigefinger (Östrogen) gibt Anhaltspunkte. Und wenn wir diese Faktoren über große Bevölkerungsgruppen hinweg messen, dann spiegeln sie sich mitunter in unserer Lust zum Risiko, unserem Talent für Sport oder Kommunikation.

Das ist also das Geschlecht auf biologischer Ebene. Ein mehrdimensionales Kontinuum aus Genen, Geschlechtsteilen, Hormonen und einem Rattenschwanz an kulturellen Einflüssen, bei dem sich auch unsere kleine Reisegruppe nicht nach zwei Polen verteilt, sondern eher chaotisch. Manchmal an zwei Stellen gleichzeitig. Denken Sie an *Twister*. Das ist wahrscheinlich sowieso die ideale Körperhaltung, um sich mit dem Thema Gender auseinanderzusetzen: Denn wenn die Welt eh schon kopfsteht, regen wir uns nicht so auf, wenn sich etwas ändert.

Je nach Fragestellung können andere Dimensionen in den Vordergrund rücken. Für Fortpflanzung sind Geschlechtsteile und Keimzellen relevant, für die Einschätzung von Krebsrisiken eher Hormonlevel. Und in der Hormon- und Hirnforschung können Fingerlängen Geschlechter-Unterschiede manchmal besser vorhersagen als die grobmotorische Frage «Mann oder Frau?». Umso merkwürdiger, sich ausschließlich auf Keimzellen oder Genitalien festzulegen, als wären die das Nonplusultra an Information. Noch merkwürdiger, wenn das ausgerechnet die Konservativen tun, die sonst immer finden, dass die Welt schöner wäre, wenn alle ihre Geschlechtsorgane da ließen, wo sie hingehören: im Dunklen.

Gleichzeitig gilt: Selbst wenn wir Menschen in diesem biologischen Raum exakt verorten könnten, wüssten wir dadurch noch längst nicht, wo sie sich selbst einordnen würden. Denn zwischen diesen Punkten steckt ein ziemlich undurchdringliches Dickicht psychologischer Tiefe und jahrtausendelanger Kultur. Sich heute als Frau zu fühlen ist eine Sache – sich in der Frauenwelt Jane Austens wiederzufinden eine ganz andere, und der Hosenanzug, der heute im langweiligen Teil Ihres Kleiderschranks hängt, hätte

Sie früher als sensationelle Crossdresserin ausgezeichnet. Dafür nimmt man es Ihnen als Mann heute weniger übel, wenn Sie zu doof zum Holzhacken sind (selbst wenn Sie sich sicherheitshalber ein Holzfällerhemd gekauft haben).

Wenn man all das zusammenfassen will, ist das Selbstverständnis von Menschen wohl immer noch repräsentativer für das Gesamtbild als jede Momentaufnahme von außen. Immerhin haben Menschen uns erzählt, dass etwas mit unserer Idee vom Geschlecht nicht stimmt, bevor wir wussten, dass es so was wie Rezeptorstrukturen überhaupt gibt. Genau genommen gibt es eine ganze Menge Dinge, von denen die Neurowissenschaften erst durch Zuhören erfahren haben. («Was soll das heißen, er hat Schmerzen in einem Arm, der nicht mehr da ist?») Wenn Wissenschaft dagegen ihre eigenen Annahmen über widersprüchliche Beobachtung stellt, sorgt sie nicht für Fortschritt, sondern spiegelt nur gesellschaftliche Ressentiments. («Sie haben aber auch den Schädel eines Verbrechers!») So hätte früher jeder Vortrag zu Geschlechterunterschieden damit angefangen, dass Frauenhirne nicht denken. Mindestens genauso fundiert war Aristoteles Annahme, Frauen hätten weniger Zähne. Er war zwei Mal verheiratet und ist nie darauf gekommen, einfach nachzuzählen. Aber irgendwann kommt dann jemand und tut es doch und auf einmal steht eine neue Erkenntnis im Raum. Das sorgt dann jedes Mal für einen Aufschrei. Erst nörgeln wir ein bisschen, aber mit der Zeit gewöhnen wir uns daran und finden einen Kompromiss, indem wir uns z. B. bereit erklären, an Bakterien zu glauben, aber auch an die Drei-Sekunden-Regel, nach der sie uns nichts anhaben können, wenn wir das Croissant einfach sehr schnell wieder vom Bürgersteig aufheben.

Kurzum: Natürlich ist es ein besonderer Moment, wenn die Ärztin mit Blick auf den Ultraschall verkündet: «Es ist ein Junge!» Oder: «Es ist ein Mädchen!» («Sind Sie sicher? Für mich sieht es wie ein *Chicken Wing* aus.») Trotzdem sollten wir das vielleicht eher als Arbeitshypothese betrachten, die man später hinterfragen kann.

Die noch größere Frage dahinter ist natürlich: Wenn unsere Kategorien nicht stimmen, weder auf persönlicher noch auf biologischer Ebene – warum halten wir so verzweifelt daran fest? Richten jede Menge Leid an und pochen gleichzeitig darauf, fest auf der Seite der Biologie zu stehen, während wir ihre Vielfalt konsequent verleugnen?

Das, was uns vertraut und logisch erscheint, ist eben noch lange nicht «eindeutig» und schon gar nicht «wissenschaftlich». Es ist Kultur. Und die kann sich wandeln. Wussten Sie, dass Indien, Pakistan, Nepal *und* Bangladesch von drei Geschlechtern ausgehen? Ohne Lernfähigkeit wird aus dem «Boden der Tatsachen» ziemlich schnell der Nährboden der Ignoranz. Buchstäblich, denn nicht nur in den USA wird das Thema von der radikalen Rechten für immer mehr Attacken auf alles und jede*n genutzt, die nicht ihrem 50er-Jahre-Weltbild entsprechen. Allein im Jahr 2022 wurden 300 Gesetze eingereicht, die die Rechte von trans und LGBTQ+ Personen einschränken. Das Ende der «Homo-Ehe» wird genauso diskutiert wie Verbote von

Verhütungsmitteln und mitunter sogar die Ehe zwischen Menschen mit verschiedenen Hautfarben. Schon jetzt werden «Sex-Tests» im Sport eingefordert und angewendet, um Athletinnen von Wettkämpfen auszuschließen. Auch cis Frauen. Besonders häufig Schwarze cis Frauen, deren Testosteronlevel nicht «der Norm» entspricht («die Norm», auch bekannt als der kleine Teil der Weltbevölkerung, den man lieber nicht zu lange in die Sonne stellt). Womit wir gleich noch ein anderes Problem «normierter» Geschlechtervorstellungen sehen können und außerdem, dass Fans von «traditioneller Weiblichkeit» oft auch Fans von anderen traditionellen Ideen sind, die sie lieber nicht so laut aussprechen.

In Ohio wurde gerade ein Gesetz durchgewunken, nach dem jeder das Geschlecht von Sportler*innen anfechten kann, woraufhin sich selbst Minderjährige einer Untersuchung der «internen und externen geschlechtlichen Anatomie» unterziehen müssen. Auch das hat es übrigens früher schon gegeben: Männliche Ärztepanels, vor denen die Athletinnen Spalier laufen mussten, was ungefähr so traumatisch ablief, wie man sich das vorstellt. Andere versuchten es mit Gentests, deren Ergebnisse nicht nur häufig verwirrend waren, sondern auch so demütigend anzufechten, dass die meisten Athlet*innen lieber mit Verweis auf irgendwas mit Kreuzband aufgaben. Andere taten es trotzdem und gewannen, waren aber inzwischen eher in der olympischen Alterskategorie für Curling. Letztlich wurden die Tests verworfen.

Merke: Es klingt theoretisch einfach und logisch, nach Geschlecht zu unterteilen, aber wenn man es praktisch in dieser Eindeutigkeit versucht, läuft es immer auf Demütigung hinaus. Außerdem auf Bündnisse mit Leuten, die sich nicht sicher sind, ob die Grenze der Weiblichkeit nicht genau genommen schon bei einem Kurzhaarschnitt erreicht ist. Im Internet diskutieren Leute, ob Emma Watsons Pixie-Cut sie nicht-binär macht oder Nicole Kidmans Rückgrat-Form sie zum Mann – und bei Michelle Obamas Oberarmen sind sie sich natürlich ganz sicher. In Deutschland gibt es solche Debatten zum Glück nicht – dafür debattieren Menschen hier mit der gleichen Penibilität das «biologische Geschlecht» von queeren oder trans Menschen, die im Dritten Reich ermordet wurden oder – wie vor Kurzem – auf einer *Pride*-Demo.

Das ist die Route, auf die man sich begibt, wenn man auch hierzulande die Existenzrechte von trans und intersex Personen immer wieder diskutiert, als ginge es dabei um eine intellektuelle Spielerei und nicht um Menschenrechte. Wozu diesen Pfad einschlagen, gerade als selbst ernannte Feminist*innen oder Linke?

Selbst abseits von diesen Extremen spiegelt unsere Art, mit dem Geschlecht umzugehen, auch die Art wider, in der wir so oft mit Hormonen umgehen: Wir verstehen sie nicht ganz, gleichen das aber geschickt aus, indem wir alles, was nicht in unser Verständnis passt, ausgedacht und hysterisch nennen. Dabei ist die Menschheit doch lernfähig. Dopamin glaubt an uns.

Sexuelle Orientierung

Sexuelle Orientierung ist, anders als sexuelle Identität, weniger die Frage, *wer* wir sein wollen, sondern *mit wem* wir sein wollen. Und natürlich haben die Hormone da ein Wörtchen mitzureden.[313] Bei Männern ist die sexuelle Orientierung eine Nummer rigider als bei Frauen. Sie tendieren eher zum «Entweder-oder», wo mehr Frauen mittig, «bi» ankreuzen. Allgemein sagen Frauen öfter Sätze wie: «Bis jetzt war ich hetero, aber sie war halt umwerfend ...» Außerdem ist Homosexualität bei Männern immerhin zu 40 Prozent genetisch veranlagt (vielleicht sogar über das X-Chromosom), bei Frauen lediglich zu 20 Prozent.
Fragt sich nur, was die restlichen 80 bis 60 Prozent erklärt, über die uns die Gene nichts erzählen. Frauen z. B. scheint pränatales Testosteron Lust auf Frauen zu machen. Was allerdings nicht heißt, dass es bei schwulen Männern wenig pränatales Testosteron ist (die wenigen Ergebnisse sprechen eher für *mehr*). Insgesamt fehlen uns in diesem Puzzle also noch ein paar Eckteile. Z. B., warum die Chance, schwul zu werden, mit jedem älteren Bruder steigt. Wenn Zauberer wirklich die siebten Söhne von siebten Söhnen sind, sind die alle schwul. Eine mögliche Erklärung sind Antikörper, die Mütter wohl als Reaktion auf die ganzen merkwürdigen Y-Chromosomen-Zellen in ihrem System bilden. Aber weil es uns die Biologie nie so

einfach macht, haben auch große Schwestern einen kleinen Effekt, und neben den Familienjüngsten verlieben sich auch Einzelkinder überproportional häufig in ihre Geschlechtsgenossen.[314] Bleiben Sie dran, bis sie uns mehr erzählen.
Was man bei all der Suche übrigens nicht gefunden hat, ist irgendein umweltbiografischer Faktor, wie Erziehung, Eltern oder die Anzahl der *Queen*-Schallplatten im Haus.

Sexhormone besser machen

Was machen wir jetzt eigentlich in der Forschung damit, dass Geschlecht kompliziert ist? Ignorieren? Natürlich nicht! Es geht nicht darum, Geschlechterunterschiede unsichtbar zu machen, es geht darum, sie in all ihrer Komplexität zu sehen. Also, messen, was das Zeug hält. Hormonwerte, Zyklusphasen, Pillengebrauch, Alter oder Testosteronlevel – was auch immer relevant sein könnte. Oder wenigstens, was die Forschungsgelder hergeben. Das macht die Arbeit zwar ein ganzes Stück komplizierter. Aber Komplexität ist ja eigentlich genau der Wissenschaft ihr Ding. Und für uns alle wäre es ein gigantischer Fortschritt.

Schließlich hält's die Wissenschaft bisher mit dem Geschlecht noch wie der Rest der Welt mit dem Gendersternchen: Schön und gut, wahrscheinlich berechtigt, aber aus praktischen Gründen haben wir beschlossen, die männliche Form zu benutzen und uns im Zweifel den Penis gezielt wegzudenken. Vielleicht am schönsten demonstriert in einer 60er-Jahre-Studie zu Östrogen in der Menopause, die es geschafft hat, 8000 Leute, aber keine einzige Frau zu rekrutieren. Was im Grunde gar nicht so viel anders ist, als wenn man die 88,6 Prozent weibliche Lehrkräfte mit «Grundschullehrer» beschreibt. Die zugrunde liegende Hoffnung ist, dass die männliche Form die neutrale ist, von der man sich jedes andere Geschlecht mitdenken kann. Männer sind das Standardgeschlecht, Frauen sind «Männer plus Hormone». Als hätten wir nicht gerade erst gelernt, *wer* das Default-Geschlecht stellt.

Das Schöne an der Erkenntnis, dass es ein Geschlechter-*spektrum* gibt: Wir müssen angesichts dessen einsehen, dass am Geschlecht mehr dranhängt als Penisse, nämlich ein ganzer komplexer hormoneller Lebenslauf, mit Effekten auf Herz und Hirn, Organe und Verdauung. Sie heißt auch, dass es eben kein *neutrales* Geschlecht gibt, und vieles von dem, was wir für neutral halten, eigentlich cis männlich ist. Die Herzinfarktsymptome in unseren Lehrbüchern z. B. Das führt dazu, dass alle anderen typischen Herzinfarktsymptome, wie die bei Frauen, seltener und später erkannt werden, und dass Frauen manchmal genau daran sterben. Genauso kennen wir uns mit Krankheiten in *neutralen* Körperteilen, wie Hoden, immer ein Stück besser aus als, sagen wir mal, mit Eierstöcken. Unterdessen gelten Probleme, die vor allem Frauen betreffen, eher als Nischenthemen. Von Migräne bis Depression. Das wiederum ist mindestens genauso blöd für alle Angehörigen des «Standardgeschlechts», die darunter leiden.

Wie sehr uns unsere zwei Schubladen in der medizinischen Forschung im Weg stehen, sieht man auch daran, dass sie immer wieder für unbegründete Asymmetrien sorgen. So schaffen wir es, uns gleichzeitig zu wenig Sorgen zu machen, wenn wir Frauen durch die Bank weg «weibliche» Hormone verschreiben, und zu viele, wenn sie möglicherweise Testosteron brauchen.[315] Oder wir nutzen Östrogenblocker zur medizinischen Behandlung aller Geschlechter, testen aber die Nebenwirkungen aufs Gehirn nur bei Frauen.[316] Was soll ein Männerhirn mit Hormonen zu tun haben? Auch Fortpflanzung halten wir tendenziell eher für ein Frauenproblem. Als hätte uns Finasterid nicht gezeigt, dass auch Hoden schützenswert sind. Die Einnahme von Antidepressiva (SSRI) betrifft männliche Sexualität ebenfalls eher als weibliche.[317,318]

Das Ganze ist ein selbstverstärkendes System. Denn Forschung ist ein Puzzlespiel: Man legt neue Studien an das an, was man schon kennt. Und wenn uns Anknüpfungspunkte fehlen, dann muss man sich eben erst durch eine ganze Menge Himmel puzzeln, um ein Gesamtbild zu erkennen. Aber wenn man sich die Mühe macht, erkennt man plötzlich ganze neue Anlegemöglichkeiten und Verbindungen. Dass sich ADHS bei Frauen anders ausdrückt, verweist z. B. auf eine Rolle der Sexhormone – zu DHEA-S wird gerade geforscht.[319] Die Geschlechterunterschiede bei schmerzbezogenen Krankheiten verweisen auf das Gleiche, und dass trans Frauen, die Östrogen nehmen, öfter mit Schmerzen kämpfen müssen, bestätigt diesen Verdacht. Im Gegenzug weist der positive Effekt von Schwangerschaft auf den Verlauf von Multipler Sklerose auf einen *hilfreichen* Östrogeneffekt hin. Alles Dinge, die wir nicht herausgefunden hätten, wenn wir uns an unser «Standardgeschlecht» geklammert hätten. Letztlich auch nur eine weitere Art, die Hormone zu ignorieren.

Peinlicherweise sind besonders die Neurowissenschaften ganz vorne mit dabei, wenn es um die Gender Bias geht, also geschlechtsbezogene Verzerrungen und Ungleichgewichte – genauso wie die Pharmakologie, die selbst bei Tierstudien auf alle fünf Artikel über Männchen nur einen über Weibchen raushaut.[320] Zwei Wissenschaften, die eigentlich ein geschärftes Bewusstsein für die Relevanz von Hormonen haben sollten, aber denen es anscheinend lieber wäre, sie könnten das vergessen. Auch bei Medikamententestung sind gerade in der ersten Phase weiterhin verhältnismäßig wenige Frauen involviert, zwischen 10 und 40 Prozent.[321] Das ist die Phase, in der man zur Sicherheit nur wenige topgesunde Personen einlädt (es folgen in Phase zwei «*viele* topgesunde» und dann in Phase drei «wenige topkranke»). Mit dem Ergebnis, dass die Frage, ob es ein Medikament in Phase zwei schafft, mehrheitlich von einer kleinen Gruppe junger Männer entschieden wird. Zusammen mit den Gender Bias in der Grundlagenforschung ist es ein bisschen, als würden wir ein Kleidungsstück schneidern, dafür erst mal Männer befragen, was sie brauchen, dann die Stoffe an Schneiderpuppen abstecken und im Anschluss Männer mit den Anzügen auf den Laufsteg schicken. Am Ende zieht man einen der Anzüge dann auch mal einer Frau an und sagt: «Guckt mal, die fällt darin nicht tot um.» Dann passt's doch. Das tut es in vielen Fällen auch (also, wenn sie die Hosenbeine ein bisschen hochkrempelt, sich einen Gürtel besorgt und den obersten Hemdknopf offen lässt). Aber wir werden auf diese Weise eben nie erfahren, ob es nicht etwas gegeben hätte, das ihr besser passt. Oder geeigneter wär für kleinere Männer mit schmaleren Schultern. Klar, das alles zu bedenken bedeutet, eine ganze Menge Variable einzubeziehen. Aber spätestens, wenn unsere Forschungsergebnisse das Labor verlassen, treffen sie ja eh auf eine variable Welt.[259] Und da ist man besser vorbereitet. Wer will schon einen Beipackzettel mit der Aufschrift: «Sicher für die *meisten* Hoden?»

Es kann natürlich trotzdem gute Gründe geben, sich in der medizinischen Forschung auf eine Personengruppe zu beschränken. «Organ in den anderen nicht da» z.B. oder auch «Geschlecht nicht so wichtig». Immerhin gilt nach wie vor, dass die Unterschiede zwischen den Individuen größer sind als die zwischen Geschlechtern, sodass ein Topleistungssportler einer Topleistungssportler*in in vielem ähnlicher ist als dem handelsüblichen rüstigen Rentner (falls man den Begriff in einem anderen Kontext verwenden kann als in dem Satz: «Wir suchen einen Gärtner, wollen ihn aber nicht bezahlen»).

Wenn «Geschlecht ist kompliziert» uns eins lehren sollte, dann, dass wir immer noch nicht genau wissen, wann es relevant ist. Sodass wir mit unserem Versuch, den Störfunk zu eliminieren, manchmal des Rätsels Lösung gleich mit rausschmeißen. Beziehungsweise die Ursachensuche unnötig lang hinziehen, weil wir uns geweigert haben, ein Problem in der Bevölkerungsgruppe zu untersuchen, in der es mehrheitlich auftritt. («So, nachdem wir mehrere Jahrzehnte lang Bartwuchs ausschließlich bei Frauen studiert haben, wissen wir endlich, was der Schnurrbart braucht.») Oder wir merken viel zu spät, dass Progesteron mit seinem Verdauungseinfluss die Aufnahme von Medikamenten verändert, genauso wie deren mögliche Nebenwirkungen. Dann sind wir im Nachhinein plötzlich sehr nervös.

Dabei sind Nebenwirkungen natürlich *auch* ein guter Grund, Personengruppen hin und wieder aus Testungen auszuschließen: wenn z.B. ein Risiko für etwaige Föten oder Eibläschen besteht. Viele der Regelungen, die Frauen von Medikamentenstudien fernhalten, wurden direkt nach der *Contergan*-Katastrophe verabschiedet. Also, nachdem ein Medikament, das bei Schwangeren eigentlich für mehr Beruhigung und weniger Morgenübelkeit sorgen sollte, im Nachhinein auch als Ursache für körperliche Fehlbildungen ausgemacht wurde. Bei allem, was wir noch nicht über Schwangerschaften wissen, macht es durchaus Sinn, bei dem Thema besonders vorsichtig zu sein. Allerdings werden Frauen de facto oft auch dort ausgeschlossen, wo wirklich keine schlüssige Begründung besteht. («Diese Armschiene wurde nicht an Schwangeren getestet.») Und die fehlende weibliche Perspektive bei Tier- und Grundlagenstudien lässt sich mit dieser Vorsicht erst gar nicht erklären. Überhaupt trägt der Beschützerinstinkt ja selten dazu bei, dass wir weniger mit den Hormonen von Frauen spielen. Wir sind dabei jetzt nur schlechter informiert. So, wie es bis heute keine Studie über den Einfluss der Pille auf die Hirnentwicklung in der Pubertät gibt. Genauso führt er nicht dazu, dass wir die Leiden von Frauen ernster nehmen: Selbst in wissenschaftlichen Artikeln beschreibt man Frauen mit Schmerzen im Schnitt noch als «übersensibel, hypochondrisch und hysterisch», während Männer «stoisch» sind.[322] Eine gute Erinnerung daran, dass «beschützender Sexismus» oft gar nicht beschützt, sondern mit Sexismus-Sexismus korreliert.

Überhaupt laufen viele Gegenargumente wieder auf das klassische «Frauen sind kompliziert» hinaus. Der Hinweis z. B., dass sie für Studien schwer zu rekrutieren wären. Wer weiß denn schon, wo Frauen sich so aufhalten? Wenn es Aufsichtsratsposten zu besetzen gibt, findet sich schließlich auch nie eine. Zumindest aus meiner eigenen Laborerfahrung kann ich jedoch nicht sagen, dass das besonders schwer ist: Frauen laufen überall rum. Und wenn Sie eine Studie bei über 80-jährigen Männern durchführen, dann bekommen Sie sofort eine Frau ans Telefon geholt. Die führt nämlich den Kalender. Und überhaupt, wenn wir aufgeben würden, sobald etwas ein bisschen schwieriger ist, dann könnte die Wissenschaft ja gleich einpacken. («Du meinst, wir hätten das mit dem Insulin noch ein zweites Mal versuchen sollen?») Stattdessen ist sie üblicherweise ziemlich stolz, was ihre Kleinteiligkeit angeht. Ergebnisse werden in Nachkommastellen festgehalten: 0,049 gilt als signifikant, 0,05 nicht. Aber beim Thema hormonelle Varianz finden wir es übertrieben, bis zwei zu zählen? Geschweige denn, bis zu einer Zahl, die auch trans Personen medizinischen Aufschluss gibt?

Immerhin, was die Gender Bias angeht, gibt es Fortschritte: Seit einigen Jahren wird EU-weit verlangt, dass jedes Medikament, das Frauen nehmen, auch an Frauen getestet werden muss, einschließlich Test auf Geschlechtereffekte (wenn man es Frauen verabreicht, können die fliegen). In Zukunft sollen die Probanden sogar die von der Krankheit betroffene Bevölkerung repräsentieren (verrückt). Tun sie das nicht, muss man erklären, warum. Auch in den USA fordert das *National Institute of Health* – einer der größten Geldgeber – Geschlechtergleichheit bei allen Studien, die es finanziert, einschließlich denen an Mäusen. Es geht also voran. Jetzt müssen wir nur noch all die fehlenden Puzzleteile finden. Und wo wir schon dabei sind, noch ein paar andere. Schließlich haben wir auch jenseits vom Geschlecht noch so viel mehr zu entwickeln und zu entdecken. Womit wir wieder bei der Zeit vor der Geburt wären.

Wie Eltern und Kinder auf die Welt kommen: Hirn im Aufbruch

Geschlecht ist nicht alles. Es gibt so viel zu tun während einer Schwangerschaft.

In der Schaltzentrale tragen die Hormone ihren Fortschrittsbericht vor. T3 und T4 haben neben der ganzen Jodgeschichte ein paar entscheidende Schritte zur Hirnentwicklung des Fötus beigetragen, auf die sie sehr stolz sind. Cortex-Volumen und IQ gelten vorerst als gesichert.[323] Es gab einen kleinen Holperer im ersten Trimester, der die psychomotorische Entwicklung etwas zurückwirft und dafür sorgen wird, dass das Baby sich später beim körperlichen Lernen ein bisschen doof anstellt, aber sie haben das durchgerechnet, und in der Familie fährt eh niemand Fahrrad.
Östrogen hat sich in der Zwischenzeit um das uterine Wachstum und den Blutfluss gekümmert. «Keine einfache Aufgabe. Wir verzeichnen einen Plasmazuwachs von 40 bis 50 Prozent, die Herzleistung musste 30 bis 40 Prozent gesteigert werden, um die beiden Kreisläufe gleichzeitig zu versorgen. Aber dank top Zusammenarbeit mit Progesteron und Co haben wir es geschafft, selbst unter diesen Bedingungen den Blutdruck noch um acht bis 20 Prozent zu senken!»[324] (Bestätigendes Klatschen. Mehrere Hormone klopfen sich auf die Schulter.) Unterdessen erhebt sich Juliette umständ-

lich vom Schreibtischstuhl. Das Leben ist nicht leicht, wenn man plötzlich sehr schwer ist. «Ach Gott», sie schlägt sich vor die Stirn. «Fast vergessen, dass Leo mich heute von der Arbeit abholt. Baby Brain, echt. Verdammte Hormone!» Oben im Sitzungssaal ist es auf einmal ganz still. Einige Hormone gucken ernsthaft verletzt. Progesteron lässt die Sonnenbrille sinken. «Sie hat *was* gesagt?»

50 bis 80 Prozent der schwangeren Frauen sagen, sie hätten ein *Baby Brain*, noch schmeichelhafter *Porridge Brain* genannt. Aber im Experiment ist beides davon gar nicht so leicht zu entdecken. Manche Studien finden es in bestimmten Phasen, andere auf bestimmten Ebenen und wieder andere finden auch mal gar nichts. (Letzteres ist als Forscher*in immer besonders unangenehm, denn solche Erkenntnisse schaffen es in Wissenschaftsmagazine ungefähr so häufig wie Keksrezepte.) Also, was sagt das Gesamtbild?[296,325] Erst mal scheint es durchaus Auswirkungen auf Kognition und Gedächtnis zu geben – wenn man die bisherigen Studien, die alle zusammen nur 709 Frauen getestet haben, aussagekräftig genug findet. Die Effekte spielen aber fast alle im dritten Trimester. Im ersten und zweiten sind sie so schwach, dass sie sich von der Menge nicht abheben und sich nur finden lassen, wenn man bei denselben Schwangeren mehrmals über die Zeit nachschaut. Das heißt, es ist wahrscheinlich leichter, an uns oder unseren Partner*innen Veränderungen zu bemerken, als bei Leuten, die uns

gegenübersitzen und dabei genauso verpeilt wirken wie alle anderen auch.

Überhaupt ist Kontext alles, wenn man sich das *Baby Brain* anguckt. Guckt man auf lange Sicht, bis nach der Geburt, gibt es viele Aspekte in Sachen Gehirn und Kognition, auf die sich Elternschaft positiv auswirkt – vielleicht sogar ein bisschen verjüngend.[326,327]

Der andere Kontext sind die Bedürfnisse.[328] Wenn wir uns im Labor die Leistungsfähigkeit des Gehirns angucken, dann gerne mit abstrakten Knobelspielen. So, wie wir sie auch aus den Intelligenztests kennen – allerdings sind die unter Umständen gar nicht unbedingt das, was unser Hirn und Hormonsystem vor einer Geburt am allerwichtigsten finden. Vor allem, wenn der Kreislauf eh schon überstrapaziert ist, und wir unsere Energie auf das Nötigste fokussieren. Es ist also ein bisschen so, als wenn wir Fußballer nach Politik fragen. Oder Doktoranden nach ihrer mentalen Gesundheit. Wichtiges Thema, wird momentan völlig vernachlässigt. Für einen besseren Eindruck müssen wir uns eine breite Spanne an Fähigkeiten angucken: Die wirklich wichtigen Executive-Funktionen z. B. laufen bei Schwangeren weiter top. Andere Fähigkeiten, wie die soziale Wahrnehmung, werden sogar ausgebaut. Schwangere Nagetiere erzählen uns außerdem, sie können sich jetzt viel besser im Wasserlabyrinth orientieren. Vielleicht sollten wir uns die kognitiven Effekte also eher als eine Priorisierung vorstellen. Nur haben wir halt eine ziemlich unflexible Welt gebaut, in der wir immer eine Exceltabelle priorisieren sollen. Womit wir beim dritten Kontext wären: die reale Welt. Für einen etwas kreativeren Erklärungsansatz in Bezug aufs *Baby Brain* haben ein paar Forscher*innen mal was ganz Verrücktes getan und Frauen in ihrem natürlichen Lebensumfeld getestet.[329] Nicht ganz so offensichtlich natürlich: Erst haben sie die werdenden Mütter im Labor zur ausgiebigen Gedächtnistestbatterie eingeladen, wo sich mal wieder keine vernünftigen Unterschiede zwischen schwanger und nicht schwanger feststellen ließen. Dann haben sie die Versuchspersonen mit zwei Aufgaben nach Hause geschickt: «Könnten Sie bitte in einer Woche noch mal anrufen und diesen frankierten Briefumschlag einwerfen?» Und siehe da: vergessen! Das heißt, ein Teil der Antwort liegt wohl ausnahmsweise mal nicht in den Hormonen, sondern am Alltag. Z. B. daran, wie gehabt zu arbeiten, aber parallel drei Schwangerschaftsratgeber zu lesen, Elterngeldanträge zu verstehen und auf *eBay* einen Kinderwagen zu ersteigern. Passenderweise findet man die Gedächtnisschwierigkeiten vermehrt bei Schwangeren, die sich auch sonst eher ängstlich oder depressiv fühlen ... also gerade offensichtlich anderes im Kopf haben.[327] Vom Einfluss der plötzlichen Schlafstörungen ganz zu schweigen, die nach der Geburt aus unerfindlichen Gründen nicht sofort besser werden.

Zuletzt versteht man wieder mal alles besser, wenn man sich die Hormone nicht als Störfunk, sondern als flexible Anpassung vorstellt. Denn Elternschaft bedeutet mehr als zeitlich begrenzte Hormonschübe, Elternschaft bedeutet eine fundamentale Restrukturierung des Gehirns an sich. An deren Ende muss dauerhaft eine liebevoll hegende und pflegende Reaktion stehen, wo die Tendenz vorher noch Richtung Frontalangriff ging.[31] Häsinnen schauen pro Tag ca. fünf Minuten bei ihren Jungen rein, aber das reicht, um sie permanent im Mutterzustand zu halten. Und selbst kinderlose Ratten benehmen sich irgendwann mütterlich, wenn man lange genug mit Babys vor ihrem Gesicht rumwedelt.[330] Jetzt kann man natürlich argumentieren, dass das für Menscheneltern nur begrenzt relevant ist. («Ah, da fällt ein Baby vom Himmel! Schnell, kauf eine Kinderzimmereinrichtung!») Aber wenn wir darüber ein bisschen früher nachgedacht hätten, wären wir vielleicht nicht ganz so überrascht gewesen, dass die Baby-Simulations-Puppen in Schulen nicht wie erhofft für weniger, sondern für mehr Teenagerschwangerschaften sorgen.[331] Hat der Natur ja keiner gesagt, dass wir die ganzen elterlichen Hormone nur zu Anschauungszwecken heraufbeschworen haben. (Oxytocin schüttelt ungläubig mit dem Kopf. Es fühlt sich fehlinformiert.)

Besagter Umbau wird wie immer von unseren Hormonen gestaltet. Allen voran von Oxytocin und Östrogen. Die Veränderungen finden wir dort, wo wir sie fürs soziale Denken brauchen: Regionen, die in Perspektivübernahme und Empathie involviert sind, oder die uns helfen, unsere Emotionen zu kontrollieren.[296] Denn, wenn irgendjemand seine Gefühle im Griff haben muss, dann sind es junge Eltern.

Der Umbau des Gehirns ist also wahrscheinlich das

Äquivalent zu einem Frühjahrsputz, bei dem wir nebenbei die Wände neu verputzen und die ein oder andere rausreißen.

Was unter Planen und Farbklecksen erst mal chaotisch wirkt, ist am Ende doch praktisch und außerdem viel heller. Beziehungsweise auf das Gehirn übertragen: je mehr Plastizität, desto besser die Aussichten. Mehr Chance auf Bindung, weniger Feindseligkeit.[330]

Aber nicht zu voreilig. Ein klitzekleiner Schritt fehlt auf dem Weg ja noch.

GEBURT: IT'S A BABY!

Tag X ist schon ziemlich nah. Oxytocin und Prolaktin bereiten sich auf die Milchproduktion vor. Die zwei Hormone, die nach der Geburt erst recht ansteigen. Oxytocin klopft außerdem auf eine Box mit der Aufschrift «BINDUNG!» und eine Pappschachtel: «Wie Sie Geburtserfahrungen schnellstmöglich vergessen». Das Logo ist eine rosarote Brille. Die Choreografie für den großen Tag steht. Progesteron gibt den Fackelstab an Östrogen weiter. Das baut die Rezeptoren für Oxytocin ein, und das öffnet den Muttermund.

Dann ist es endlich so weit. Alle sind bereit. Die Opioide wissen Bescheid. Darmentleerung verlangsamen, Schmerzen lindern, beim Atmen helfen. Besonders wenn sich die Gebärende gegen eine epidurale Betäubung entscheidet (sie sind da unterstützend, egal, was sie wählt). Im Kopf gehen sie noch mal die «Hormonkaskade» durch. Ein genau einstudierter Ablauf, bei dem das erste Hormon die Rezeptoren einbaut, an die das nächste andocken kann und dann ... kam welches noch mal vorbei? Keine Zeit nachzudenken, am Ende ist eh alles ganz anders.

Am Ende jeder Schwangerschaft steht nämlich eine völlig neue Problemstellung: Das Kind muss raus. Ein Problem, das sich dann spätestens zum 18. Geburtstag wiederholt. Und auch dazu können die Hormone eine Menge sagen. (Zur Geburt, nicht unbedingt dazu, wie Sie Ihr Kind überreden, an WG-Castings teilzunehmen.) Wobei man vielleicht wieder vorweg sagen sollte, dass die nun folgenden Informationen nicht als Anleitung für Idealgeburten gemeint sind. Die finden in der Realität so selten statt. (Wir liefern das Baby dann zwischen 8 und 12 Uhr an die Packstation, aber Sie können es abholen, wann *immer* es Ihnen passt!) Eher als Zusatzinfos zum Abwägen und Bessermachen. Am Ende zählt wie immer die eigene Entscheidung und der ärztliche Rat sowieso, aber wir können zumindest alles auf den Tisch legen, was dabei hilfreich sein könnte.[83]

Um auf Nummer sicher zu gehen, mach ich mal den Anfang: Mit meiner eigenen Geburt war es so eine Sache. Zum einen, weil sie überfällig und sehr lang und stressig war, wofür ich eine gewisse Verantwortung übernehme. Zum anderen, weil es dadurch leider auch nix wurde mit dem netten Geburtshaus und dem Zimmer für beide Eltern. Stattdessen gab es eine dramatische Krankenwagenfahrt und am Ende, wie es mein Vater auf der «It's a Baby»-

Karte an den Bekanntenkreis formuliert hat: einen groben Schnitt (und er wundert sich, dass ich das Thema Geburten beängstigend finde). Sprich, bei aller Liebe waren am Ende dann doch ziemlich viele Stresshormone und ein Kaiserschnitt vonnöten, damit ich das Licht der Welt erblicken konnte.

Hormonell gesehen suboptimal, denn Kaiserschnitte bringen den Ablauf durcheinander. Die ganze hübsche Choreografie, die die Natur so schön einstudiert hat. Sie können sich vorstellen, wie sie guckt, wenn plötzlich jemand ins Kommandozimmer kommt und ruft: «Ähhh ... also... DAS BABY IST DA! Außerdem: Skalpelle!» Genau genommen würde sie wahrscheinlich nicht gucken, sondern es würden plötzlich alle aufspringen und aufgebracht durcheinander rennen. «AAAAH!» – einschließlich die Hormone der Babyfraktion. Oxytocin, Vasopressin, Dopamin, Adrenalin und Noradrenalin gehen während des Kaiserschnitts bei Mutter *und* Kind sprunghaft in die Höhe. Kein Wunder, dass diese Geburtsart erst mal kein allzu gutes Vorzeichen für eine ganze Reihe Gesundheitsmarker ist.

Empört erwägen die Hormone Schwierigkeiten überall dort, wo sie eine Rolle spielen: vom Oxytocinsystem, übers Stillen und das Eltern-Kind-Zusammenspiel bis hin zu ADHS.[332] Oder alternativ: im Umgang mit Emotionen im Allgemeinen und Ängstlichkeit im Besonderen. Auch auf elterlicher Seite fällt es nach dem Kaiserschnitt-Tumult etwas schwerer, sich auf das Schreien des Kindes zu konzentrieren und darauf mit der entsprechenden Aufmerksamkeit zu reagieren. («Hier laufen noch lauter Stresshormone rum. Sicher, dass wir nicht *erst* einen Angreifer überwältigen müssen?»)

Wobei diese Information natürlich auch nur so mittel hilfreich ist. Wenn man gerade schon einen Kaiserschnitt hinter sich hat, weil sich das Kind wirklich blöde angestellt hat (Tschuldigung), ist das, was einem am allerwenigsten hilft, sich zu stressen, weil man jetzt gestresst ist. Was soll man machen. Muss ja. Stattdessen können wir uns immerhin das bewusst machen, was wir schon aus dem Stresskapitel wissen: Zeit zum Durchatmen nehmen bzw. aus medizinischer Sicht: sie möglich machen. Das kennen wir ja schon: Selbst wenn augenscheinlich das Gröbste vorbei ist, heißt das nicht, dass in unserem Inneren nicht noch alles in Aufruhr ist und Ruhe braucht.

Ein bisschen extra entspannende Infos obendrauf gibt es übrigens für alle, deren Wehen vor dem Kaiserschnitt eh schon eingesetzt hatten, sodass unsere Geburtseinleitungsstepptanzchoreografie bereits in den Startlöchern stand. («Schon draußen? Aber ich hab noch nicht mal die Schuhe an!») Denn, bis wir dann auf der Welt sind, hat sie einen großen Teil schon hinter sich, und das verfrühte Ende macht uns weniger aus. («Klatschklatsch. Okay, okay, wir haben einen Eindruck gewonnen. Für heute reicht's.») Im Ergebnis können z.B. Kinder, die nach Kaiserschnitt *und* Wehen zur Welt kommen, Gerüche besser erkennen, als diejenigen ohne Wehen.[333] Aber fragen Sie jetzt nicht, wofür das gut ist.

Auch Ärzt*innen bevorzugen einen natürlichen Geburtsbeginn, selbst wenn sie dafür mit einer Portion Oxytocin nachhelfen müssen, das dann etwas grobmotorisch in unsere Choreografie reinlatscht. Soweit wir wissen, allerdings ohne allzu dramatische Folgen. Auch wenn es ein paar Hinweise gibt, dass das Gehirn und unser Stillverhalten durchaus sensibel auf die hormonellen Abläufe in diesem Zeitfenster reagieren.[334,335]

Dafür können wir dank Oxytocins Intervention dann doch noch den Weg durch den Geburtskanal mitnehmen und damit eine Grundausstattung an nützlichen Bakterien einsacken. Die brauchen wir später, um uns unsere eigene Darmbakterienlandschaft zu zimmern, die dann wiederum unseren Serotoninhaushalt und das Stresssystem mitbestimmen. Dieser Prozess ist so einschneidend, dass man Babys heute zum Teil mit einem Lappen einreibt, der genau in diesem Geburtskanal gewesen ist. Es ist nicht eklig, wenn es funktioniert.

Merke: Kaiserschnitte sind vor allem dann sinnvoll, wenn sie notwendig sind. Sagt auch der deutsche Hebammenverband. Aber was notwendig ist, ist gar keine leichte Frage, wenn Kaiserschnittraten weltweit und selbst zwischen den Bundesländern stark auseinandergehen. Für eine selbstbestimmte Entscheidung braucht es also mal wieder: Information. Mindestens genauso dringend braucht es eine Elternzeit-Regelung, die das Chaos natürlicher Geburten erlaubt, anders als z. B. in den USA, wo manche verzweifelten Eltern Kaiserschnitttermine auf Feiertage legen, um dann wenigstens noch einen freien Montag mit ihrem Kind zu haben.

Flexible Elternzeit hilft natürlich noch bei einem ganz anderen Problem. Denn selbst, wenn ein Kind nicht zu verpeilt ist, um auf normalem Wege auf die Welt zu kommen, kann es ja einen anderen Fauxpas begehen: Es kommt zu früh (nie kann man es seinen Eltern recht machen). Und auch das ist ein Hormonthema. Denn am Ende unserer Entwicklung brauchen wir noch mal einen hormonellen Endspurt für die inneren Organe – allen voran die Lunge –, der von einem Schwung Stresshormone unterstützt wird. Dafür lockert die Plazenta extra ihren Schutzwall und winkt sie durch. Kommen wir zu früh auf die Welt, fehlt uns dafür die Zeit. Darum müssen unsere Ärzt*innen ein bisschen nachhelfen und die Barriere der Plazenta mit synthetischen Stresshormonen durchbrechen. Der Schub, den die Hormone dann dem Lungenwachstum geben, rettet Leben.

Wie immer, wenn wir Hormonmechanismen aushebeln, lohnt es sich aber, über das Wie und Wann nachzudenken. Lange haben wir auch die Dosis z.B. über einen längeren Zeitraum verteilt gegeben nach dem Motto: Je niedriger, desto besser. Heute wissen wir, dass es besser ist, die Dosis zu erhöhen und dafür schneller durch zu sein. Das passt schon eher zum Motto, das wir inzwischen von unseren Stresshormonen kennen: Je chronischer, desto schlechter.

Auch das Gehirn haben wir bei unseren Überlegungen mal wieder ziemlich lange außen vor gelassen. Das ist nachvollziehbar, wenn auf der Pro-Seite in großen Lettern «LE-

BEN RETTEN!» steht. Zum Glück geben die Ergebnisse, die wir bisher haben, auch eher Anlass zur Beruhigung. Sollten Sie selbst zu diesen Kindern gehören, können Sie trotzdem Ausschau nach ein paar Effekten auf Stress, Emotionsverarbeitung und die entsprechenden Hirnareale halten.[135,136] Es ist in jedem Fall gut, dass wir drüber geredet haben, denn so haben wir z.B. auch gemerkt, dass Glucocorticoide, die man *nach* der Geburt verabreicht, das Gehirn weitaus mehr mitnehmen.[336] Heute nutzt man sie seltener.[337]

Es gibt noch viel zu lernen. Aber wie immer gilt: Das, was uns stresst, gibt uns gleichzeitig auch Gegenmittel in die Hand. Und was für welche.

Frühchen-Kuscheln. Rettet. Leben.

Welche Macht Zuneigung am Anfang des Lebens hat, haben wir eher durch Zufall gelernt – auch wenn vorher immer mal darüber spekuliert wurde, kam der Durchbruch von ein paar kreativen Ärzten in Bogotá, Kolumbien, die mit der Gesamtsituation überfordert waren. Zu viele Frühgeborene, zu wenige Brutkästen. In einem heldenhaften Moment von ... *weiß ich jetzt auch nicht!* legten sie die übrigen Babys ihren Müttern in den Arm. Halb zum Warmhalten, halb zum Abschiednehmen. Und dann passierte etwas, womit sie nicht gerechnet hatten: Die Kinder erholten sich. Zum Teil besser als im Brutkasten. Das Prinzip *Kangaroo Care* war entdeckt.

Känguru-Kuscheln rettet buchstäblich Leben – ganz umsonst.[338] Das ist ein ziemliches Wunder. Zahlreiche Prozesse sind dabei involviert: Oxytocin erwärmt die Brust, und die Temperatur des Kindes synchronisiert sich. Herzschlag und Atem werden stabilisiert. Augenkontakt, Gerüche und Stimme regen auch bei den Eltern die Oxytocinausschüttung an. Nervenzellen in der Haut melden «streicheln» und verringern dadurch deutlich den Bedarf an Stresshormonen. Liebe geht unter die Haut.

Das lässt sich sogar im Mausmodell zeigen: Dort wirken Oxytocin und Streicheleinheiten mitunter sogar besser als Stressblocker.[339,340] So finden auch Nager-Babys, die von ihren Eltern bis jetzt völlig ignoriert wurden, zur Ruhe, wenn man ihnen eine liebevolle Adoptivmutter an die Seite stellt. («Doch gar nicht so stressig hier. Sehr flauschige Strampler!»)[341] Auf die Schnelle hilft es auch, wenn man nach der Geburt direkt etwas Oxytocin durch die Leitung schickt.

Oxytocin läuft mit einer schallenden Glocke durch die Blutbahn. «Es ist vier Uhr morgens, und alles ist gut!» Körper: «Ah, echt jetzt? Weil, es kam mir alles ziemlich beängstigend vor. Da war so ein gleißendes Neonlicht!» *energisches Glockenläuten* «ALLES IST GUT! Wenn ich sage, es ist gut, dann isses auch gut!» «Mich hat was gepikst. Es ist kalt hier!» «GUUUUT HAB ICH GESAGT!» «Jemand hat mir was in die Nase gesteckt …» *dongdongdongdong* «GUUUUUUT!»

«Okay, okay. Ist ja gut. Ich schätze, ich fang dann mal mit dem Wartungs- und Wachstumsbetrieb an?» «*Das wollte ich hören!*»

Auch beim Menschen haben wir inzwischen noch jede Menge andere hilfreiche Effekte des Kängurus gefunden: verbesserte Gesundheitswerte, eine deutliche Abnahme an Kortisol und Krankenhaustagen sowie ein Rückgang von allerlei bedenklichen und sehr griechisch klingenden Wörtern wie Sepsis oder Hypoglykämie.[342] Außerdem weinen Känguru-Kinder weniger bei schmerzhaften Tests oder anderen Zumutungen («Baden!?»). Je dramatischer die Umstände bei der Geburt, desto größer unser Spielraum, mit dem Kuscheln nachzuhelfen: Bei besonders Frühgeborenen halten sich die Känguru-Effekte oft über Jahre und machen einen großen Unterschied für Denken, Hirn, Schlaf und Stress.[343–346] Selbst bei den Eltern sinkt das Kortisol und die ganzen neuen Abläufe spielen sich besser ein – schließlich sind sie am Anfang mindestens genauso verwirrt wie das Kind und können jede Hilfestellung gebrauchen.

Dabei gilt natürlich wieder der Mut zum Realismus. Wie gesagt: Ideale Geburten gibt's ja nur in Hollywood, und da sind die Kinder sofort mindestens drei Monate alt und frisch gebadet. Das heißt, selbst wenn Sie Ihr Kind erst mal auf keine Brust, sondern auf ein Schaffell gelegt haben, müssen Sie jetzt nicht gleich ein neues machen. Es geht ja weiter, sodass die Zeit viele Unterschiede schluckt.[338] Etwa, indem elterliches Auf-das-Kind-Einsingen die Stresshormone gekonnt unterdrückt.[347,348] Trotzdem wissen wir jetzt, dass Kuscheln nicht nur hilft, sondern buchstäblich Leben retten kann, und können überlegen, wie man es Eltern auch und gerade nach dramatischen Geburten ermöglicht. Idealerweise in einer Umgebung, die nicht zu laut, nicht zu hell und allgemein nicht unfreundlich ist. Denn all das wirkt wieder kontraproduktiv.

Wenn man dagegen der Mutter erst mal Ruhe und Massagen spendiert, hilft das später bei der Mutter-Kind-Interaktion.[349] Und auch nach einem Kaiserschnitt hilft es, wenn man die Eltern erst mal mit den Babys anstupst, sodass diese ihr natürliches Programm abspielen können (wach werden, Augen öffnen, Brüste!). Dagegen taucht «Babyhalten nach dem Kaiserschnitt» in den USA schon mal als Extraposten auf der Krankenhausrechnung auf. Womit es wieder politisch wird, denn grundsätzlich erlauben die Krankenhäuser nicht in allen Ländern Nähe nach der Geburt (Spoiler: gerade die katholischen haben ein Problem)[350] und nicht in allen Ländern geben Arbeit- und Gesetzgeber Eltern Zeit für diese Nähe (*hust* USA *hust*).

Auch auf die Frage, ob der Vater ebenfalls Zeit dafür bekommen sollte, antworten ziemlich viele Länder mit: «Wer?» In den Niederlanden und der Schweiz steht Männern jedenfalls so gut wie kein Vaterschaftsurlaub zu. Das ist überall doof, aber in Holland auch noch ironisch, denn da bekommt man stattdessen eine Haushaltshilfe. Vor allem wirft es die Frage auf, welche Reaktion auf väterliches Kuscheln wir vom Baby eigentlich erwarten? «Da sind Haare dran, so kann ich nicht arbeiten»? Kangaroo Care funktioniert für alle Geschlechter ganz wunderbar.[351] Außerdem darf es bei Frühchen mit dem Kuscheln auch gerne mal ein bisschen mehr sein: 19,6 Stunden sind für Kinder und Eltern besser als sieben[352] – und wie soll das denn eine Person alleine machen? Dagegen bringt geteilte Elternschaft synchronere Hormone und außerdem jemand, der einem die Fernbedienung reicht.

Immerhin verpflichtet die EU seit 2022 alle Mitgliedsländer, Vätern nach der Geburt zehn freigestellte Tage zu bieten. Eine Regelung, aus der sich ausgerechnet Deutschland mit Verweis auf die Elternzeit rausreden möchte. Als wären die zwei Monate, die Väter momentan irgendwann im Laufe der ersten anderthalb Jahre nehmen, das Gleiche, wie (mindestens) eine Woche garantierte Unterstützung nach einem Kaiserschnitt.

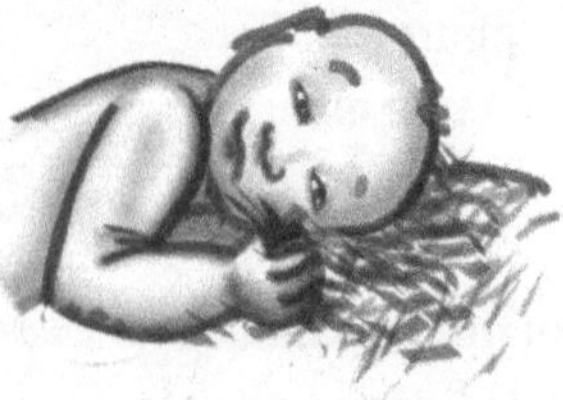

Haare. Seit ziemlich vielen Millionen Jahren genau unser Ding.

Wenn man weiß, wie dringend wir am Anfang Nähe brauchen und wie viele tolle Effekte sie mit sich bringt, fällt einem im Bestfall außerdem auf, was für eine Schnapsidee es ist, Kindern ihre Beruhigung selbst zu überlassen. Also nicht während des üblichen Hin und Hers, wer nachts aufstehen muss und wer Brüste hat – das ist ja quasi unvermeidbar. Sondern «schreien lassen» als Prinzip. Ein Konzept, das immer mal wieder durch die Buchwelt geistert («Jedes Kind kann schlafen lernen.») wie ein entrückter und vor allem nicht tot-zu-kriegender Charakter aus «The Shining». Die Grundlagen des Prinzips «Was, wenn wir schreiende Kinder ignorieren?» finden sich auch im beliebtesten Elternratgeber der 30er-Jahre «Die deutsche Mutter und ihr erstes Kind», der danach leider nicht mit dem Rest der Ideen dieser Zeit in sich zusammengefallen ist wie das Auge des Saurons. In den Niederlanden dachte man bis vor Kurzem, Schreien wäre fundamental wichtig für die Lungenentwicklung.

Bezeichnend, dass wir es geschafft haben, uns so lange Zeit von so zweifelhaften Ideen überzeugen zu lassen, statt von dem, was Eltern durch Mark und Bein geht. Als ob unser Hormonsystem diese Instinkte nur zum Spaß hätte! Aber es hat auch etwas sehr Menschliches, dass wir dank unseres medizinischen Fortschritts Kinder besser retten können als jede andere Spezies, aber alles, was die Natur dazu an hilfreichen Tricks beisteuert, erst aktiv wiederentdecken mussten.

Falls Sie keine Kinder haben oder wollen und auch nie eins waren, müssen Sie sich dabei übrigens nicht benachteiligt fühlen, denn auch bei Erwachsenen beruhigt Oxytocin die Amygdala und schlägt ihr vor, das Ganze noch mal mit dem frontalen Cortex durchzusprechen.[335] Über den Vagusnerv erreicht es das Herz und seine Gesundheit. Außerdem unterstützt es Opioide, Insulin,[353] Energieregulation und Verdauung.[354] Wunden heilen schneller, die Schmerzschwelle steigt, und Sie können jetzt heiße Teetassen etwas länger anfassen (yay?). Im wohligen Gefühl der Sicherheit nehmen wir schnell noch ein paar Pfund zu. Merken Sie sich einfach den Satz: «Mein Oberschenkelumfang ist ein Zeichen meiner tiefen Hingabe für dich.» Ist es nicht ein schöner Gedanke, dass wir anderen Leuten Gutes tun können, einfach, indem wir da sind? Ob das nun Freund*innen, Kolleg*innen oder Mitbewohner*innen sind – wenn Sie an-deren helfen, weniger allein zu sein, sind Sie gut für deren Blutdruck.

Die Ehe liegt dabei übrigens vor allem im Interesse des Mannes. Denn während sie das Sterberisiko von Frauen nur um 50 Prozent senkt, sind es bei Männern ganze 250.[355] Vielleicht, weil die Frau sich mit «Tend and befirend» ja schon außerhalb der Beziehung ein soziales Netz aufgebaut hat, während der Mann dachte, es reicht, wenn er immer mal zu so Geburtstagen mitgeht.

Wer dagegen einsam ist, wälzt sich mehr im Bett rum, bis er Schlaf findet[356,357] und tendiert am Morgen zu freundschaftsabweisenden Bürotassen. («Erst Kaffee, dann sprechen.») Damit ist er aber immer noch besser dran, als Leute in einer unglücklichen Beziehung. Denn Partnerschaft ist kein Selbstzweck – egal, ob Sie frisch verheiratetet sind oder gerade Ihre goldene Hochzeitstorte anschneiden mit dem Gedanken «Och nöö».

Dabei sollte man eins weder bei Bindung noch bei Stress vergessen: Sie sind sehr individuell. Auch das ist eine Erkenntnis vom Anfang unseres Lebens.

Aus meiner Kindheit habe ich diesen Teddybären und meine Angewohnheit, in Konfliktsituationen zu weinen

Im Falle von Stress ist ein gewisses Gefühl von «Warum immer ich?» ziemlich verständlich. Darum hat auch die Wissenschaft sich viel damit beschäftigt: «Warum immer du?» Warum werden einige Leute vom Stress aus der Bahn geworfen und andere legen sich dabei erst recht in die Kurve? Und, wenn wir zur ersten Gruppe gehören, können wir dann eigentlich gleich einpacken?

Manchmal denkt man, der Stress ist längst vorbei, aber in unserm Inneren wütet er noch (wir hatten das Thema schon). So kann sich selbst das, was wir erleben, lange bevor wir geboren werden, später auf unser Geburtsgewicht auswirken – ein guter Indikator für allerlei Gesundheitsvariablen und damit ein weitaus interessanteres Gesprächsthema als jedes Sternzeichen. (Als Stütze: Das Durchschnittsgewicht in Deutschland liegt mit 3,48 kg auf Platz zwei hinter Norwegen.[358]). Es hat auch Einfluss auf unsere Tendenz zum Alkoholismus. Als ob das nicht genug wäre, können sich diese Effekte auch über Generationen spannen. Der niederländische Hungerwinter 1944/45 z.B. hat nicht nur die Epigenetik der Kinder beeinflusst, sondern später auch die Gesundheit der Enkel.[359] Dabei sieht das Ergebnis nicht immer aus, wie wir es erwarten. Denn wenn unser Körper sich auf Knappheit einstellt, reagiert er zwar kurzfristig, indem er Fett verbrennt, aber langfristig, indem er es liebevoll bei sich behält, wie ein kleines Notpolster.

Die Enkel sind im Schnitt schwerer, und Krankheiten, die man üblicherweise mit zu viel Nahrung assoziiert, treten oft gerade da auf, wo es zu wenig gibt.

Auch alle anderen Stresseffekte lassen sich besser verstehen, wenn man sie sich nicht als Gemeinheit vorstellt, sondern als Anpassungsversuch. Wenn unser Hormonsystem z. B. schon im Mutterleib Erdbeben oder Eisstürme erlebt, dann stellt es sich schon mal vorsorglich darauf ein, im stressigsten Umfeld aller Zeiten immer schnell bei uns zu sein. Mit allen Konsequenzen fürs Kortisolsystem, den Schlaf und die Gesundheit.[360] Das kann sehr hilfreich sein, wenn Sie *tatsächlich* im stressigsten Umfeld aller Zeiten leben, in dem Sie ein hochaktives Stresssystem *brauchen*, ist aber unpraktisch, wenn Sie nicht in einem Krisengebiet geboren werden, sondern in Darmstadt.

Auch die Stressanpassung sieht nicht immer aus wie erwartet. Nicht nur wegen der Geschlechterdifferenzen, die mal wieder dafür sorgen, dass pränataler Stress auf der einen Seite des Spektrums eher zu Impulsivität und auf der anderen eher für Ängste sorgt. Sondern auch, weil unser Hormonsystem auf jedes «Zuviel» irgendwann reagiert mit «Dann halt nicht». Beim Stress bedeutet das, dass wir abstumpfen. Der Vorteil ist, dass wir jetzt selbst noch in einem Umfeld ruhig bleiben können, das für alle anderen druckreich, traumatisch und lebensfeindlich ist. Wie «Germany's next Topmodel». Der Nachteil ist, dass wir dafür auf ein paar von Kortisols ungemein hilfreichen Effekten verzichten, seine Feedbackloops und den Rückenwind an

Fokus für unseren Schreibtischjob. Es ist vertrackt: Wir denken, wir haben die Schweißausbrüche unserer Kindheit hinter uns gelassen, aber das Problem ist noch da. Es guckt jetzt nur anders.

Auch auf Vernachlässigung kann unser Hormonsystem sehr unterschiedlich reagieren: Einmal, indem es zu wenig Oxytocin produziert und passenderweise auch wenige Rezeptoren einbaut,[361] oder, indem es den Mangel durch extra viele Rezeptoren kompensiert. («Hier kommt doch eh nie ein Oxytocin vorbei ... – aber wenn doch, sind wir vorbereitet!») Beides sind wahrscheinlich Bewältigungsmechanismen, sogenanntes Coping, und außerdem zwei ganz eigene Probleme. Denn wer unsensibel für soziale Signale ist, kann sie schwerer lesen, wer allzu sensibel ist, entwickelt soziale Ängste.[362,363] Im Endeffekt kann z.B. Stillen für die einen eine wunderbare Erfahrung sein, für die anderen eine nervenaufreibende und für die dritten einfach so «meh ...». Das Gleiche gilt für soziale Unterstützung, Massagen und alles andere, was Oxytocin weckt.[349,364354] Unsere Reaktion darauf ist sehr individuell.

Noch ein Grund, keine Oxytocinfläschchen für 44,50 Euro zu kaufen.

Aus der Perspektive der Anpassung lassen sich auch die genetischen Hintergründe von Stressanfälligkeit besser verstehen, bei denen die Wissenschaft schon einige Hauptverdächtige für die «Warum immer du?»-Frage ausfindig gemacht hat: eine Anzahl von Genen, die Leute anfälliger für die Gefahren ihres Umfelds machen. Wie die Tante mit der schwachen Kondition, die man nicht umarmen darf, wenn man einmal geniest hat. Viele dieser Gene sind Verantwortliche aus dem Hormonbereich: Serotonin, Dopamin und Oxytocin.[365] Aber eine Frage blieb dabei immer etwas aus: Warum eigentlich? Warum sollten sich solche Störenfried-Gene überhaupt durchsetzen? Wahrscheinlich deshalb, weil sie uns gar nicht *anfällig* machen, sondern ... *anpassungsfähig.* Keine Bugs, sondern Individualisierungsoptionen. Oder, wie die Entwicklungspsychologie sagen würde: Wir sind Löwenzahn- und Orchideenkinder. Sie kennen das: Orchideen gibt es in wild und welk, und zur Unterstützung hätten sie gern den richtigen PH-Wert und eine Haltestange. Aber probieren Sie das Gleiche mal mit einem Löwenzahn, und die Nachbarn gucken Sie schief an. Es wäre ja auch unnötig: Löwenzahn bricht durch Beton und summt dabei noch «dudududubdu» – dafür bleibt er auch bei teuerstem Dünger eine Pusteblume. Beides hat Vor- und Nachteile, und beides finden wir auch für unsere Hormongene.[365] Diejenigen, die im Sturm am meisten wanken, blühen bei Sonnenschein am stärksten auf. Das heißt auch: Gerade das Kind, das von einer Familiensituation am meisten mitgenommen wird, kann am stärksten von einer Intervention profitieren. Und da haben wir es wieder: Alles, was uns Sorgen macht, gibt uns eben auch Werkzeuge an die Hand, sie anzugehen.

Denn selbst, wenn unser eigenes Hormonsystem nicht weiß, dass das da draußen gar nicht das stressigste Umfeld aller Zeiten ist ... die Menschen um uns herum können's uns zeigen. Nähe hilft nicht nur, kurzfristige Stresseffekte zu bremsen, sondern unser Hormonsystem schreibt währenddessen fleißig mit, wie eine proaktive Stressreaktion aussieht.[366,367] Das muss sie auch, denn von Natur aus können wir uns vor allem aufregen. Der Vagusnerv ist bis zur 28ten Woche nach Zeugung noch gar nicht ausgereift, und auch im Gehirn müssen wir die beruhigenden Leitungen vom Cortex zum Salience-Netzwerk erst noch legen. Schritt für Schritt loten wir aus, ob wir a) genug Freiheit zum Entdecken hatten und b) einen sicheren Hafen, um zurückzurennen, wenn wir dabei einen Käfer sehen. Darauf aufbauend formen wir nicht nur unsere Stressantwort, sondern auch unsere Bindungsgewohnheiten, die wir danach mit uns rumtragen wie einen Rucksack. («Guck Schatz, ich hab uns was mitgebracht.») Dass bei der Bindung Erfahrung über Veranlagung triumphiert, kann man auch im Mausmodell simulieren, wenn man sich Mäusefamilien anguckt, die sich von Natur aus eher distanziert zueinander verhalten (Briten?). Jubelt man denen Mäusebabys einer völlig verkuschelten Familie unter, dann ergibt das nicht nur sehr verkuschelte Zöglinge, sondern eine Generation später auch sehr verkuschelte Eltern.

Ist es nicht toll, dass Zuneigung so lange vorhält? Ein weiterer Grund, warum es eine doofe Idee ist, Kinder schreien zu lassen, in der Hoffnung, dass sie sich selbst beruhigen. Wenn sie es *könnten*, würden sie es ja tun! Wenn ein Kind sich dagegen sicher und geborgen fühlt, kann das zum Teil sogar die grimmigen Effekte ökonomischer

Sorgen ausgleichen.[368] Im Idealfall sollten dabei so viele Menschen mithelfen wie möglich. Lehrer*innen, Kindergärtner*innen, (Groß-)Eltern und wer immer sonst noch ums Kind rumsteht. Das senkt dann auch unsere Chancen, sämtliche Marotten unserer Eltern mitzunehmen. Wie z.B. der Teufelskreis, in dem Eltern mit vielen Ängsten auch Kinder mit vielen Ängsten großziehen, um die sie sich dann ängstigen. Mit die einzige Chance, aus einem solchen Kreis auszubrechen, ist, uns an jemandem festzuhalten, der nicht drinsteckt. Jede Bezugsperson verringert unser kindliches Risiko, selbst eine Angststörung zu entwickeln, enorm. Das Gleiche gilt bei Kindern, deren Serotonin-Gene sie auf den ersten Blick für allerlei psychische Probleme prädisponieren: Ihre Chancen bessern sich mit jeder sozialen Unterstützung, die die Mutter aufzählen kann.[369] Orchideen. Darum ist es auch so merkwürdig, dass das Wort «Fremdbetreuung» so negativ konnotiert ist – wo die Natur es doch so eingerichtet hat, dass uns, wenn die Stricke der Familie reißen, das soziale Netz hält.[370] Dagegen ist die «Kernfamilie» die *eigentlich* radikale Idee. («Nennen Sie mich altmodisch, aber den Plan, ein bis zwei Menschen eine Aufgabe von 100 aufzuhalsen, finde ich experimentell und gefährlich.») Aber, wo wir uns nun mal auf dieses Modell festgelegt haben, können wir wenigstens alles tun, um die Eltern zu unterstützen. In der Schwangerschaft hilft z.B. Stressmanagement-Therapie,[371] Konfliktkommunikation und Paarinterventionen mit Effekten auf Kortisol, Geburtsgewicht und Krankenhausaufenthalte,[372] zum Teil sogar im Jahr danach.[373] Wie hat es der Wirtschafts-Nobelpreisträger James Heckman mal so schön prognostiziert? Je früher im Leben der Staat soziale Unterstützung bietet, desto mehr Gewinn bringt sie ihm – und die Langzeitstudien zu gut ausgestatteten Kindergärten zeigen uns genau das (Grüße gehen raus an die FDP, die 2022 versucht, aus *Kostengründen* die frühkindliche Sprachförderung zu streichen).

Wie so oft gilt bei den Hormonen allerdings, dass es hilfreicher ist, gezielt Probleme zu behandeln, als alle verrückt zu machen. (Pro-Tipp: Zu jedem positiven Schwangerschaftstest gleich einen Kurs «Konfliktmanagement» dazulegen.) Sprich, die Familien-Programme, die am meisten bringen, sind diejenigen, die Leuten Hilfe anbieten, die sie *brauchen*.[374,375]

Wo wir gerade dabei sind, Leute nicht nervös zu machen, können wir außerdem festhalten: dass sich die Studien zu langanhaltenden Stresseffekten um chronischen oder sehr schweren Stress drehen. Eisstürme, Erdbeben, Todesfälle oder den 11. September. Nicht um das kurze Rauschen in den Ohren, wenn man bemerkt, dass man bei einer E-Mail «Allen antworten» geklickt hat. Also kein Grund für Schwangere, sich neun Monate lang *Raffaelo*-kauend in eine Hängematte zu legen. (Wobei, warum eigentlich nicht?) Tatsächlich ist vielleicht selbst der pränatale Stress eine Frage von U-Kurven – ein bisschen Aufregung zählt als Lerneffekt.[376]

Kurzum, unsere frühkindliche Erfahrung ist ein plastisches Wunderland an Lerneffekten und unterschiedlichsten Bedürfnissen, die alle erfüllt werden wollen.

Wunderbar, oder? Aber irgendwas haben wir unterwegs noch vergessen ... ich komm gleich drauf ... ach ja, die Perspektive der Eltern!

Leben nach der Geburt

> Stöhn. Juliette steigt aus der Dusche, überwindet den Impuls, eine Weile ins-Nichts-starrend auf dem Badewannenrand zu sitzen und fischt in der Waschmaschine nach irgendwas zum Anziehen, was noch nicht voller Flecken ist: «Musst du nicht schon los?» Im Wohnzimmer sitzt Leo noch mit Jacke und Rucksack auf dem Sofa, zwischen einer kleinen Armee aus Stoffschafen, wippt auf den Knien sein neugeborenes Kind und außerdem seinen Laptop. «Nur noch ein paar PDFs für die Bahnfahrt runterladen, falls das WLAN wieder stirbt.» «Ich dachte, du könntest während Bahnfahrten eh nicht arbeiten?» «Ha! Das war, als ich zu Hause noch arbeiten konnte.»

Praktischerweise endet der Elternschaft-Umsortierprozess im Gehirn nicht mit der Geburt, sondern läuft danach noch weiter. So kann er analog zum Kind vonstattengehen, und Sie müssen später nicht mit der Nachbarin den Nachwuchs tauschen, bis es passt. Beispielsweise reagieren Mütter von

Frühchen im Durchschnitt mit etwas mehr alarmierter Gehirnaktivierung auf die Gefühlsregungen ihres Kindes.

Außerdem können Sie sich dank der Plastizität Ihres Gehirns mit dem Kind zusammen weiterentwickeln. («Also, in Phase eins wird es immer irgendwas wollen, und in Phase zwei wird es dann auch immer etwas wollen, aber vor allem das, was Sie nicht wollen.») Auch Kortisol macht sich in dieser Zeit noch mal nützlich. Es unterstützt postnatale Bindung und positive Gefühle (Kortisol kann Stimmung schützen, wir wissen das)[335] und entwickelt sich dafür im Idealfall bei Vätern und Müttern synchron.[377] Vor allem hilft es, die angemessene, leicht aufgebrachte Reaktion einzuläuten, die wir auf ein schreiendes Kind haben sollten. Mütter mit hohem Kortisol können Kinderschreie besser unterscheiden. («Also, der hier heißt ‹Schmerzen›!» «Oh cool, dann kannst du ja jetzt gezielt was unternehmen!» «Na ja nee, sie kriegt halt Zähne.») Und weil Lerneffekte sich halten, sind Mehrfach-Mütter darin noch besser.[378] Jugendliche Mütter reagieren dagegen ähnlich aufgebracht, aber mit weniger Herzklopfen und Kortisol – dabei wissen wir ja jetzt, dass zu wenig Kortisol mitunter seine ganz eigenen Probleme mit sich bringt.[379]

Also: Das, was wir für nervig halten, ist kein Fehler im System, sondern eine Grundbedingung dafür, dass es funktioniert. Die Bugs sind Zusatzfunktionen. Aber die flexible Anpassung bringt auch Risiken mit sich. Denn Phasen, in denen das Gehirn besonders umtriebig im Umbau begriffen ist und vor Plastizität nur so sprüht, sind immer auch Risikophasen. Besonders für Stressanfälligkeit. Die möglichen Begleiterscheinungen sind: Angst, Traurigkeit, Obsession oder Hyperwachsamkeit, Katastrophisieren, aber diesmal in Bezug auf das Kind – oder vorher die Geburt. Und wo wir schon dabei sind, steuert das Umfeld dann noch unterstützend ein paar Scham- und Schuldgefühle bei. («Du hast dir das Baby *gewünscht*, jetzt musst du's auch 24 Stunden am Tag verträumt angucken! Was stimmt nicht mit dir?»)

Im Endergebnis fühlen sich rund zehn Prozent der Mütter von der Zeit nach einer Geburt insgesamt ... negativ überrascht. Oder überfordert. Traurigkeit beschreiben ganze 50 bis 80 Prozent. Leichte Depression erwischt ungefähr 11 bis 20 Prozent und von einer schweren sind sieben bis 14 Prozent betroffen. Wobei übrigens vier bis 25 Prozent der Väter ähnliche Symptome ankreuzen.[380] Die individuellen Erfahrungen sind also sehr unterschiedlich. Und wie üblich geht das in unserer Debatte häufig unter. Sprich, wenn sich jemand nach der Geburt schlecht fühlt, heißt es schnell: «Tja, Hormone sind halt ein Arschloch.» Dabei kommen die Hormonschwankungen nach der Geburt, wie bei der Periode, wieder mal nicht als Hormonkeule, also als ein Zuviel daher, sondern als Crash. Östrogen, das während des letzten Drittels der Schwangerschaft um fast das 20-fache angestiegen ist, fällt plötzlich in den Keller. Genauso wie Kortisol und Progesteron. Passenderweise gibt es eine große Schnittmenge zwischen den Leuten, die auf den monatlichen Hormonabfall mit PMS reagieren und denen mit postpartaler Depression. Einen *allgemeinen* Zusammenhang zwischen Hormonsinkflug und Stimmung sucht man dagegen oft vergebens.[381] Im Gegenteil: Oft kündigt sich eine Postpartum-Depression schon vor der Geburt an, während die Sexhormone noch hoch stehen.[328] Und manchmal sind andere Faktoren viel einflussreicher. Wie die Schlafqualität.[382]

Abgesehen davon liegen wichtige Einflussfaktoren eher dort, wo wir es aus den Bereichen Aufregung und Beruhigung her kennen: bei Oxytocin und Kortisol. Es geht also wieder mal um Stress und mangelnde soziale Unterstützung. Zusammen wirkt sich das auf die Areale im Gehirn aus, die wir in der Schwangerschaft am stärksten umstrukturieren.[330] Um bei unserem Renovierungsbeispiel zu bleiben: Dort, wo während des Umbaus die Leitungen und Rohre sowieso schon gefährlich offen liegen: Areale für sozial- emotionale Verarbeitung. Es ist auch der Bereich, der bei Frauen grundsätzlich zu ihrem erhöhten Depressions- und Angstrisiko beiträgt.

Wieder mal ist das Leben nicht fair. Risiken treffen nicht alle gleich, und die Chance auf einen Wasserrohrbruch steigt da, wo die Leitung sowieso schon leckt, egal ob durch *Nature* oder *Nurture*: Gene spielen dabei genauso eine Rolle wie Traumata und die Beziehungsangewohnheiten der Kindheit.[383] Selbst sehr kritische Schwiegermütter erhöhen das Risiko für eine postpartale Depression.[384] Dazu kommt die Politik: Frauen, die (Eltern-)Zeit und Raum zum Stillen haben, sind besser davor geschützt.[385] Wer einer marginalisierten Minderheit angehört, also z. B. mit Armut, Diskriminierung oder seinem Asylstatus kämpfen muss, schultert ein größeres Risiko.[384] Auch Väter leiden, wenn sie sich nicht an der Umsorgung ihres Kindes beteiligen können.[380] Noch ein weiterer Grund für Männer, gegen das Patriarchat zu kämpfen.

Dass wir überhaupt darüber reden, wie unterschiedlich man sich nach einer Geburt fühlen kann, ist trotzdem ein großer Fortschritt. Jetzt müssten wir es nur noch schaffen, es so zu tun, dass wir dabei nicht alle unsere hormonellen Denkfehler in einem Paket zusammenschnüren. Neben unserer natürlichen Skepsis vor den angeblich weiblichen Sexhormonen ist da z.B. die getrennte Betrachtung von Kopf und Körper, wenn es um medizinische Fragen geht, als ob das eine mit dem anderen nichts zu tun hätte – und dank der wir dann überrascht sind, dass Unterschiede in der Biologie eben auch Unterschiede im Erleben bedeuten. Und, dass sich diese Unterschiede selbst mit viel Liebe nicht einfach wegdenken lassen. Dazu kommt die Vorstellung, alles, was wir mithilfe unseres Hormonsystems tun, sei einfach, weil's «natürlich» ist – wie einschlafen oder Energie entwickeln oder Menschen lieben, einschließlich des eigenen Nachwuchses. Aber natürlich ist es vor allem kompliziert. Für manche mehr als für andere.

Babyblues

Es ist nämlich so: Wenn wir vom Babyblues reden, dann meinen wir meist die postpartale Depression. Aufschluss darüber geben die Antworten auf Fragen wie: Hatten Sie in den letzten Tagen Angst und Panik? Sorgen und Selbstzweifel? Unnötige Schuldgefühle? Waren Sie so traurig, dass Sie geweint haben oder nicht mehr einschlafen konnten? Gibt es noch Momente, die Sie genießen? Dinge, über die Sie lachen? (Wir erinnern uns: Depression bedeutet nicht nur viele traurige Gefühle, sondern auch keine schönen ... und oft einfach gar keine.) Das heißt, die Symptome von postpartaler Depression sind eigentlich nicht viel anders als die einer «normalen» Depression.

Wird allerdings über das Thema Babyblues und Co geschrieben, wird gern in die schaurig-kriminalistische Schublade der Historie gegriffen. Dabei werden alle möglichen Geschichten hervorgekramt. Von restlos überforderten Müttern, die mit Kindern im Gepäck über irgendeine Klippe fahren, mit Wahnvorstellung und Münchhausen-Stellvertretersyndrom (bei dem z.B. Eltern vortäuschen, ihre Kinder seien krank oder sie tatsächlich bewusst krankmachen). Oder andersherum: Unter Schlagzeilen, die sich um solche schrecklichen Fälle drehen, tauchen ziemlich automatisiert Mutmaßungen über «Babyblues», Überforderung oder «postpartale Depression» auf.

Dabei gibt es dazwischen eine leuchtende Trennlinie: Was hinter den extremen Fällen steckt, wenn (!) es denn eine psychiatrische Störung ist, ist mit ziemlicher Sicherheit kein Babyblues, sondern eher eine Psychose. Und die ruft andere Symptome hervor, als wir sie von der postpartalen Depression kennen: Schlaflosigkeit und Reizbarkeit, oft abgewechselt mit Euphorie, manchmal erscheint die Außenwelt verschwommen, bizarr und bedrohlich. Das Baby auch.

Es stimmt schon, dass bei den meisten dieser Psychosen im Vorfeld eine postpartale Depression vorgelegen hat. Aber sie sind trotzdem viel, viel unwahrscheinlicher und betreffen nur ein bis zwei Frauen unter 1000. Und selbst bei denen äußern sie sich nur in den aller-aller-seltensten Fällen auf eine Art, die dem Kind schadet. Vom Babyblues auf Psychose und von da automatisch auf Kindswohlgefährdung zu schließen, ist ein bisschen wie zu glauben, jeder, der eine *Jack-Wolfskin*-Jacke kauft, erklimmt morgen den Mount Everest. *Und* fällt dabei in eine Gletscherspalte.

Die Unterscheidung ist so unglaublich wichtig, weil es sowieso schon nicht einfach ist, darüber zu reden, dass man nach der Geburt aus irgendeinem Grund nicht mütterlich strahlt. Und es wird wirklich nicht einfacher dadurch, wenn einen Menschen dann auch noch besorgt anschielen, als sei man verrückt und/oder gefährlich. Obwohl man sich nur genauso fühlt wie 50 bis 80 Prozent aller Frauen nach der Geburt, oder immerhin wie 14 Prozent.

Über solche Schwierigkeiten nach der Geburt muss man reden können. Auch, um die Leute zu schützen, um die wir uns in der ganzen Situation sehr viel eher Sorgen machen sollten – die Betroffenen. Im Vereinigten Königreich listete eine Studie «Suizid» als Hauptursache für Müttersterblichkeit[386] – 20 Prozent der Todesfälle gehen darauf zurück, bestätigt eine andere.[387] Noch häufiger finden sich selbstverletzende Gedanken. Das alles ist besonders tragisch, wenn man bedenkt, dass wir's mit dem medizinischen Fortschritt geschafft haben, so viele andere Risiken für Müttergesundheit in den Griff zu bekommen. Aber wie beim Frühchen-Kuscheln ist es wichtig, dabei die Psyche nicht aus den Augen zu verlieren.

Wobei man auch dieses Risiko wieder im Kontext sehen muss,[384,388,389] bevor wir gleich wieder in besorgtes Schielen übergehen. Wir reden hier über schwere postpartale Depressionen (oder eben Psychosen). Das Suizidrisiko im Allgemeinen ist sogar *niedriger* vor und nach Geburten.

Außerdem gilt, z. B. in den USA: Das weit größere Risiko für das Leben der jungen Mütter geht von anderen aus: von ihren Partnern oder Ex-Partnern. Und auch in Deutschland steigt während der Schwangerschaft das Risiko häuslicher Gewalt. Zehn Prozent der Frauen mit Gewalterfahrung in der Partnerschaft haben sie zuerst während der Schwangerschaft gemacht, 20 Prozent im Rahmen der Geburt.[390]

Zusammengefasst erzählen Schwangerschaft und Monatsblutung eine ähnliche Geschichte: Große Schwierigkeiten mit ihnen finden wir seltener als Flächenbrand, sondern eher vereinzelt, oft mit Stress als auslösendem Funken. In der öffentlichen Diskussion sind die Einzelfälle aber viel sichtbarer (Feuer halt), sodass wir von ihnen auf andere schließen und ihnen dabei auch noch wer weiß was an zerstörerischer Energie zutrauen. Und während wir noch drüber diskutieren, ob die nicht Beweis genug sind, dass Frauen mit Hormonen nicht zu trauen ist («Ich meine, das reimt sich ja sogar»), übersehen wir dabei mal wieder die andere Hälfte der Menschheit. Als Gefahr, aber auch in ihrer unterstützenden Funktion.

VÄTER: VATERSCHAFT IST BIO

Der Assistent blättert schon eine Weile im großen universellen Plan «Elternschaft», aber er findet nicht, was er sucht: «Ähm … Aber was ist mit den Männchen?» Das Gesicht des Hormon-Abteilungsleiters bleibt leer. «Wie, was soll mit denen sein?» «Na ja, das ganze Projekt ‹Beziehungen› fußt auf den Anlagen für ‹Mutterschaft›. Was ist mit den Männchen?» Der Abteilungsleiter macht eine abwehrende Handbewegung. «Ach! Dasselbe in Grün. Wir haben einfach das Vasopressin genommen, das da noch rumlag.» Der Assistent nickt anerkennend. Schließlich sind Vasopressin und Oxytocin in gewisser Weise Geschwister. Irgendwann vor 400 Millionen Jahren haben sie sich mal aus dem gleichen Stück DNA entwickelt, als das aus Versehen verdoppelt wurde, geschrieben in die umgekehrte Richtung. Oxytocin von hinten nach vorne. Wie eine arabische Version[391] (aber sagen Sie das nicht der

AfD). Schon ein bisschen peinlich und umso besser, wenn sie jetzt einen anderen Verwendungszweck für Vasopressin finden. Dann also «Bindung für Männer». Shampoo für Männer gibt es schließlich auch. Dann fällt dem Assistenten trotzdem noch was ein: «Aber ist Vasopressin nicht auch ein Stresshormon? Das bindet doch an die Amygdala!» «Pah!» Der Abteilungsleiter zuckt mit den Schultern. «Das fällt doch in ein paar Millionen Jahren keinem mehr auf.»

Dann also Väter. Wäre ja schade drum, wenn sie bei der Elternschaft nur am Rande vorkommen. Oder doch irgendwie Standard? Jungbullen gehen mit ihren Kindern schließlich auch nicht in den Zoo.

Dabei ist sich die Natur bei dem Thema Väterbeteiligung nicht annähernd so einig, wie es von Verfechtern des Abwesende-Väter-Modells so gern suggeriert wird. Wer hat nicht schon mal davon gehört, dass bei den Seepferdchen der Mann sogar die Schwangerschaft übernimmt? Sehr zuvorkommend, ohne Frage, aber nicht die Ausnahme in Sachen Väterbeteiligung im Tierreich: Da hinten richtet gerade ein Knochenfisch das Nest für die Eier her, die er später alleine großzieht, und an Land verteidigt ein Dsungarischer Zwerghamster heißblütig das Nest. Letzterer braucht bei der Schwangerschaft nicht mal anwesend zu sein, um hormonelle Veränderungen mitzumachen. Kommt er spontan zur Geburt dazu, verfällt er sofort in hamsterliche Hebammentätigkeit. Denn der Zwerghamster merkt sich alle seine

Sexualpartnerinnen – Ehrensache. Und auch als Elternteil ist er sehr engagiert. Man kann also sagen, dass der Dsungarische Zwerghamster väterlich gesehen mehr draufhat als die Schweiz.

Hormonell wird er dabei von einem Östrogenlevel unterstützt, das genauso hoch ist wie das seiner Partnerin. Trotzdem scheint sich sein Testosteronlevel keinen Zacken aus der Krone zu brechen: Das entspricht dem seiner polygamen Artgenossen.

Zugegebenermaßen ist das natürlich nur eins von vielen Modellen. Bei manchen Spezies tauchen Väter nie auf, es sei denn, ihr Nachwuchs wird reich und berühmt. Oder sie lassen sich zwar hin und wieder blicken, können sich aber nie daran erinnern, welches jetzt *ihre* Kinder sind. Das ist allerdings ohnehin besser so, denn anderer Leute Kinder stehen die Männchen vieler Spezies feindlich gegenüber.

Die Natur ist bunt. Also wo sollen wir uns einordnen? Insgesamt halten sich die großen Affen zum Vatertag merklich zurück (was wahrscheinlich immer noch besser ist, als wenn fünf Gorillas einen Bollerwagen mit Grillgut durch die Gegend schieben). Aber, dass die Menschen etwas anders drauf sind, kennen wir ja schon von unserem anhaltenden Interesse für das Konzept Monogamie.

Die Hormone jedenfalls sprechen eine recht eindeutige Sprache, und die sagt: Vaterpotenzial.[335,377,392] Junge Väter reagieren auf ihr Kind hormonell ähnlich intensiv wie Frauen: sinkendes Testosteron, steigendes Prolaktin; auch Oxytocin und Kortisol steigen kurz vor der Geburt noch mal an, Progesteron entwickelt sich parallel zu dem der Mutter.

Ein überraschend großer Teil der Väter reagiert auf die Umstellung mit dem Couvade-Syndrom, bestehend aus ein paar sehr verwirrenden Co-Schwangerschaftssymptomen: Gewichtszunahme, Kopfschmerzen, Übelkeit, Nasenbluten und aus irgendeinem Grund ziemlich häufig Zahnschmerz. Vor allem im ersten und dritten Trimester.[393,394] Bis jetzt weiß keiner, warum das so ist. Einige Psychoanalytiker*innen spekulieren «Gebärneid», und ich finde, das ist zu ihrem sonstigen Thema «Penisneid» immerhin eine nette Abwechslung.

Oxytocin sorgt dafür, dass Väter näher an ihre Kinder rangehen, stimulierender mit ihnen kabbeln oder koordinierter mit ihnen synchronschwimmen (Eltern-Kind-Synchronität ist allgemein eine wunderbare Sache). Es aktiviert wieder mal unsere beliebten Gehirnareale für Emotionsverarbeitung, klüngelt dabei noch mit Dopamin, und wenn man dem Vater jetzt ein Babyfoto zeigt, sagt sein Hirn so etwas wie: «Juhu!» Je mehr das der Fall ist, desto höher die Chance, dass die Mutter später erzählt: «Er ist sehr engagiert und hilfreich.»[395]

Östrogen steigt dagegen an, wenn Väter an Babys riechen (merkwürdig – aber na gut).[335] Und vielleicht macht es sie sensibler für kindliches Gequengel.[396]

Ein paar Unterschiede sind in den Forschungsergebnissen zu Müttern und Vätern aber feststellbar. Vor allem hinsichtlich der speziellen Hormone, die Vaterschaft ausmachen: mehr Vasopressin als Oxytocin (ähnlich wie bei der Paarbindung), auch Prolaktin scheint eine Rolle zu spielen, ganz egal, was sein Name – «für Milch» – suggeriert. Vielleicht sorgt es dafür, dass Väter sich mehr kümmern und mehr spielen – besonders «entdecken».[83] Außerdem könnte es ihnen helfen, in dieser anstrengenden Phase kein Gewicht zu verlieren (yay!).

Ein anderer, ziemlich entscheidender Unterschied ist folgender: Vätern und ihrem Hormonsystem muss irgendjemand Bescheid sagen, dass sie Väter *sind.* Wer direkt nach der Zeugung in den Sonnenuntergang reitet, macht am Grand Canyon keine spontane hormonelle Veränderung durch. Stattdessen müssen Väter aktiv am Elternsein teilhaben, sprich sehen-hören-riechen-fühlen. Im Idealfall schon während der Schwangerschaft und in vielen Fällen synchron mit der Mutter.[392,397] Das Engagement spiegelt sich auch in der Hirnaktivierung.[398] Aber deshalb zu denken, die Vater-Kind-Bindung sei weniger natürlich, ist ungefähr so logisch wie zu behaupten, jemand auf einer einsamen Insel sei asexuell. Die Anlagen sind da. Aber was soll er denn *machen*?! Außerdem steckt etwas sehr Schönes darin, dass Elternschaft eben auch eine Frage des Engagements ist, z. B. unterscheidet sich das Oxytocinlevel nicht zwischen biologischen und Adoptivvätern (in den betreffenden Studien übrigens rekrutiert aus schwulen Pärchen).[399]

So oder so, auch Menschen können Vaterschaft. Da müssen wir uns vor dem Dsungarischen Zwerghamster gar nicht verstecken. Diesem Entwicklungspotenzial Raum zu geben, ist wichtig für sie und ihre (Beziehungs-)Zufriedenheit, denn ansonsten korreliert konstant hohes Vatertestosteron vor allem mit einer Partnerin, die unzufrieden ist mit der Welt im Allgemeinen und ihrem Partner im Besonderen.[400] Was allerdings nicht heißt, dass sich Testosteron jetzt ganz verabschieden müsste ...

Warum Testosteron nicht das Gegenteil von Elternschaft ist

Speziesübergreifend findet sich fast immer der gleiche Zusammenhang: je höher der Testosteronspiegel, desto niedriger die Anzahl von Tassen mit der Aufschrift «Vater des Jahres». Hohes Testosteron bedeutet weniger Engagement, tiefere Stimmlage und eine weitaus seltenere Benutzung des Satzanfangs «Jawoisserdenn?».[396] Niedriges Testosteron zeigt dagegen oft eine bessere Vater-Kind-Beziehung und allgemeine Nützlichkeit in Dingen des Haushalts.[401]

Falls Sie die Baby-Begeisterung zu Hause ausprobieren wollen und gerade weder einen Testosterontest noch einen Gehirnscanner zur Hand haben (Helium ist auch teurer, als man so denkt), können Sie stattdessen einfach das Hodenvolumen messen. Je größer das ist, desto kleiner ist statistisch gesehen a) die Begeisterung des Vaters für Babyfotos und b) die Begeisterung, mit der die Mutter vom Vater erzählt. Falls Sie gerade keinen Kontrollhoden für den Vergleichswert haben: Der Durchschnitt liegt bei ca. 20 Gramm, 20 bis 25 Milliliter. Alternativ können Sie Ihrem Partner auch einfach mit einem Babyfoto vor dem Gesicht herumwedeln, «Süß, wa?» rufen und gucken, wie er darauf reagiert.

Wo Oxytocin die Aufmerksamkeit in Richtung Nachwuchs lenkt, scheint Testosteron sie davon wegzulenken, hin zu Fotos von allem, was vage mit Sex zu tun hat.[83] Wenn man das hört, könnte man meinen, Testosteron und Elternschaft wären natürliche Gegensätze. Aber damit tun wir beiden Unrecht.

Erst mal gibt es sehr wohl Spezies, bei denen Testosteron der Vaterrolle hilft – allein schon, weil es sich in Östrogen umwandeln lässt. Kastrieren Sie einen Kalifornischen Wühlmäuserich, wird er völlig desinteressiert an den Baseballspielen seiner Kinder. Auch bei Menschenmüttern steigt Testosteron in der Schwangerschaft durchaus an,[392] und wenn man ihnen dann ein Foto ihres Kindes zeigt, sagt ihr Gehirn eher so was wie «Juhu!».[335] Belohnung kann es ja, das Testosteron.

Und es gibt noch mehr Aspekte von Elternschaft, für die es ganz prima geeignet ist. Nämlich solche, die in den hiesigen Gefilden mit ihren 305-Wege-Ihr-Kind-für-immer-zu-ruinieren-und-was-passiert-wenn-Sie-keine-Geige-kaufen-Elternratgebern häufig übersehen werden: Kinder brauchen nicht nur viel Liebe, sie brauchen auch viel körperlichen Schutz.

Selbst wenn weder Fressfeinde noch ein Kriegsgebiet in der Nähe sind, schaffen es Kinder ja ziemlich erfolgreich, sich selbst zu gefährden. Die Tochter eines Freundes ist drei und fest überzeugt: Wenn ihr großer Bruder schwimmen kann, kann sie das auch. Also springt sie kopfüber in jedes Wasser rein, das sie sieht. Was Eltern da brauchen, sind schnelle, impulsive Reflexe. Der Sprung ins kalte Wasser. Einfach mal nicht an iPhone und Portemonnaie in der Hosentasche denken.

Testosteron ist quasi dafür ge*macht*, nicht an Sachen zu denken! Im Internet wird das «Dad-Reflexe» genannt, wenn Männer völlig geistesabwesend in die Luft starren und dann mit Kampfkunst-Geschwindigkeit doch noch das Kinderärmchen greifen, bevor das Gesamtkunstwerk hintenüberfällt (kennen Sie *irgend*eine Spezies, deren Kinder einfach so hintenüberfallen?). Beides – das Starren und die schnellen Reflexe – passt zu Testosteron. Und siehe da: Affen mit viel Testosteron schützen ihre Kinder mehr,[402] und unser Dsungarischer Hamster verteidigt seine Familie ohne Eier viel weniger.[96]

An der Utrechter Uni haben wir in einem unserer Experimente auch herausgefunden, dass Frauen unter Testosteroneinfluss grimmiger gucken, wenn sie Kinder in Gefahr sehen. Besonders diejenigen mit einem starken Beschützerinstinkt. In anderen Studien reagieren Frauen dank Testosteron neuronal gesehen stärker auf Babyschreien, fühlen sich dadurch aber gleichzeitig weniger gestresst.[403] Im Moment gehen wir darum davon aus, dass gute Elternschaft durch ein niedriges Testosteronlevel geprägt wird, das aber beim ersten Alarmzeichen jederzeit bereit ist, mit einem «BINSCHONDA!!» von seinem Stuhl aufzuspringen und sich den Kopf an der Lampe einzuhauen. Haben wir das Baby dann im Arm, und es besteht vor allem die Gefahr, es kaputt zu machen, sinkt das Testosteronlevel wieder. Das schafft Raum für unsere patentierte soziale Sensibilität. Es ist die Unterscheidung zwischen «Das Baby braucht Streicheleinheiten» und «Das Baby braucht ein Sondereinsatzkommando».[404]

Die gewisse Aufregungsbereitschaft hat Testosteron übrigens mit Prolaktin und Vasopressin gemeinsam. Allgemein fällt auf, dass die Hormone der Väter allesamt etwas aufgeregter sind. Auch Oxytocin lässt sich bei ihnen eher in aktiven Momenten blicken. Weniger beim Kuscheln oder gutturalen Auf-das-Kind-Einreden, dafür eher beim Dingezeigen und Babys-in-die-Luft-Werfen.[405] Und wenn es denn mal da ist, beschleunigt es väterliche Reaktionszeit und Kopfbewegung.[406] Das hätten wir jetzt vielleicht eher mit Schlangenbeschwörung als mit Vaterschaft in Verbindung gebracht, aber die Wissenschaft sagt, was die Wissenschaft sagt. Hilfreich ist das Ganze für die körperliche Entwicklung. Tröstend sensible Elternteile bringen emotionales Gleichgewicht, die anderen die Balance. (Und die Kinder suchen sich jeweils das aus, was ihnen gerade passt. Die kleinen Opportunisten.) Das passt auch zu den Internetfotos von den fliegenden Kindern.

Aber natürlich kann per se jedes Geschlecht mal ausfallend werden. Zum Glück.

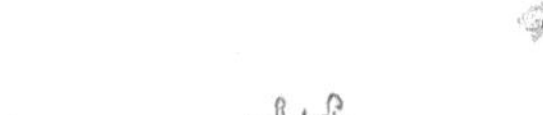

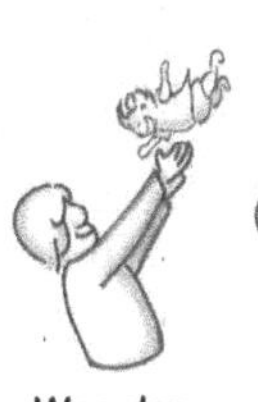

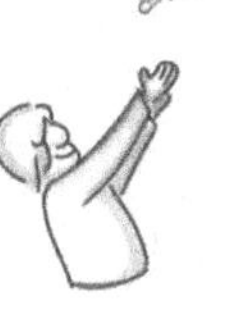

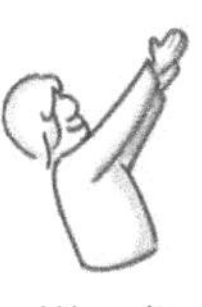

Schutz ist Teamwork

«Es war eine lange Woche», erklärt das Gehirn am Dienstagnachmittag. Juliette laviert den Kinderwagen erfolgreich um Tisch und Bänke, überfährt dabei nur fast einen Cockerspaniel und lässt sich auf die Bank fallen. Puh! Tage können sehr lang sein, wenn man keine richtigen Nächte hat … Aber jetzt wartet sie in der Bar an der Ecke auf Wachablösung durch den Vater und außerdem auf Feierabendbier (na ja, sie hat Kamillentee bestellt, aber das muss ja keiner wissen). Vorsichtig holt sie ihre Tochter aus dem Wagen («Ach, doch. Süß!») und etwas zu lesen («Ach, nee. Apfelsaftränder»), lehnt sich zurück und lässt Oxytocin übernehmen.

«Wie das hier wieder aussieht!» Als Oxytocin die Schaltzentrale betritt, zieht es erst mal die Vorhänge ganz auf. Die letzte Stressphase hat den Schreibtischstuhl umgeworfen. Auf dem Boden liegt eine halbaufgerissene Packung Tiefkühlkost. Oxytocin seufzt. Die Entzündung im Magen zu bekämpfen, ist natürlich wieder sein Job. Aber jetzt hat es erst mal anderes zu tun. Soziale Situationen bewältigen sich nicht von alleine. Erst mal das Geruckel ausschalten. Herzrate runter. Tief durchatmen. Eine Blümchendecke. Oxytocin stellt ein Familienfoto auf den Schreibtisch und eine kleine Farblichtlampe. Smooth Jazz. Viel besser. Vielleicht macht es sich *auch* einen Kamillentee. Es lächelt in sich hinein und lauscht dem Rauschen der sozialen Signale auf dem Weg zum Cortex. Gesprächsfetzen, die Kleine nuckelt friedlich, fröhliche Menschen wuseln durch die Bar und … Moment. Das Gehirn hat etwas herausgefiltert. Oxytocin setzt sich die Kopfhörer auf und wartet. «Was … mhhm … schief angeguckt, sagst du? Ja … Ja … *Unser* Baby? Und er hat *was* gesagt!?» Es zoomt das Bild näher heran. Ein Fremder. Und er guckt ganz schief. Langsam klappt Oxytocin das Familienfoto um und dreht die Farblichtlampe hoch, bis der Knopf auf Rot steht. «Also dann», murmelt es enthusiastisch, «Aaaaattacke!»

Mütter, die ihr Kind stillen, reagieren aggressiver auf feindselige Fremde.[407] Wer auf eine stillende Mutter zugeht und sie fragt, ob sie das *wirklich* in der Öffentlichkeit machen muss, fordert sein Schicksal also selbst heraus, und das sollte vor Gericht berücksichtigt werden. Fürsorge bedeutet für Oxytocin eben auch eine ziemlich rabiate Verteidigung des Nachwuchses. Deswegen geht man an brütende Schwäne besser nicht so nah ran. Oder an Säugetiere, die gerade genau das machen: säugen. Artübergreifend ist Mutteraggression in der Stillzeit am höchsten. (Pro-Tipp: Zum nächsten *Babyshower* einfach mal ein Schwert schenken.) Passenderweise haben Oxytocin-Rezeptoren ein entscheidendes Wörtchen mitzureden bei der Frage: Angriff oder nicht?[31] Bevor wir jetzt allerdings mit der nächsten Negativschlagzeile über Oxytocin aufmachen («Macht das Kuschelhormon jetzt auch noch gewalttätig?») oder Sie überlegen, sich jungen Eltern nur noch mit einem Schild zu nähern, sollte man den entscheidenden Faktor nennen, der mitbestimmt, ob Mutterliebe in eine Kneipenschlägerei ausartet: Angst.[408,409] Oxytocin macht vor allem ängstliche Mütter aggressiv. «Sensibel» und «sprungbereit» liegen nah beieinander. Wir wissen das. Und ein weiteres Mal bestätigt sich das, was wir bei den Hormonen immer wieder sehen: Sie sind nie nur gut oder nur anstrengend, sondern immer der Versuch, mit den Herausforderungen unserer Umgebung umzugehen. Ein schöner Schlusssatz für den Anfang des Lebens.

Jetzt kommen wir direkt vom Regen in die Pubertät.

PUBERTÄT: WENN DIE HORMONE AUF- UND ABDREHEN

Nach all den großen Bögen unseres Hormonsystems, den ruckeligen Tagesabläufen und den wellenartigen Zyklen, lohnt sich noch mal der Blick aus der Ferne, der eine sehr viel größere landschaftliche Veränderung sichtbar macht. Angefangen mit dem steilen Anstieg der Hormone, gefolgt von einem Plateau, das – wie wir jetzt wissen – selbst voll von kleinen Höhen und Tiefen ist, bis zu einem langwierigen und ziemlich endgültigen Abstieg. Alles davon macht uns ganz schön nervös.

Warum gibt es eigentlich diese Pubertät? Also, abgesehen von den körperlichen Veränderungen, die es nun mal braucht für die Sexualität. Reicht das nicht? Ist das nicht verwirrend genug? Warum muss das alles so schwer sein, für alle Beteiligten?

Pubertät kennzeichnet vor allem drei Dinge: Sie ist eine Zeit der Umstellung von Hirn und Hormonsystem. Außerdem eine Zeit des Lernens und darüber hinaus eine Zeit des Riskierens (plastische Phasen sind Risikophasen).[410]

Die Umstellung geschieht mit Macht. Das Wachstumshormon wird in Massen ausgeschüttet und sorgt ein paar Jahre lang dafür, dass wir bei jedem Familientreffen gefragt werden, wie groß wir nun sind. (Also, Sie vielleicht. Ich bin seit 1,60 m nicht mehr gewachsen.) Die Gonadotropin-Achse erwacht pulsierend zum Leben, und die Sexhormone brechen sich Bahn. Beides verändert Verdauung, Energiehaushalt, die Aktivität von Eibläschen und Spermien und trägt damit deutlich zur allgemeinen Verwirrung bei.

Ausgeschüttet werden diese Hormone übrigens vor allem nachts,[161] weswegen Schlaf für Jugendliche so wichtig ist, und sie sich allgemein eher wenig bewegen. Aber wir wissen ja schon vom «Wundenlecken», dass der Ruhezustand eigentlich ein aktiver ist. Innerlich sind die voll eingespannt. Und wenn wir sie nicht zwingen würden, sich morgens völlig konterintuitiv superfrüh aus dem Bett zu quälen, würde man ihnen das vielleicht sogar ansehen. Mal abgesehen davon, dass Sie jahrelang gutes Geld dafür gezahlt hätten, dass sich der Rhythmus Ihres Kindes von Morgen- auf Abendmensch verlagert.

Die Risikobereitschaft gilt dagegen als Wurzel allen Übels. Schließlich bringt sie uns Autounfälle und Schwangerschaften und betrunkene Jugendliche auf dem Parkplatz vor *Aldi.*

Das Dopaminsystem wird von den Sexhormonen geweckt und ummodelliert. Jetzt überschlägt es sich quasi vor Aktivität, und die Abenteuersuche, auch bekannt als *sensation seeking,* kann beginnen. Dagegen reift der präfrontale Cortex langsamer als das *Salience*-Netzwerk, bietet also weniger kognitive Kontrolle. Das finden wir bei Jugendlichen per se bedenklich, aber wenn Testosteron bei Erwachsenen was ganz Ähnliches macht, nennen wir die durchsetzungsstark. Allerdings ist genau das der Punkt: Durchsetzungsstärke ist nun mal eine wichtige Qualität der Jugend. Die Phase, in der es sich lohnt, jung und wild zu sein und das

Alpha-Männchen herauszufordern, ist die, wenn man stärker ist als das Alpha-Männchen. Auch Yakei, die legendäre Makakin, die sich in Japan gerade als erstes Weibchen die Führungsrolle von 677 Affen erkämpft hat, musste sich dafür erst mit ihrer Mutter und dann mit einem 21 Jahre älteren Alpha-Männchen anlegen. Die Forschenden waren darüber genauso überrascht wie wir, aber sie haben ihnen dann eine Erdnuss hingelegt – der ultimative Dominanztest – und tatsächlich hat sich niemand dran getraut, außer Yakei.

Es macht also Sinn, dass Sexhormone genau solche Statuskämpfe im passenden Alter attraktiv machen. Im mittleren Alter kann man sich dann hoffentlich auf seiner Position ausruhen – in der kurzen Phase, in der man seinen Kopf in Ordnung gebracht hat und der Körper noch nicht auseinanderfällt.

Wenn wir als Kind körperlich zu schwach sind, um uns durchzusetzen, schütten wir deshalb fast gar kein Testosteron aus. Wären wir Meerschweinchen, würden wir bei starkem Konkurrenzdruck sogar die ganze Pubertät eine Weile nach hinten verschieben. Aber je mehr Energieressourcen und Co wir in der Zeit anhäufen, desto mehr Testosteron traut sich der Körper dann später in der Pubertät zu.[11] Viel Wettkampf bedingt wiederum viel Testosteron, sodass Raufen selbst bei Nagetieren zur maskulinen Gehirnentwicklung beiträgt.[4,11]

Weil Testosteron so gern die Verbindungen zwischen Cortex und *Salience*-Netzwerk untergräbt, sorgt das während der Pubertät dafür, dass das Hirn den Ausbau dieser Verbindungen eher vernachlässigt.[412] Das führt im Exzess zu den üblichen Nebenwirkungen Alkoholkonsum und Aggression, die wir schon aus dem Gender-Kapitel kennen. Unter Druck treffen Jungen extra riskante Entscheidungen.[413]

Am anderen Ende des Gender-Spektrums gibt es statt hyperaktiver Belohnung indessen wieder mehr Negativität: Östrogens erstes Erwachen sorgt für ein verstärktes Auftreten von Depression und Angststörung.[414,415] Wir reagieren besonders sensibel auf Fehler.[416] Auch Jungs entwickeln in dieser Zeit öfter Ängste als sonst.

Aus dieser Perspektive betrachtet ist das Thema Noten ganz schön hart: Man nimmt Menschen, die sowieso schon ziemlich sensibel auf Belohnung und Bestrafung reagieren, und bewirft sie ständig genau damit. Häufiger, als uns das in unserem ach so emotional gestählten Erwachsenenleben lieb wäre. Stellen Sie sich vor, Sie sind bei der Arbeit, und Ihr Chef kommt rein und ruft: «Überraschungstest!»

Dabei sorgt das hellwache Dopaminsystem eigentlich dafür, dass uns das Lernen jetzt ganz ohne Zwang gut gelingt.[417] Wir lernen schneller, besser und sogar motivierter. Also ..., wenn die Belohnung stimmt. Im Hier und Jetzt sollte sie liegen. In der Zukunft finden wir sie eher abstrakt. Soziale Bestärkung ist auch immer gut, denn in diesem Alter lernen wir am besten von anderen.[417] Kein Wunder, denn wir müssen ja die sozialen Regeln der Erwachsenenwelt lernen. Kindern lässt man es vielleicht noch durchgehen, wenn sie sich spontan im Supermarkt auf den Boden werfen und schreien, aber als Jugendliche ist das keine funktionierende Strategie. Schon gar nicht in der Hoffnung, dass uns dann jemand ein Bier verkauft, ohne unseren Ausweis zu kontrollieren.

Darum ist soziale Bestätigung jetzt so wichtig. Zahlbar in Likes, *Instagram*-Followern oder echtem Gefolge, das jetzt mit uns abhängt, auf dem Parkplatz vor *Aldi*. Wenn wir nachmittags aus der Schule kommen, kennen wir nicht nur die Photosynthese, sondern auch die aktuellen Coolness-Kriterien (bitte macht, dass tiefsitzende Jeans nie wieder in Mode kommen). Entsprechend bestimmt die Peergroup alles Mögliche mit: vom verschärften Hang zum Risiko bis zum Snackverhalten.[418,419] Am stärksten beeinflusst sie uns mit 14, bis zum 18. Lebensjahr lässt ihr Einfluss etwas nach. Die gute Nachricht ist: Wir lassen uns in dem Alter genauso gut in die positive Richtung beeinflussen.[420–423] Die schlechte: Auch auf Zurückweisung reagieren wir jetzt enorm. Die Akzeptanz der anderen ist ein Quell des Glücks, ihr Augenrollen Grund für abgrundtiefe Verzweiflung.[424] Das sorgt nicht nur für fundamentale Fragen über unseren Selbstwert, sondern erhöht auch wieder die Chance auf Depression[425,426] oder fragwürdige Beziehungen, in denen wir nicht für uns selbst eintreten.[427,428] Im Endeffekt können wir uns also nicht ganz sicher sein, welche Pubertätseffekte von der Biologie vorgeschrieben sind und welche wir uns durch die Lerneffekte selbst einbrocken. Was uns Status und Testosteron einbringen, kann schließlich sehr unterschiedlich sein. Flirten braucht z. B. Sozialkompetenz («Echt? Mist.»).

Jugendliche sind also im Grunde Lernmaschinen, vor allem lernen sie von anderen. Und was geben wir ihnen als Kompass mit auf den Weg? Andere Achtklässler. Selber schuld. Nicht, dass es von Achtklässlern nichts zu lernen gibt: Wenn man auf die Klimaproteste guckt, sicherlich mehr als bei jeder Erwachsenenversammlung der Union und FDP. Aber es ist doch merkwürdig, Leute, die angesichts des Gruppendrucks verunsichert nach Orientierung suchen, immer nur mit Leuten zusammen sein zu lassen, die angesichts des Gruppendrucks verunsichert nach Orientierung suchen. Als würden wir zwei Lernalgorithmen aufeinanderhetzen, die sich in einem ewigen Kreis verstärken, und am Ende entsteht ein quasi-religiöser Kult um die richtigen Sneakers. Außerdem eine Riesenangst, sich dem entgegenzustellen – nachher rollt noch wer mit den Augen! Hätte man stattdessen ein paar moderate alte oder junge Kräfte dabei, denen Turnschuhe wirklich völlig egal sind, wäre schon viel gewonnen. Ein Hoch auf Schulen mit jahrgangsübergreifenden Klassen! Praktika! Sportvereine! Die freiwillige Feuerwehr! Alles, was Generationen zusammenbringt. Auf dass auch die Erwachsenen noch was lernen.

Es ist übrigens ein Mythos, die Pubertät sei eine neue Erfindung.[410] Fast alle Kulturen erkennen an, dass es eine Phase gibt zwischen Kind- und Erwachsensein, die irgendwie anders ist. Wäre ja auch verrückt, wenn unsere Hormone verrücktspielen, und wir hätten das seit Urzeiten nicht gemerkt.

Was sich an der Pubertät geändert hat, ist vor allem der Anfang. Bei Jungen beginnt der im Vergleich zu Mädchen etwas schleichender mit dem Stimmbruch und einem gesteigerten Bedarf an Taschentüchern ab ca. 13 Jahren.[429] Währenddessen hinkt ihre Gehirnentwicklung der der Mädchen ca. zwei Jahre hinterher.

Bei Mädchen nehmen wir meist die erste Regel als Startpunkt, obwohl davor eigentlich schon eine Menge Pubertät stattgefunden hat. In den vergangenen Jahrhunderten hatten die meisten Mädchen ihre erste Regel mit 15 bis 16 Jahren, heute ist es in vielen Ländern zwischen 12 und 13 – mit ersten Zeichen von Pubertät zwischen neun und 11 und durchschnittlich früher als ihre Mütter.[429] Dabei ist eine frühe Regel nicht nur ein Zeichen für hormonelle Stoffe in unserer Umwelt (siehe Teil 3),[11] sondern auch eins für frühen Stress. «Live fast, die young» könnte man die Theorie dahinter zusammenfassen: Das Stresssystem interagiert mit den Sexhormonen. Und wenn es eine gefährliche Umgebung vorzeichnet, gerät unser Körper in Eile und setzt lieber früh Kinder in die Welt, anstatt mit 27 noch mal ein unbezahltes Praktikum zu machen. «You only live once» – und wer weiß, wie lange. Auf beiden Seiten scheint uns eine verfrühte Pubertät eher in die Extreme des Genderspektrums zu drängen. Auf der einen Seite Fehler-Sensibilität,[430] auf der anderen mehr Dominanzgehabe.[431] Allgemein ist sie kein gutes Vorzeichen für die mentale Gesundheit.[432]

Dagegen können sich Spätentwickler jetzt für ihr möglicherweise gehobenes Maß an Entspannung loben. Na ja, einer von vielen Faktoren.

Ironischerweise bringt das ganze «Live fast» ziemlich wenig, weil unsere Möglichkeiten zum schnellen Leben heute ziemlich eingeschränkt sind. («So! Pubertät im Schnelldurchlauf geschafft, jetzt gl... – wie, ich muss die siebte Klasse noch mal machen?») Genau genommen zieht sich der Status des Nicht-ganz-Erwachsenseins heute viel länger hin als früher. Mit Uni oft bis in die Mitte der Zwanziger. Und dann müssen Sie wahrscheinlich immer noch ein *Traineeship* oder ein Volontariat machen (oder in der Wissenschaft eine 498 Seiten lange Doktorarbeit schreiben), um als erwachsen und ernst zu nehmend zu gelten (oder in der Wissenschaft als «*Junior* Scientist»).

Statt direkt nutzbarer Belohnung gibt's für die meisten Jugendlichen ein abstrakt-strukturelles Lernprogramm unter der Überschrift «Das brauchst du mal später». Alles unter der Annahme, dass es ein *Später* gibt (die Klimakatastrophe lässt grüßen) und dass irgendjemand heute vorhersehen kann, was man in diesem Später braucht. Als ich in der Schule war, haben wir noch gelernt, die unzuverlässigste Quelle im Internet sei *Wikipedia.*

Wir nehmen also Jugendliche, deren ganzes Hirn- und Hormonsystem auf Entdecken, Lernen, Riskieren und das Hier und Jetzt ausgerichtet ist, und verlangen von ihnen, auf eine ungewisse Zukunft zu setzen. Kein Wunder, dass sie immer so schlecht gelaunt sind. Oder dass sie die Zukunftsperspektiven, auf die sie nonstop hinarbeiten sollen, mit Klauen und Zähnen verteidigen, wenn sie sie bedroht sehen. Irgendjemand muss unsere Krisen ja mal im Hier und Jetzt *angehen*, dem natürlichen Lebensraum der Menschen unter 20.

Nur, was machen dann die über 40-Jährigen?

MIDLIFE-CRISIS: WIE WAR DAS MIT ANDRO- UND MENOPAUSE?

Es ist schon merkwürdig mit den Hormonen: Das ganze Leben über regen sie uns auf, und der Moment, an dem sie das erste Mal ansteigen, versetzt uns in Panik. Aber, wenn sie sich dann verziehen, finden wir die Vorstellung fast noch schlimmer. Zugegebenermaßen ist das ein bisschen gerechtfertigt. Wenn die Hormone schwinden, dann müssen wir auf viele ihrer positiven Effekte verzichten. Östrogens Boost für das Gedächtnis und die Struktur des Hippocampus[433] oder Testosterons Herz für Belohnungen. Da fragt man sich schon, was das mit uns macht.

Passend zu unserer Vorstellung von den Sexhormonen denken wir bei Hormonveränderungen im Alter an Frauen und Östrogen. Aber natürlich geht es verquerer zu. Erstens sind es längst nicht nur die Sexhormone, die sich mit der Zeit verändern. Die Zirbeldrüse, die Melatonin produziert, schrumpft mit dem Alter und verkalkt. Der Kortisolrhythmus flacht ab[434] und der Aufwachzeitpunkt verlagert sich nach vorne.[172] Im Ausgleich können wir auch schlechter einschlafen.

Das Anti-Müller-Hormon, das die wachsenden Eibläschen bei ihrem Kampf um Dominanz freisetzen, peakt schon mit 25 und beginnt dann abzufallen – später gibt es uns praktische Hinweise darauf, wann die Menopause wohl eintrifft (Östrogen fällt zu spät im Prozess ab, um informativ zu sein, und alle anderen Hormonmessungen fallen eher in die Kategorie «nur hilfreich im Rahmen von spezifischen Problemen»).[435] FSH, das traditionell die Eibläschen zur Wanderung überredet, steigt dagegen an, um den Mangel an überzeugungswilligen Eibläschen zu kompensieren. Der Zyklus wird etwas unregelmäßiger, dann sieben Tage länger, dann streckt er sich über Monate, wodurch manchen das erste Mal eine Veränderung auffällt, und irgendwann muss man dann endlich zum letzten Mal Tampons kaufen. Oder den *Diva Cup* recyclen. In den ein bis zwei Jahren danach sind die Symptome am stärksten. Spontan in Flammen stehen wir im Schnitt allerdings vier bis fünf Jahre. Das haben wir wiederum nicht nur dem Östrogenabfall zu verdanken, sondern auch ansteigendem Noradrenalin und einer Umstellung des Serotoninsystems. Auch der Körper verändert sich. Blaseninfektionen werden häufiger und ... wussten Sie eigentlich, dass es dagegen eine Impfung gibt? Von der europäischen Gesellschaft für Urologie empfohlen! Warum *sagt* einem hier eigentlich nie irgendjemand was?[436]

Zweitens interessieren sich Frauen durchaus auch fürs

Testosteron.[298] Wenn beide fallen, ziehen sich gleich zwei Hormone zurück, die uns sonst helfen, mit Alltagsstress umzugehen oder unser Immunsystem in die Schranken zu verweisen. Was wir allerdings erst merken, wenn die Interleukine ansteigen und wir entzündungsanfälliger werden und außerdem osteoporös.[44] Vitamin D, das die Testosteronproduktion anheizt, kann dagegen helfen und liefert uns noch einen Grund, warum wir alle dringend mehr in die Sonne gehen sollten. Sie können sogar gleich damit anfangen: Wer früher viel draußen war, hat im Alter die Nase vorn. (Testosteron wirft eilig ein paar Habseligkeiten in einen Koffer und wandert nach Florida aus. Sie können ja nachkommen.)

Drittens altern auch Männer. Verrückt, was? Und die Nebenwirkungen sind nicht viel anders als das, was uns als Vorboten der Menopause in den Kopf kommt: Müdigkeit, Hitzewallungen, Gewichtszunahme, Stimmungsschwankungen, depressive Verstimmungen und Schlafstörungen. Stück für Stück lassen die Aushängeschilder von Testosteron nach – der Schutz der Stimmung, Erektionen, Lust auf Sex und die Produktion von Spermien. Auch die Fruchtbarkeit lässt nach und zieht schnell ein paar Parallelen zwischen Midlife-Crisis und Wechseljahren. Genauso wie der häufig genutzte Name dieser Zeit: Andropause. Und auch Männer haben ein Recht darauf, dass man ihre Schwierigkeiten in dieser Zeit ernst nimmt. Allein schon, weil die sowieso schon höhere Suizidgefahr bei Männern in dieser Zeit noch weiter steigt.[437]

Der Anfang vom Ende des Testosterons liegt bei ca. 35. Bevor wir jetzt anfangen, zu weinen und/oder uns eine Motorradausrüstung zu kaufen, zu der es gratis ein T-Shirt gibt mit der Aufschrift «*So* gut kann man mit 50 noch aussehen»: Es ist alles nicht so schlimm, wie es klingt. Der Prozess beginnt recht schleichend, mit ca. einem Prozent pro Jahr. Und wenn Sie dann noch bedenken, dass sich die Testosteronlevel zwischen Singles und verpartnerten Vätern schon mal um 40 Prozent unterscheiden, ist das nun wirklich kein Grund zur Sorge. Genau genommen ist es wahrscheinlich ein Zeichen von ziemlichem Wohlstand, dass der Testosteronspiegel überhaupt so hoch ist, dass er sinken kann: Die Testosteronwerte fallen in Europa und Co steiler, weil sie an einem höheren Punkt *starten.*[11] Anderswo braucht der Körper mehr Abwehrkräfte, und da ist Testosteron mit seinen immunsuppressiven Eigenschaften fehl am Platz. Im Alter fließen die globalen Testosteronlevel dann zusammen. («Endlich weltweite Einigkeit!»)

Die Frage, was der hormonelle Wandel in der Lebensmitte faktisch bedeutet, ist ohnehin nicht halb so geklärt, wie es klingt, wenn wir das Wort MENOPAUSE in großen schweren Lettern an die Wand malen. Und das Gleiche gilt für die Andropause, nur malt die ja eh selten jemand an irgendwelche Wände. Damit sind wir beim zweiten Teil des Kapitels angekommen: der allgemeinen Beruhigung. Für alle.

Effekte auf die Kognition findet man in der Menopause z. B. mal ja, mal nicht, mal nur welche im Übergang, die danach wieder verschwinden (das kennen wir schon von der Schwangerschaft). Und über allem schwebt die Frage, ob Altwerden an sich nicht einfach nur nervig ist.[436,438] Eine Studie, die kognitive Symptome gefunden hat, konnte sie später z. B. an einem anderen gemeinsamen Nenner festmachen: Sie betrafen Leute mit kardiovaskulären Erkrankungen. Andere verabreichen Östrogen und finden trotzdem keine Effekte. Am ehesten kann man sie wohl auf Östrogens Spezialgebiet finden; Arbeitsgedächtnis und Wortgewandtheit ändern sich über die Jahre. («Ab 40 ist man vom Multitasking befreit.») Aber das tun sie ja auch über den Monat hinweg gesehen. Und Männer kommen schon immer ohne klar! Scherz. Aber trotzdem bleibt der Punkt: Die Unterschiede zwischen den Individuen sind meistens größer als der Durchschnitt über die Zeit hinweg.

Auch die Effekte auf die Stimmung sind wieder mal nicht universell.[439] Immerhin sinken ja Progesteron *und* Östrogen, und die haben schließlich sehr unterschiedliche Ideen von «Stimmung». Im Ergebnis können wir vereinzelte Schauer beobachten, statt ein flächendeckendes Tiefdruckgebiet für alle in der Lebensmitte. Und natürlich ist es wieder der Stress, der die Blitze anzieht.

Unter der Überschrift «potenzielle Probleme» finden wir das, was wir schon von den Gender-Differenzen kennen: kognitive Defizite eher bei Männern versus Depression oder Angststörungen eher bei Frauen. Bei denjenigen, die bisher nie eine Depression hatten, beträgt das Risiko, sich im Übergang zur Menopause eine einzufangen, 16 Prozent.

Was abseits von Therapie und Co dagegen hilft, wissen wir schon: Im Frühjahr steigt das Östrogen auch in der Menopause,[440] und wir können uns in seinen Effekten baden. Im Idealfall pendelt sich mit dem Licht auch unser Schlaf-Wach-Rhythmus ein. Das wiederum freut Melatonin, das seinerseits wohl einige Effekte der Menopause auf Knochen *und* Stimmung auffängt oder sie gleich etwas nach hinten verschiebt.[208,441] Wo es schon dabei ist, schützt Melatonin gleich noch Ihre Haut vor den Schäden, die Sie sich sonst beim Sonnenbaden zuziehen – selbst die an der DNA.[442] Und zum Glück gibt es unser Nachthormon nicht nur durch Präparate, sondern vor allem durch Dunkelheit und Daunen.

Die Zufriedenheit mit der Beziehung und dem Sexleben bleibt in den Jahren zwischen 57 und 85 übrigens erfreulich stabil, sagt eine Studie, die Männern außerdem den Rat gibt, viel zu onanieren, um das Testosteronlevel hochzuhalten. Sie haben das wirklich ausgiebig analysiert und sind sich ziemlich sicher, dass es das Masturbieren ist, das das Testosteron verursacht und nicht andersrum.[443] Den Zusammenhang zwischen Selbstbefriedigung und Testosteronlevel findet man bei Frauen ebenso. Wenn auch leider ohne zusätzlichen Östrogen-Boost.[444] Dafür können wir den vielleicht auf Vorrat schaffen: Ob durch Schwangerschaft oder Sexualität, allgemein gilt wohl: Je mehr Östrogen wir im Leben abbekommen haben, desto sanfter trifft uns die Menopause. Mäusinnen erzählen uns außerdem, dass sie von einer anregenden Umgebung und einem Hamsterrad ähnlich viel profitiert haben wie von einer Östrogenbehandlung. (Stellen Sie das Hamsterrad einfach neben das Bücherregal.)

Beim Menschen sind Alterserscheinungen ebenso oft ein Ausdruck dessen, was sich im Alter in unserem Leben tut. («Seitdem ich nicht mehr rausgehen muss, geh ich nicht mehr raus.») Zum Glück liegt auch das zum Teil in unserer Hand. Aber können wir die Hormone nicht einfach davon abhalten, abzufallen?

EWIGES LEBEN

Was, wenn wir einfach nicht älter werden? Dieser Gedanke treibt Menschen schon seit einer ganzen Zeit um. Und natürlich wenden wir uns mit diesem Wunsch ziemlich häufig auch an die Hormone. Vor allem dem Alterungsprozess von *Frauen* steht die Welt ähnlich skeptisch gegenüber, wie Casting-Agenten es in Hollywood tun. Darum waren sie auch die erste Zielgruppe für Hormonbehandlung in den Wechseljahren. In den 60er-Jahren verkaufte sich z. B. das Buch «Feminin Forever» viel zu häufig, in dem ein Gynäkologe Frau vermittelt, dass sie ohne diese Behandlung wahlweise zu «Ruinen zerfällt» oder «zu einer langweiligen, aber scharfzüngigen Karikatur ihrer selbst» wird (immer so ärgerlich, wenn einem das passiert). Seit 2002 wissen wir, dass dieser Gynäkologe von *Whyet* gesponsert wurde, einem der größten Anbieter von Hormonersatztherapien.

Damit zeigt sich eine von zwei Parallelen zum Thema sexuelle Dysfunktion. Die andere ist die frustrierende Erkenntnis, dass das traditionelle medizinische Desinteresse an Frauenthemen anscheinend da aufhört, wo Männer möglicherweise weniger Sex haben.

Im Ausgleich gab es in der Medizin mindestens auch Männer, die das Ganze infrage gestellt haben. Schon um 1975 herum fragte der Gynäkologe Edmund Novak, Sohn eines Gynäkologen: «Welche 60-jährige Frau braucht kontinuierte Menstruation?» Dennoch dauerte es bis fast zum Ende des Jahrtausends, damit zum Thema Hormonersatztherapie ein paar ordentliche, groß angelegte Langzeitstudien durchgeführt wurden: Jahrzehnte nach ihrer Einführung! Zu verdanken haben wir die der *Women's Health Initiative* mit ihrem hehren Ziel, dass jedes Medikament, das Frauen verschrieben wird, vorher mindestens einmal an einer Frau getestet wird. Bahnbrechend.

Nach fünf Jahren Hormonersatztherapie, also der Behandlung mit Östrogen und Progesteron, fand man 2003 wenig Gutes und so viel Schlechtes, dass wieder mal die Alarmglocken schrillten: Die Frauen hatten keine verbesserte Herzgesundheit wie erhofft, dafür mehr Schlaganfälle und Blutgerinnsel in Herz und Lungen (die Blutgerinnung wieder mal). Immerhin wurden die Schweißausbrüche weniger.

Eine verwandte Studie mit über 7000 Frauen ab 65 fand keinen Bonus für Kognition und Co, keinen Einfluss auf die Stimmung, dafür ein *erhöhtes* Risiko für Demenz und andere kognitive Defizite. Danach war das Thema Hormonersatztherapie allen ziemlich unangenehm,[438] und wir haben die breite Erforschung lange ad acta gelegt.

Das ist doppelt schade. Zum einen, weil die übereilte Einführung so viel unnötiges Leid angerichtet hat. Zum anderen, weil es wahrscheinlich doch Situationen gibt, bei denen Hormonersatztherapie helfen kann – sofern man vernünftiger darüber nachdenkt, als wir das vor 2000 gemacht haben. Eigentlich braucht man nur die Grundsätze berücksichtigen, die Sie inzwischen kennen: Hormonell hervorgerufene Probleme betreffen selten alle, und wenn sie auftreten, dann eher, weil die Hormone *nicht* das tun, was sie sollen. So hilft Hormonersatztherapie eher denjenigen Frauen, deren Umstellung auf die Menopause schwierig oder abrupt verläuft – z.B., weil Gebärmutter oder Eierstöcke entnommen worden sind (möglicherweise im Kampf gegen Krebs). Wir kennen das schon: Übergangsphasen sind Risikophasen. In dem Fall schützt Östrogen-von-außen die Kognition.

Allerdings vor allem, wenn man die Einnahme in den rund fünf Jahren nach Einsetzen der Menopause beginnt. Später nützt sie wenig oder schadet sogar. «Kritisches Zeitfenster» nennt sich die passende Theorie. Auch das kennen wir: Ein Hormon, das heute so wirkt, kann das morgen ganz anders tun, wenn sich inzwischen das ganze System auf Pubertät, Geburt, Flucht oder Sättigung umgestellt hat.

Auch das, was wir über Progesteron gelernt haben, ist

relevant, sprich, unsere Abneigung dagegen, wenn es zu lange bleibt. Von den komplexen Effekten, wenn es sich in Allopregnanolon verwandelt, ganz zu schweigen. Heute vermuten wir, dass Progesteron viele von den festgestellten negativen Effekten verursacht haben könnte oder zumindest den positiven des Östrogens entgegenwirkt.

Aber statt sorgfältig zu differenzieren, haben wir mal wieder die beiden «weiblichen» Hormone zusammengeworfen. Und dabei Testosteron außen vor gelassen. Dabei kann auch das einige Menopauseneffekte auffangen. Ein Östrogen- und Testosteronmix funktioniert z. B. am besten für den Lusterhalt (und auch für ein paar andere Gesundheitswerte).[315] Mal ganz abgesehen davon: Wenn Sie schon den Zyklus für immer erhalten wollen, warum zur Hölle nicht den lustvollen Teil vor dem Eisprung?

Heute macht man dafür ein großes Gewese um die *bioidentischen* Hormone. Immerhin kommt das Wort «bio» darin vor, und dann muss das ja gesund sein, oder? Allerdings heißt es nicht, dass die Hormone aus Süßkartoffeln vom Biobauern um die Ecke gewonnen werden, sondern einfach, dass ihre molekulare Struktur exakt der entspricht, die wir aus dem Körper kennen. Mit dem interessanten Nebeneffekt, dass für die Einführung vielerorts weniger klinische Tests nötig sind. Wir wissen schließlich, dass der Körper damit umgehen kann, sonst würde er's nicht produzieren. Oft werden die Hormone auch als persönliche Zusammenstellung verkauft. Welche Hormone fehlen Ihnen? Ich hab da mal was da. Der Nebeneffekt dieses Nebeneffekts ist allerdings, dass es viel zu wenig Studien gibt, die uns sagen, in welcher Form diese Behandlung hilfreich, sicherer und/oder besser als die herkömmliche «nicht-bioidentische» Alternative ist. Oder ob zumindest genauso sicher. Stattdessen lullen wir uns jetzt in einem Bio-da-muss-ich-ja-nicht-mal-nachgucken-Gefühl ein und wähnen uns in – falscher – Sicherheit. Schließlich sollte inzwischen klar sein, dass Kopf und Körper auch auf ihre eigenen Hormone ungehalten reagieren können, wenn ihnen Konzentration oder Rhythmus nicht passen. Auch die Messung von «Was fehlt Ihnen denn?» über Hormonlevel im Speichel gilt als begrenzt informativ. Eine Momentaufnahme. Von einer eher peripheren Stelle des Körpers.

Bei Männern wiederum wird die Gefahr, «zu Ruinen zu verfallen», vergleichsweise eh gering eingeschätzt. Stattdessen drehen sich die Gedanken eher um den Kern der Jugend: die Potenz. Ist klar. Und das Wort kann man eigentlich nicht aussprechen, ohne Gedanken an Testosteron zu wecken. Sexuelle Antriebsschwäche und Erektionsmangel wurden mit Testosteron behandelt, lange bevor jemand den Zusammenhang zwischen diesen Variablen einwandfrei festgestellt hatte.[445] Das folgte der bekannten Logik «Wenn es im Hoden ist, wird es schon gut für uns sein».

Seitdem hat sich unsere Vorstellung natürlich weiterentwickelt, und darum ist die Ärzteschaft heute sehr darum bemüht, es in Sachen «flächendeckende Verabreichung von Testosteron» besser zu machen als damals bei den Frauen.[445,446] (*grummelgrummelgrummel*) Mal wieder mit einer Tendenz zur Übervorsicht. Seit 1941 wurden Testosteroninjektionen *fälschlicherweise* mit Prostatakarzinomen in Verbindung gebracht (das Gegenteil wissen wir seit ca. zehn Jahren), sodass viele Patient*innen, die diese Injektionen vielleicht gebraucht hätten, sie nicht bekommen haben. Ein erstes Testosteronpräparat zur Anwendung auf dem Hoden wurde von Ärzten nicht benutzt, weil man ungern über diese Körperpartie redet. Also verwendeten sie ein Präparat, das man auch anderswo auf die Haut auftragen konnte, das dafür aber extra Wirkstoffe brauchte und Hautreizungen verursachte.[447] Heute dreht sich die Diskussion um die Nebenwirkungen, vor allem um kardiovaskuläre Erkrankungen.[448] Dafür bleiben die Langzeitwirkungen auf das Gehirn wie immer untererforscht. (Was soll ein männliches Hormon mit Hirn zu tun haben?) Und wie beim Hormonersatz für Frauen gilt: Testosteronersatz hilft nicht allen. Sinn macht es eigentlich nur bei erklärtem Testosteron*mangel*[445] und dort vor allem in der Übergangsphase, bei Männern über 60.[449] Außerdem: Auch männliche Stimmung ist mehrdimensional. Bei einer schweren Depression hilft kein Testosteron.

ZUSAMMENFASSUNG: HORMONE ÜBER DAS LEBEN

Wir sehen: Wenn unsere Hormone zwischen «Fight or flight!» oder «Tend and befriend!» entscheiden, dann beziehen sie nicht nur unsere Kindheitserfahrung mit ein, sondern auch die Prioritäten auf dem jeweiligen Abschnitt unseres Lebenswegs. Oder im Tagesverlauf. Oder dem Zyklus.

Bei den Sexhormonen folgen die Effekte oft zwei Mustern: Das eine sind die kognitiven Effekte. Da beschuldigen wir die Hormone gerne für dieses oder jenes, wovon das meiste aber wissenschaftlich nicht erwiesen ist. Wenn die Kognition dann doch mal schwächelt, dann eher, weil Hormone *weg*bleiben und damit auch ihr Boost für ihre Spezialgebiete wie Arbeitsgedächtnis, Sprache oder räumliches Denken.

Das andere sind die emotionalen Effekte. Sie tauchen zuverlässig in der Menge auf, werden aber nie zu einem Massenphänomen. Wie Craftbiere. Die übliche Brauformel dabei heißt Umbau + Stress = Risiko. Manchmal gehört auch eine persönliche Veranlagung dazu.

Fehler entstehen selten, weil Hormone schwanken, wie sie sollten, sondern, weil sie genau das nicht tun. Oder es zu abrupt tun. Nur *wir* gehen immer davon aus, dass Hormone in Bewegung *per se* etwas kaputt machen müssen. Und wenn's unsere Laune ist.

TEIL 3

DER STÖRFUNK SIND WIR

Wir sind schon ziemlich weit gekommen auf unserer Reise durch die Hormonwelt. Von den Anfängen aus hormonellem Verlangen, Genuss und Schmerz, bis zur Erkenntnis, dass all das ziemlich fein ausgeklügelt ist. Weiter ging's zum Stress und unserer Angewohnheit, ihn durch Brusttrommeln zu lösen – oder mithilfe eines sozialen Auffangnetzes aus Freunden und Familie. Wobei Letztere dem Brusttrommeln allein schon gesundheitlich deutlich überlegen sind.

Wir haben gelernt: Unser Hormonsystem steht nie still, sondern schwankt in Abhängigkeit von Lebensphasen und -umständen. Und das tut es unabhängig davon, welchem Geschlecht wir uns zugehörig fühlen. Vor allem aber haben wir gelernt, dass und wie über die Hormone alles mit allem zusammenhängt.

Wir sind also einen Berg aus Erkenntnissen hochgekraxelt und können jetzt unsere wohlverdiente Aussicht auf dieses filigrane System genießen, das über Millionen Jahre natürlich gewachsen ist, von Maus zu Mensch. Nun liegt es ausgebreitet vor uns, und irgendwo können wir sogar ein paar Dreh- und Angelpunkte ausmachen, die uns helfen, besser damit umzugehen: Sport, Schlaf und Sonnenlicht,

Selbstbefriedigung und Sex im Allgemeinen. Liebe und Leidenschaft, Anregung und Stress in kontrollierbaren Dosen. Über all das können wir unseren Blick schweifen lassen ... und dann die Hände über dem Kopf zusammenschlagen.

Denn, was jetzt noch vor uns liegt, ist Teil 3 und damit eine sehr abenteuerliche Landschaft. Auf die Karte hat irgendjemand «Here be dragons» geschrieben. Denn in Teil 3 geht es vor allem darum, was wir mit unserem Hormonsystem anstellen. Nicht *in*direkt, wie durch Stress und Schichtarbeit, oder offensichtlich, wie mit der Pille, sondern nebenbei – durch das, was wir essen, trinken oder uns auf die Haut cremen.

Schließlich ist unser Hormonsystem sehr offen für Anregung von außen. Vitamin D z. B. *kann* es gar nicht selbst herstellen. Das Gleiche gilt für Tryptophan, aus dem es später Serotonin und Melatonin baut. Das heißt, unsere Hormonlandschaft nimmt natürlicherweise auf, was wir ihr liefern. Aber wo sind überall Hormone drin? Was kann unser schwankendes System integrieren, und wo fängt es an zu knirschen? In vielen Fällen hat der menschliche Einfluss auf die Hormonlandschaft längst die Grenze des Vorhersagbaren gesprengt. Genau wie bei dem Rest des Planeten.

Alles voller schwelender Konflikte, brodelnd rauchender Krater und blubbernden Oberflächen – erinnert stark an Island. Und zu diesem Anblick können wir dann wild gestikulierend rufen: «Das ist bedenklich! Geh da nicht so nah ran!» (Erinnert ebenfalls an Island.)

HORMONE IM PRIME-VERSAND: WWW.SELBSTOPTIMIERUNG.DE

Wege, sein Hormonsystem aufzupäppeln, finden sich überall. Aber unser erstes Fuchteln gilt trotzdem dem Onlineversand: Wenn es einen Ort gibt, der gut darin ist, Hormone falsch zu verstehen, dann sind es die dunklen Seitenstraßen des Internets.

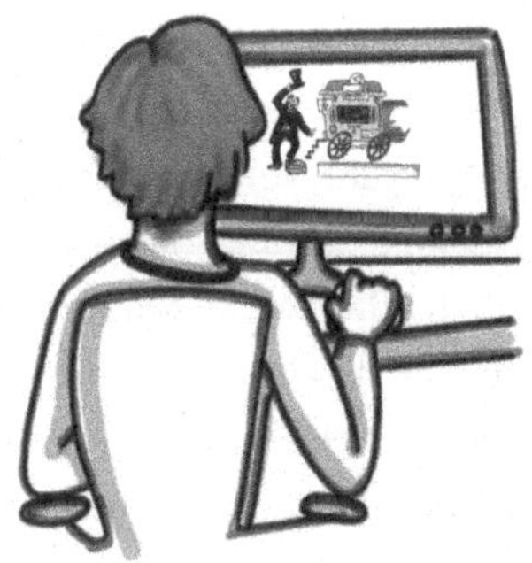

Anmerkung der Regie: Alles, was Sie hier lesen, gab es tatsächlich so oder so ähnlich im Netz.

«Kommse her, kommse ran!» Leo browst durch das Internet, und der metaphorische Wundermittelladen öffnet seine Tore. Er ist dicht bepackt mit Fläschchen, Pülverchen und der ein oder anderen Knolle: «Haben Sie Kopfschmerzen? Ist Ihnen kalt?» Leo zögert. Woher weiß *Google* das nun wieder? Aber schon geht es weiter: «Alles für über und unter der Gürtellinie!» Der

Händler zaubert ein paar Kräuter unter dem Hut hervor und zwinkert. «Zu viele Kinder, zu wenige Kinder? Cellulite? *Sie* könnten aber auch mehr Haare haben!»
Leo klickt zögerlich auf einen Link und schaut sich eines der Fläschchen näher an. «Haarglanz! Wachstum!», ruft ihm das Etikett entgegen. Darunter steht etwas von «purem Östrogen» und «Jetzt neu: ohne Bestandteile von Meerschweinchen». Der Händler scheint Leos kritischen Blick zu sehen: «Alles vegan aus Hopfen, man muss mit der Zeit gehen!»
Im Hormonsystem gucken sie skeptisch. Östrogen gibt zu, dass es ein paar Verwandte im Hopfen hat und wirklich verdammt schöne Haare macht. Testosteron bleibt zögerlich. Das letzte Mal, als sie das versucht haben, hatten sie danach kleine Brüste.
Bevor Leo eine Entscheidung treffen kann, schiebt der Händler hinterher: «Menschen, die dieses Haarelixier mochten, mochten auch das hier!» Er holt ein kleines Fläschchen hervor. «Pures Indol-3-Carbinol – für das Königshormon im Manne. Verhindert, dass Testosteron umgewandelt wird.» Leo überfliegt auch dieses Etikett. «Nicht ein, sondern gleich zwei Erektionen gleichzeitig!» Währenddessen zieht der Händler mit großer Geste noch etwas aus der Tasche, das verdächtig nach einem Brokkoli aussieht, und wedelt ihm damit vor der Nase herum. «Mit der Kraft der Natur! Macht 300 Euro.»
Testosteron verdreht die Augen. Indol-3-Carbinol ver-

hindert zwar seine Umwandlung, aber auch Teile seiner *Wirkung*.[450] Obwohl es sich an den Titel «Königshormon» gewöhnen könnte. Östrogen guckt ihm über die Schulter: «Was kauft er jetzt?» Sein Blick fällt auf den Wirkstoff. «HEY! Das ist ein Anti-Östrogen!» Es fühlt sich diskriminiert. «Na ja», versucht Testosteron zu beschwichtigen, «es hilft wohl bei der Bekämpfung von Brustkrebs.»[451] «Pfff, das ist *nicht*, wofür er es benutzen *wollte*.»

Der Bauchladenmann macht noch eine Weile weiter. Schließlich ist das Internet groß und der Einkauf noch nicht fertig. Gastrin hilft dem Darm gegen Verdauungsschwierigkeiten (Leo denkt darüber nach, seinen Suchverlauf zu löschen). Eine Östrogencreme versorgt die Haut mit Feuchtigkeit und hilft gegen Falten. «Da steht Vaginalcreme drauf.» Der Bauchladenverkäufer verdreht die Augen: «Gleicher Wirkstoff. Wollen Sie jetzt gut durchblutete Haut oder nicht?» Immerhin, wo er recht hat, hat er recht: Östrogen hilft bei der Durchblutung. «Wenn Sie jetzt zuschlagen, lege ich noch eine Hämorrhoidensalbe drauf, die garantiert gegen Augenringe hilft. Ist der letzte Schrei, auch bei den Promis.»

«Bezweifle, dass das funktioniert», murmelt der Hauptbestandteil Kortison. «Wir wirken entzündungshemmend, nicht fettlöslich. Außerdem trocknen wir die Haut aus. Ich dachte, das wollte er vermeiden?» Östrogen kichert böse. «Was erwartest du von jemandem, der gleichzeitig einen Östrogenblocker und eine Östrogencreme kauft?»

Unterdessen wedelt der Bauchladenmann mit dem passenden Fläschchen Wachstumshormone. («Est. 1986, jetzt garantiert keine Gewinnung aus Leichenteilen.»)

Leo stellt das Fläschchen schnell zurück.

Sein körpereigenes Wachstumshormon kaut immer noch auf seinem Energieriegel herum und guckt verträumt: «Was ich hier alles zum Wachsen bringen könnte, wenn wir ein paar mehr Leute hätten. Das Herz, Hände, zwei bis drei Schuhgrößen, ein paar Dickdarmpolypen hier und da.»

Das Gehirn hat sich das Ganze bis hierher angehört, aber mittlerweile wird es ihm ein bisschen zu bunt. Wenn es nicht im Mittelpunkt steht, wird es immer unleidlich. «Fühlt ihr euch nicht manchmal ganz schön auf eure körperlichen Reize reduziert?» Alle gucken betreten. Das stimmt. Immerhin tragen sie auch viel zu Leos Nervosität bei. Einen Moment lang herrscht Schweigen.

«Hey, guckt mal», ruft das Wachstumshormon dazwischen. «Er kauft Flavonoide. Die sind doch gut fürs Hirn, oder?» Aha! Alle nicken bestätigend. Besonders Melatonin. Flavonoide helfen, Schlafmangel auszugleichen.[452] Auch das Gehirn fühlt sich endlich anerkannt. Leo und der Bauchladenmann schütteln sich die Hände. «Ausgezeichnete Wahl», bestätigt der Verkäufer. «Flavonoide sind *großartig* für das Penisgewebe!»

Es ist schon verrückt, wie häufig wir bei vermeintlichen Wundermitteln über unseren eigenen Kopf hinweg entscheiden (beziehungsweise unter ihm hindurch) – schließlich haben die meisten Leute ein Gehirn, und im Allgemeinen halten wir es für wichtig.

Fragen Sie zu Anschauungszwecken doch einfach mal einen Bodybuilder, was seinen Adoniskörper so formt. Falls Sie in dem dann folgenden Endokrinologie-Vortrag etwas die Übersicht verlieren: Es sind Wachstumshormone, die Spaghetti in Muskeln verwandeln, Testosteronspritzen fürs Testosteron (T: «Es ist mir völlig unklar, warum er die Pubertät noch mal erleben möchte») und Östrogenblocker, damit das Testosteron nicht umgewandelt wird. Bodybuilding ist eine komplexe Wissenschaft, aufbauend auf vielen mehrstufigen Überlegungen. Aber fast keine davon beinhaltet ein Gehirn! Und dann wundern wir uns, wenn Testosteron plötzlich das Aggressionspotenzial befeuert. (Testosteron: «Ich kann nichts dafür, wenn Leute mich an die Decke treiben!» Östrogen meint, es würde dem ja entgegenwirken, aber irgendwer hat es gerade blockiert.)

Noch wahnwitziger wird das Ganze, wenn wir bedenken, wie kompliziert unser Hormonsystem mit all seinen Wechselwirkungen und Feedbackloops ist, die über Jahrmillionen zusammengewerkelt worden sind. (Nach einigen Anpassungen haben Östrogen und Testosteron die Situation endlich im Griff! Solange sich die Dosis nicht ändert. «Wenn er mit dem Bodybuilding aufhört, bekommt er wahrscheinlich Depressionen.»)

Nur, weil wir wissen, wie man das Hormonsystem auseinandernimmt, heißt das nicht, dass wir wissen, wie man es danach wieder zusammensetzt. Anders gesagt: Kaputt machen ist einfach, reparieren schwer bis unmöglich.

Kurzum: Wir können es uns nicht leisten, zwischen Kopf und Körper, Psyche und glänzenden Haaren zu unterscheiden, denn die Hormone tun's bestimmt nicht.

Aber wir müssen gar nicht zu den Bodybuildern oder ins Internet gucken: Mahnend fuchteln kann man auch in Richtung Handtaschen, die, wie jeder weiß, Zugangspforten zu Paralleluniversen sind. Und was findet sich darin, u. a.? An hormonell wirksamen Stoffen sind das z. B. Ibuprofen (untergräbt die Aktivität der Hoden, vielleicht auch von Föten),[453,454] Tabak (verwirrt Stresssystem und sorgt für chronische Entzündung)[455] oder neumodischer *Vape-Juice* (der Nikotingehalt der E-Zigaretten primt das Serotonin- und Dopaminsystem möglicherweise schon bei Jugendlichen für spätere Süchte),[456] vielleicht auch ein Mate-Tee mit dem bekannten Koffein (es ist eine große Handtasche). Immerhin haben wir sowieso ein latent schlechtes Gewissen, wenn wir diese Dinge konsumieren.

Merkwürdiger wird es, wenn wir versuchen, unser Hormonsystem zu unterstützen. Wie heißt es so schön? Der Weg zur Hölle ist mit guten Vorsätzen gepflastert.

ISS MASKULINER. ALSO OHNE BESTECK?

Weil alles mit allem zusammenhängt, gibt es eigentlich fast keinen Artikel zum Thema Hormone, der sich nicht irgendwann liest wie eine Einkaufsliste – mitunter selbst in den wissenschaftlichen Fachblättern. Für Spermienqualität: Carnitin — findet man im Fleisch und ein bisschen auch in Pilzen und Käse. Gegen Depression: Omega-3-Fettsäuren, Selen und Zink[457] – die findet man in Früchten, Gemüse, Fisch und Vollkorn[458] – nie empfiehlt einem mal jemand Mozzarella-Sticks! Genau wie bei unserer regulären Einkaufsliste tendieren wir dazu, darauf ein paar wichtige Dinge zu vergessen (Klopapier, es ist immer Klopapier. Spülmaschinentabs?). Also here we go, der Gute-Laune-Einkaufszettel:

Angefangen mit Serotonin. Das Frühlingsgefühl in Reinform. Welche Lebensmittel enthalten Serotonin? Aha! Erdbeeren, Ananas, Bananen, Passionsfrucht. Gesund bleiben, indem man die Deko am Cocktailglas mitisst. Toll! ... Oder wäre es, wenn Serotonin durch die Blut-Hirn-Schranke könnte. Kann es aber nicht. Und im Magen massiert es bekanntlich eher den Verdauungsmuskel (*entschiedenes Durchstreichen*). Also, nicht prinzipiell. Nur müssen wir anders gucken: Das Gehirn muss sich sein eigenes Serotonin bauen – und daraus später Melatonin, wir erinnern uns, also geben wir ihm den Baustoff dazu, der es durch die Blut-Hirn-Schranke schafft: Tryptophan. Auch das ist in vielen ähnlichen Lebensmitteln enthalten (*fügt Pina Coladas in kleinen Buchstaben wieder hinzu*). Außerdem Vitamin B3, weil es zur Gewinnung von Tryptophan hilft. B3 ist in Fleisch, Hülsenfrüchten und Pilzen enthalten (*hektisches Mitkritzeln*). Tatsächlich gibt es ein paar interessante Studienergebnisse dazu, dass Tryptophan gegen Stimmungs- und Schlafstörungen hilft sowie gegen die allgemeine Zögerlichkeit, seinen Fuß aus dem Bett zu setzen.[459] Man findet es übrigens auch in weitaus unglamourösen Lebensmitteln namens Fisch, Eier, Käse und Quark bzw. in der veganen Variante Hülsenfrucht und Kürbiskern. Aber keine Sorge, es wird geschmacklich noch toller, denn der Transport lässt sich indirekt durch Insulin beschleunigen. Insulin triggern wir am besten durch Zucker, sprich Kohlehydrate. Und was kriegen wir, wenn wir Kohlehydrate und Milchprodukte mischen? Richtig, Käsekuchen! Problem gelöst. Kommt auf die Liste (*unterstreich*). Fragt sich nur, wie viel Käsekuchen. Wir haben uns ja nicht durch zig Seiten «Hormone sind so kompliziert und u-kurvig» gearbeitet, um jetzt die Wissenschaft außen vor zu lassen. Aber die hat zum Thema Lebenszufriedenheit und Käsekuchen bis jetzt empörend wenig zu sagen. Was sie sich angeguckt hat, ist die Wirkung von heißer Milch mit Honig (in einer sehr viel wissenschaftlicher klingenden Variante). Dahinter steckt die gleiche Idee: Milch liefert Tryptophan. Und der obligatorische Honig sorgt dafür, dass wir gleichzeitig Insulin ausschütten und den Transport beschleunigen. Der Effekt dieser Stoffe ist wissenschaftlich bewiesen und sollte sich zuverlässig einstellen nach höchstens ... 25 Gläsern Milch[460] (*stöhn, durchstreich*). Was nicht heißt, dass weniger nicht wirken können, allein schon wegen des wohligen Gefühls im Magen und der Erinnerung an diverse Groß- und Urgroßeltern. («Also, mein Opa hat auch immer 'nen Schuss Grog reingemacht.») Aber die Wirksamkeit dieser Dosis kennen wir halt genauso wenig wie bei allen anderen Lebensmitteln (*fügt Fragezeichen hinzu*).

So, weiter mit der Einkaufsliste. Wenn es ums Verrecken nicht klappen will mit dem Schlaf, dann kann dunkle Schokolade helfen, ein paar von den negativen Schlaflosigkeitseffekten auf das Herz-Kreislauf-System aufzufangen. Die Flavonoide, die darin enthalten sind, gehen nicht nur durch die Blut-Hirn-Schranke, sondern wirken neuroprotektiv und helfen vielleicht sogar dem Arbeitsgedächtnis.[452] Genauso wie Kaffee unterstützen sie am Morgen danach aber wahrscheinlich nur Teile der Kognition, die wir über Nacht verdaddelt haben – und wir wissen noch nicht genau, welche das sind. Und, wo wir schon beim Nicht-Wissen sind: Flavonoide wirken auch wieder auf das Hormonsystem mit unbekannten Folgen, wenn die Menge über die der üblichen Ernährung hinausgeht. Deswegen ist die Alternative Mittagsschlaf wahrscheinlich immer noch die sinnvollste.

Weiter mit der Liste. Wie wär's mit ein bisschen Weisheit der Alten? Buddhistische Mönche vertrauen seit Ewigkeiten auf die heilende Kraft von Soja, um quirlige Teenager zu beruhigen und ihre eigene mentale Herausforderung des Zölibats zu bewältigen. Beides enthält hormonell wirksame Stoffe. Bingo! Da treffen sich also moderne Medizin und traditionelle Heilkunde! Daraus kann man doch was machen (*schreibt Soja auf, fügt in Klammern hinzu *für mentale Stärke**). Stimmt schon. Soja kann hormonell wirksame Stoffe enthalten, und wir sind uns immer noch nicht ganz sicher, welchen Einfluss sie auf die Entwicklung in der Pubertät haben[461,462] (*schmeißt Liste weg*).

Der Bauchladenverkäufer stellt stolz eine Packung Kaffee auf den Tisch «Beste Kräuter. Ein Kaffee, der wirkt *wie* Viagra!» Leo greift nach der Packung, um die Inhaltsstoffe zu lesen. «Enthält Kaffee. Und Viagra.» «Das ist doch kein natürliches Wundermittel!» «Haha, das denken Sie! Die aktive Komponente von Viagra findet man auch in den Tiefen des Regenwaldes in der Wurzelknolle Tongkat Ali. Natürlicher Wirkstoff, malaysisches Spezialrezept. Wussten Sie, dass man für so was in den USA keine Medikamentenzulassung braucht?» Leo guckt skeptisch. «*Haben* Sie's denn aus der Wurzelknolle extrahiert?» Der Bauchladenmann blinzelt ein paar Mal unglücklich: «Es ist der gleiche Stoff, Himmelherrgott. Das Molekül weiß doch nicht, wo es herkommt! Und die Natur tut uns nie was Schlechtes!» Leo denkt an Fliegenpilze, aber er liest noch ein bisschen weiter das Kleingedruckte. «Nicht zu empfehlen für Menschen mit Herz-, Blutdruck- oder Cholesterol-Medikation.» (Ist das nicht die Hauptzielgruppe von Viagra?) «Hier steht, es wurde zurückgerufen!» Der Bauchladenmann schnappt ihm die Packung aus der Hand. «Nur, weil wir auch Milchbestandteile reingemischt hatten!» Er verdreht gequält die Augen: «Schau, es ist niemand gestorben, okay?»

Es ist schon merkwürdig: Das gleiche Molekül, das uns als Chemikalie suspekt ist, hätten wir aus dem Reformhaus gern hochkonzentriert. Dabei ist es Ihrem Körper letztlich egal, wo es herkommt. Und manchmal kann ein Molekül sehr viel kaputt machen, gerade, weil er es kennt. («Ah ja, Blutverdünnung, immer hier entlang!»)

Das Problem ist ja: Es geht ums Gleichgewicht. Und weil wir das nicht komplett überblicken können («Verdammt, jetzt hab ich ein tragendes Östrogen entfernt»), sollten wir die Optimierung im Allgemeinen lieber den Hormonen selbst und ihren Feedbackloops überlassen. Sie machen das seit mehreren Millionen Jahren, und sie finden, sie machen ihre Sache ziemlich gut. Sprich, solange Sie nicht einen anerkannten Mangel an Hormon X haben (und vielleicht sogar dann), bringt es wenig, sich nach dem Motto «Viel hilft viel» drei Kisten mit «X»-angereicherten Lebensmitteln in die Vorratskammer zu stellen.

Das heißt natürlich nicht, dass wir unseren Hormonen nix Gutes tun können. Nur müssen wir anders rangehen. Nämlich, indem wir versuchen, sie möglichst wenig zu stören.

Wenn wir z.B. an alles denken, was wir zum Thema Magen-Darm und Psyche gehört haben, dann sollten wir bevorzugt Dinge essen, die unseren Darm nicht konkret entzünden. Fast Food, viel Fett, raffinierter Zucker und verarbeitetes Essen sind in diesem Sinne also eher schlecht und Fisch, Frucht und Gemüse eher gut. Bewegung ist sowieso immer was Wunderbares.

Aber nirgends gilt das «Bitte nicht stören»-Schild so sehr wie bei den Stoffen, die wir unserem Hormonsystem unbewusst und ganz nebenbei zumuten: den sogenannten hormonellen Disruptoren.

HORMONE IM WASSERGLAS – WIE UMWELTSTOFFE UNSER HORMONSYSTEM DURCHEINANDERBRINGEN

Beim Thema Disruptoren reicht eigentlich kein allgemeines Fuchteln. Es ist so groß und massiv, dass es schon ein verschrecktes Augenaufreißen sein darf. Wahlweise ein sehr schweres Schlucken. Und das, obwohl wir erst so wenig davon verstehen.

Schon der Begriff spricht für sich: Disruption kommt vom lateinischen «disrumpere», was so viel heißt wie «zerstören, zerbrechen, zerschlagen». Hormonelle Disruption beschreibt also alles, was unser Hormonsystem in seiner Struktur oder Funktion durcheinanderbringt und uns dadurch schadet. Hormonelle Disruptoren sind der eigentliche Störfunk in unserem System. Man spricht auch von «Störstoffen». Es gibt mindestens hundert davon und Tausende, die ihnen ähneln.

Störstoffe geben sich als Hormone aus und binden an

deren Rezeptoren (genannt chemische Chamäleons), blockieren sie, modeln sie um oder machen sie kaputt. In der Literatur wächst das Interesse daran auch, weil Kinderpsychologen heute mehr Verhaltensauffälligkeiten beobachten, und das wahrscheinlich nicht nur, weil man sie heute bewusster wahrnimmt oder eher pathologisiert, sondern scheinbar auch aufgrund soziogeografischer Faktoren. In der Stadt mehr als auf dem Land, auf dem Land eher in der Nähe von bestimmten Bauernhöfen und grundsätzlich eher in der Nähe von viel befahrenen Straßen. Dazu kommt, dass manche Bevölkerungsgruppen von diesen Einflussfaktoren stärker betroffen zu sein scheinen: somalische Eingewanderte mehr als hispanische, in Schweden eher als in Nordamerika und so weiter und so fort.[463] All das spricht für ein Zusammenwirken aus biologischen und Umweltfaktoren, was wiederum Forscher*innen auf den Plan ruft – und deren Verdacht fällt auf die Störstoffe.

Viele dieser Stoffe wurden gar nicht mit der Intention geschaffen, die Hormone in irgendeiner Form zu beeinflussen. Sie sollen Moskitos, Unkraut oder Flammen bekämpfen, Plastik härter oder weicher machen und allgemeine Haltbarkeitsdaten verlängern – ungefähr in jedem dritten Kosmetika-Produkt findet der BUND hormonell wirksame Stoffe. Man kann sie zusammenfassen unter traditionelle Schadstoffe (z. B. Dioxine), Lösemittel, Metalle (Blei, Quecksilber, Nickel), Pestizide, Plastikkomponenten, UV-Filter, Bestandteile von Reinigungsmitteln und Umweltgifte.

Blei haben wir in Sachen Bedenklichkeit schon länger

auf dem Schirm: Es gibt keine Bleikonzentration im Blut, die als unbedenklich gilt,[464] denn schon kleine Dosen beeinflussen – neben unserem Überleben – das Gehirn, Intelligenz und Impulsivität. Wie Sie sich mittlerweile denken können, gibt es in dieser Kettenreaktion auch den Streckenabschnitt «Hormone», bei dem Blei u. a. die Stress- und Sexhormone durcheinander bringt.[465–468] Dass es heute nicht mehr in Benzin, Leitungen und Wandfarbe ist, gilt sogar als eine der möglichen Ursachen für die sinkenden Verbrechensraten zum Ende des 20. Jahrhunderts.[469–471] So ein Einfluss erscheint unglaublich (wirklich? Sie haben bis hierhin gelesen, oder?), aber Schätzungen zufolge spart der Staat mit jedem Dollar, den er in Bleischutz investiert, später zwischen 17 und 221 Dollar an Kosten, die er nicht mehr hat – für Sozialausgaben oder die Polizei.[472] Trotzdem ist Blei in Flint (Michigan) noch im Trinkwasser und steckt auch in Europa noch in jeder Menge Gebäuden – einschließlich des 2019 abgebrannten Dachs der Notre-Dame (mögliche Folgen für Anwohner und Feuerwehrleute werden noch diskutiert). Das heißt auch diesseits des Atlantiks ließen sich durch Bleientsorgung Milliarden sparen.[473] Immerhin, seit 2018 sind schon mal *neue* Produkte mit hohem Bleigehalt EU-weit verboten, weswegen wir unseren Enkeln nur noch vom Bleigießen erzählen können. Das neue Dach der Notre-Dame wird trotzdem wieder aus Blei sein.

Blei ist also ein gutes Beispiel dafür, wie viel Schaden eine unauffällige Substanz anrichten kann. Aber immerhin *wissen* wir, dass Blei giftig ist, und das ist schon mal gut. Wir müssen darüber nicht diskutieren, sondern uns «nur» aufraffen, Bleibelastungen zu eliminieren.

Schwieriger stellt sich das bei einer ganzen Menge anderer, bis jetzt völlig unbescholtener Haushaltschemikalien dar. Momentan werden eine ganze Menge davon auf ihre hormonelle Wirksamkeit untersucht und manchmal welche vom Markt genommen. Beispielsweise, weil sich plötzlich rausstellt, dass sie den Dopaminzirkel stören und dadurch Ratten hibbelig machen, mit parkinsonähnlichen Symptomen im Alter.[463,474,475] Und manchmal finden sich dann auch bei Menschenkindern Korrelationen mit kognitiven und psychischen Problemen.

Further research needed, wie es so schön heißt, und in diesem Fall: dringend. Aber statt uns mit diesen Fragen zu beschäftigen, müssen wir immer wieder den längst geklärten Nicht-Einfluss von Impfungen aufs Gehirn durchkauen. Hormonelle Stoffe sind auf vielen Ebenen ein gutes Beispiel dafür, dass Populisten gut schreien, aber nur mittelgut nachdenken können. Aber lassen Sie mich ausholen.

UMWELTHORMONE HABEN EINE LANGE TRADITION

Reproduktion ist weltweit ein spannendes (Forschungs-) Thema – nicht nur, weil man dabei so tolle Sätze lesen kann wie (frei übersetzt): «Der Fortpflanzungserfolg der skandinavischen Braunbären im Norden [...] mag auch dran gelegen haben, dass die komplette Fortpflanzung von einem einzigen älteren Männchen dominiert wurde.»[476] (Sean Connery?)

Reproduktion ist für die Wissenschaft auch deshalb spannend, weil Umweltstoffe dort schon lange ein Thema sind. Und angefangen hat das in den 30er-Jahren ausgerechnet mit den *Bald Eagles*, also den Weißkopfseeadlern, dem amerikanischsten aller amerikanischen Vögel. Ausgerechnet diesem Symbol für Freiheitsdrang und Durchsetzungskraft schienen plötzlich ein paar alltägliche Dinge sehr schwer zu fallen. Abnormes Paarungsverhalten, wenig Nestbau, sinkende Geburtenraten. Ein weit verbreitetes Pestizid wurde als Ursache ausgemacht. DDT. Das untergrub pränatales Testosteron, verringerte außerdem die Qualität der Eierschalen, ließ die männlichen Embryos weiblicher werden und sich bei der Paarung so dämlich anstellen, dass es ernsthaft artgefährdend war. Andere Vögel stellten das Zwitschern ganz ein (pränatales Östrogen, wir wissen das).

Auftritt: Biologin Rachel Carson. Ihr Bestseller «Silent Spring», ergo «Das Schweigen der Vögel», begründete eine der ersten großen Umweltbewegungen. Endlich eine Fragestellung, die alle politischen Lager vereinte: Willst du, dass der *Bald Eagle* Eier hat oder nicht?

Ein Jahrzehnt später wurde DDT auf den öffentlichen Druck hin verbannt. Der Weißkopfseeadler hat sich merklich erholt.

Leider ist das Problem heute in anderer Form zurück: Kröten, die auf intensiv bewirtschaftetem Land leben, haben große Schwierigkeiten mit ihren Penissen, und in einigen Teilen Floridas gibt es viel zu wenige männliche Alligatoren. Grund genug, sich ein paar sehr ernste Fragen zu stellen. Oder einfach präventiv auszurasten.

Denn während Wissenschaft und WHO noch dabei sind, der Welt langweiligste *PowerPoint*-Präsentation zum Thema «Risiken hermaphroditer Frösche auf stark bewirtschaftetem Land» zusammenzutragen und das Europäische Institut für Lebensmittelsicherheit schon mal eine Arbeitsgruppe zum Thema Störstoffe zusammenstellt, aber sie sicherheitshalber mit elf industrienahen Mitgliedern und nur vier Wissenschaftler*innen besetzt, hat das Internet seinen Schlachtruf schon gefunden ...

EINE SAUBLÖDE ANTWORT

Der Rückgang der Männlichkeit ist ein wichtiges Thema für viele Menschen. Hauptsächlich für solche, die nicht genug an die frische Luft kommen. Gemeinsam nehmen sie Stellung gegen eine Gesellschaft, die sie angeblich davon abhält, erfolgreiche Alpha-Männer zu sein (das würd' ich dann auch sagen). Das führt u. a. zu solch skurrilen Auftritten wie die des amerikanischen Moderators Alex Jones, ein Mann, der immer ein bisschen so aussieht, als würde sein Kopf gleich explodieren, und der auch ungefähr so klingt.

In seiner Show *Infowars* («Verschwörungstheorien für den Heimbedarf») brüllt er dem damals noch Millionenpublikum entgegen: «They are turning the friggin frogs gay!»

Sie machen die Frösche schwul. «Sie» sind ausnahmsweise mal nicht Linksliberale, sondern gleich das Pentagon und seine «gay bomb». Unterwegs hat Jones dann noch irgendwo aufgeschnappt, dass Soja Phytoöstrogene enthält, und das ist in der Tat ein interessantes Forschungsthema – als möglicher Behandlungsansatz von Menopausen-Symptomen oder mit Bezug auf die möglichen Risiken sojabasierter Babynahrung während der Minipubertät. Oder wie Alex Jones sagen würde: «Sojasüchtige Latte-Macchiato-Fanatiker haben längst keine Eier mehr!» Darauf folgt üblicherweise ein längerer Monolog darüber, wie Soja alles Männliche und vor allem Testosteronlevel schrumpft, also ausgerechnet das, von dem wir relativ sicher sind, dass Soja es nicht tut.[477] Praktischerweise versucht Jones dann noch schnell etwas zu verkaufen, das er *«BRAIN FOOORCE»* nennt. Es soll gegen den schleichenden kognitiven Verfall wirken (man kennt sein Publikum). *«BRAIN FOOORCE»* enthält übrigens Soja. Der Stoff, von dem er gleichzeitig behauptet, dass er Testosterons natürlicher Feind ist. Noch Fragen?

Die Sorge um die Männlichkeit ist mittlerweile Mainstream. Alex Jones nahm in seiner Show auch Anrufe von Donald Trump entgegen. Der konservative Fernsehsender *Fox News* widmet ihr ein ganzes Segment, einschließlich der wichtigen Frage, ob Obama daran schuld ist. «Low Testosterone Male» (Niedrig-Testosteron-Mann) ist in denselben Kreisen eine beliebte Beschimpfung geworden, dicht gefolgt von *Beta Male* (im Gegensatz zum *Alpha*-Mann). Ein

Klinikleiter bot einen kostenlosen Testosteroncheck für Männer, die überlegen, Hillary zu wählen, und Trump ließ sich seine Testosteronwerte von Fernseharzt Dr. Oz live bestätigen, was doppelt ironisch ist, weil Dr. Oz schon mal wegen falscher Angaben vor Gericht stand, und Trumps Testosteronspiegel eigentlich egal ist, solange er Medikamente nimmt, die seine Wirkung behindern. Aber im *Urban Dictionary* steht «schwule Frösche» jetzt für «Linksliberale».

Doch wir müssen nicht in die USA schielen: Die CDU-Politikerin Annegret Kramp-Karrenbauer hat uns ja auch schon vor den verweichlichten Männern gewarnt, und in unserem Feuilleton fragt sich der ein oder andere, ob ein Mann mit Baby vor dem Bauch nicht streng genommen doch ein bisschen der Untergang der männlichen Art ist. Heute grillst du noch mit Holzkohle, und morgen häkelst du schon eine Babytrage. Es kann jeden treffen.

Dabei ist eigentlich klar: Über desorientierte Spermien freut sich keiner. Erst recht nicht Leute, die gerade eine Babytrage häkeln. Außerdem betreffen die östrogenähnlichen Störstoffe eben nicht nur Männer. Als würde der weibliche Körper bei einer Überzahl hormoneller Wirkstoffe einfach sagen: «Oh, na ja, die kenn ich ja ... so als Frau.» Stattdessen läuft parallel zur bedenklichen Entwicklung der Spermienqualität eine immer früher einsetzende Pubertät. Mädchen bekommen früher Brüste, ihre erste Regel und interessante sexuelle Ideen (als ob die Welt mit 13 nicht eh verwirrend genug ist).[478,479] Das, was vorher eher Zeichen von stressigen Lebensumständen war, ist nun auch vermehrt eine Begleiterscheinung des guten urbanen Lebens. Über die übrigen gesundheitlichen Konsequenzen gibt es noch viel zu wenige Studien, aber die, die es gibt, beinhalten auch bei Frauen bedenklich häufig das Wort «Krebs».[480,481]

Das Thema ist also existenziell. Geschlechterübergreifend. Nur ist es eben keine Verschwörung, und schon gar keine gegen Männer. Denn eigentlich steckt nicht allzu viel Geheimnisvolles dahinter: Es geht um Industrie und Landwirtschaft, um unsere allgemeine Umweltignoranz und nebenbei auch noch um sehr viel Geld.

Aber wie es Populisten gerne tun, schießen sie eben mehr als haarscharf an der Lösung vorbei. Oder am Problem. Und – wie immer – an der Realität (aber wen interessiert die schon).

Also: Zeit, zu gucken, was wir wirklich wissen.

NATURSCHUTZ FÜR SPERMIEN?

Es sieht tatsächlich nicht gut aus für die Spermien. In den letzten 50 Jahren scheint sich ihre Zahl durchschnittlich halbiert (!) zu haben.[482] Sagt eine aktuelle Meta-Analyse, die ihrerseits eine Meta-Analyse von 1992 bestätigt, die andeutet, dass es schon seit den 1930er-Jahren bergab geht.[483]

Auch wenn die Debatte noch läuft,[484,485] drei Viertel aller Studien bestätigen diesen Trend:[486] Die letzten Jahrzehnte sind den Spermien in Qualität und Quantität nicht gut bekommen.[482,487]

Man muss dazu sagen, dass auch Männer in ihrem Leben weitaus mehr Keimzellen produzieren, als sie benötigen – wenn Sie sich nicht gerade 400 Milliarden Nachkommen wünschen, und mit so vielen Kinderzimmern finden Sie doch in Berlin gar keine Wohnung. Das heißt, eine niedrige Spermienzahl ist nicht das Gleiche wie unfruchtbar, und weltweit liegt der aktuelle Durchschnitt noch im gut fruchtbaren Bereich. Trotzdem ist das Thema schon jetzt eins, das viele Menschen beschäftigt: Wenn man sich die Daten der großen Musterungsuntersuchungen anguckt, dann liegen um die 40 Prozent der Dänen und Deutschen mit ihrer Fruchtbarkeit im suboptimalen Bereich. Für 15 bis 20 Prozent heißt das, dass sie vielleicht einmal eine Kinderwunschbehandlung brauchen.[488] «Remarkably poor» fasst die deutsche Studie den Spermienzustand zusammen und die dänische unterstreicht die Dramatik, indem sie die Ergebnisse noch mit historischen Daten aus den 40er-Jahren vergleicht – von Männern, die sich damals wegen möglicher Unfruchtbarkeit behandeln ließen. Die heutigen Dänen schnitten im Vergleich *schlechter* ab. Über die nächsten Jahre erholen sie sich etwas, bleiben aber im bedenklichen Bereich.[489] Es sieht nicht gut aus für die Spermien, und das ist gar nicht witzig.

Dabei verschlechtert sich die Spermienkonzentration weniger mit zunehmendem Alter als von Generation zu Generation. Deshalb müssen wir die Ursache wahrscheinlich auch nicht im Alltag suchen, sondern in der Entwicklung. Dass Spermienprobleme oft zusammengehen mit

Problemen in der hodenbezogenen Gesundheit spricht dafür, dass es um die pränatale Entwicklung geht.[474] So haben Dänen nicht nur eine geringere Spermienkonzentration als Finnen, sondern ebenfalls ein fünfmal höheres Risiko, an Hodenkrebs zu erkranken. Auch in Deutschland ist die Zahl der Erkrankten in den letzten Jahren gestiegen.[490]

EINE ETWAS WENIGER BLÖDE ANTWORT

Es gibt eine ganze Menge Umweltstoffe, die den Fötus und seine Hoden beeinflussen könnten oder auch unser Hormonsystem im Allgemeinen stören. Einer der wichtigsten sind die sogenannten Xeno-Östrogene: Stoffe, die unser Körper in die Östrogenschublade steckt, auch wenn sie da gar nicht reingehören, sodass sie manchmal wie Östrogene wirken und manchmal dann wieder ganz anders. Der Körper speichert diese Xeno-Östrogene in seinen Fettzellen und lässt sie durch die Plazenta wandern. Im Mutterleib gestalten sie das Hormonklima eine Nummer weiblicher (Nebenwirkungen: siehe Gender-Kapitel). Im Erwachsenenkörper hemmen sie Androgene und steigern die Brustkrebsgefahr (bei Männern und Frauen). Nicht umsonst wird zur Brustkrebsbehandlung ein Östrogen*blocker* verabreicht.

Aber wo kommen die Dinger denn nun her? Das bekannteste Beispiel für Xeno-Östrogene aus der Schublade «Was haben wir uns denn dabei gedacht?!» sind Parabene. Sie kennen Sie vielleicht als «das Zeug, das wir im Moment nicht mehr in unsere Shampoos lassen». («Jetzt neu! Ohne Silikone, Sulfate, Parabene und Asbest!») Dabei vergessen wir allerdings, dass der BUND sie genauso im Haarwachs gefunden hat – und in Sonnencreme, Rasierschaum und Zahnpasta. Parabene werden von der Kosmetikindustrie vor allem wegen ihrer konservierenden Wirkung geschätzt. Wir finden sie von *Nivea* bis *Lavera. Procter & Gamble* räumen bei Hormonbelastung den ersten Platz ab – die Hersteller von *Wella, Oil of Olaz, Herbal Essences* und *Gillette.* In Kinderkosmetika sind Parabene mittlerweile verboten, was ein bisschen schräg ist, weil man damit das Risiko a) anerkennt, aber b) nichts gegen die anderen Cremes tut, mit denen man Kinder sonst so einreibt. («Nein, Schatz, das ist eine Handcreme für Erwachsene!») Das heißt übrigens nicht, dass Sie Ihr Kind jetzt völlig ungeschützt in die Sonne stellen sollen, bis Sie weniger ein Kind haben als einen kleinen Hummer. Zu fast jedem belasteten Kosmetikprodukt gibt es auch eine Variante ohne Hormonzusatz. Viel Naturkosmetik ist prima. Aber wenn Sie sichergehen wollen: Der BUND hat basierend auf seinen Recherchen eine App namens *ToxFox* entwickelt, mit der Sie selbst in Ihrem Badezimmerschränkchen Barcodes scannen und Produktprüfer*in spielen dürfen.

Ein anderes Beispiel für Xeno-Östrogene sind Plastikkomponenten. Die berüchtigten Phthalate[491] oder BPA,[492] das sich mittlerweile in sämtlichen Elementen (Wasser, Erde, Luft) und in Nahrung und Getränken nachweisen lässt, außerdem in 90 Prozent aller Menschen. BPA wird in Mehrweg- oder Babyflaschen (Letzteres in der EU bis 2011) verwendet, für DVD-Hüllen, in Autos und Sportausrüstung, recyceltem Papier und bis vor Kurzem auch in Kassenbons. Supermarkt-Kassiererinnen hatten dadurch mehr BPA im Urin und möglicherweise auch mehr Oxidationsschäden an der DNS.[493,494] Neben Östrogen bringt BPA wohl auch Schilddrüsenhormone durcheinander oder bindet an die Glucocorticoid-Rezeptoren unserer Stresshormone. Entsprechend lang ist die Liste der Nebenwirkungen, die in Tierstudien auftauchen: Aggression, Hyperaktivität und verändertes Sexualverhalten, Suchtanfälligkeit und Gewichtszunahme. Und als ob das Ganze nicht schon bedenklich genug wäre, kommt dann auch noch die Epigenetik um die Ecke und bewahrt die Veränderungen für die nächste Generation.[492,495]

Insgesamt sind Xeno-Östrogene auf diesem Planeten so weit verbreitet, dass man sie nicht nur in Trinkwasserquellen findet, sondern sogar im Sedimentgestein auf dem Boden des Meeresgrundes. Außerdem im Urin von 93 bis 99 Prozent aller Amerikaner*innen[496] und im Körper von Grönlands Eisbären.[497] Tatsächlich sehen auch die Sexualorgane der Eisbären alarmierend häufig nicht so aus, wie sie es sollten (aber fragen Sie mich jetzt nicht, wie das aussähe). Als ob die mit den schmelzenden Polarkappen nicht genug zu tun hätten! Das gleiche Problem trifft natürlich auch andere Tiere: Schlittenhunde, Delphine, Fische, Amphibien und die Vogelwelt. Der stille Frühling wird wieder zur Gefahr.[498,499] Und natürlich findet auch diese Gefahr wieder zu uns zurück: Der Anteil von Störstoffen steigt durch fisch- und fleischreiche Ernährung.[500] Was dagegen einen geringfügigen Einfluss hat ist ausgerechnet das, wovon wir am meisten reden (natürlich): die Pillenhormone, die über den Urin ins Trinkwasser gelangen. Ich verstehe ja, dass wir sehr gerne individuellen Konsument*innen die Verantwortung für Umweltprobleme geben, und Frauen sowieso für alles, aber im Vergleich zu Industrie und Landwirtschaft sind deren Einflüsse vernachlässigbar.[501]

Also, was machen wir denn jetzt? Eine vernünftige Risikoabwägung wäre schon mal ein prima Anfang. Angefangen mit der Pro-Seite, also, was uns das Ganze bringt. Wobei die Antwort bei Kosmetika fast immer ist: nicht genug. Trotzdem gibt es Einsatzbereiche, wo hormonelle Wirkstoffe auch ein probates Mittel zum Zweck sein können – oder zumindest das kleinere Übel.[474] Wenn z. B. das hierzulande verbotene Pestizid DHT in Ländern, in denen es Malaria gibt, nach wie vor eingesetzt wird, um eben diese Krankheit zu verhindern, ist das nachvollziehbar. Das eine ist wahrscheinlich (zumindest für Menschen) weitaus gefährlicher als das andere. Für Weichplastikstoffe gibt es ebenso eine Menge gute Gründe: In medizinischen Geräten z. B. bei Neugeborenen auf der Intensivstation finden sich besonders viele Störstoffe, weil Schläuche und Apparaturen ihnen beim Überleben helfen, und das ist letztlich das Wichtigste. Fragt sich nur, ob, wann und wo man auch ohne diese Stoffe auskäme – und damit wir uns diese Frage stellen, müssen wir erst mal ein Problembewusstsein entwickeln. Womit wir bei der Contra-Seite wären: Wir müssen endlich einsehen, wie problematisch diese Stoffe sind und unsere Gefahrenprognosen anpassen.

Die Dosis an BPA, der Menschen täglich ausgesetzt sind, gilt z. B. momentan als sicher – jedenfalls seit 1988, als diese Einschätzung vorgenommen wurde, und wir vieles, was wir heute über Hormone wissen, noch nicht wussten,[492] u. a., dass die BPA-Dosis, der Menschen heutzutage ausgesetzt sind, ziemlich genau der Dosis entspricht, die in Tierstudien starke Effekte auslöst. Wobei Erwachsene natürlich größer sind als das handelsübliche Nagetier – aber Föten sind es nicht unbedingt. Zumal dieselben Tierstudien pränatale Effekte schon bei einer Millionen Mal kleineren Dosis finden. Denn am Beginn unseres Lebens können wir hormonelle Wirkstoffe schlechter abbauen. Das gilt für Mäuse und für Menschen, und vielleicht finden wir deshalb auch die höchste BPA-Konzentration in Kindern.[502]

Außerdem sollten wir auch die Wechselwirkungen der Hormone nicht vergessen. Es reicht nicht, den sicheren Wert für *einen* Störstoff zu bestimmen, wenn sich daneben noch drei andere tummeln. Und als ob das nicht komplex genug wäre, machen unsere bekannten U-Kurven das Ganze extra kompliziert. Kleinere Dosen sind manchmal gefährlicher als große.

Es ist nicht einfach herauszufinden, welche Dosis schädlich ist, wenn man in den Studien keine Menschen vergiften möchte. Trotzdem ziehen Menschenstudien nach, so gut es geht, und sammeln Hinweise: auf eine frühere Pubertät, auf epigenetische Veränderungen und ein leichteres Geburtsgewicht.[503] Mittlerweile ist der Berg groß genug, damit Expert*innen Alarm schlagen (oder wie sie es nennen «great concern») und etwas anmaßend fordern, dass Sicherheitsstandards vage auf wissenschaftlichen Erkenntnissen beruhen sollten.[504] Further *action* needed, also.

Aber stattdessen fordern Landwirtschaftsminister*innen heute sogar, Regeln weiter zu lockern und selbst für verbotene Pestizide sichere Obergrenzen festzulegen, obwohl man die – wie inzwischen hoffentlich klar geworden ist – bisher überhaupt nicht bestimmen kann. Auch unsere Männlichkeitsenthusiasten bestellen sich merkwürdigerweise kein Abo des lokalen Naturschutzmagazins, und wenn sie sich über Kosmetik aufregen, dann eher, weil ein Mann ein Shampoo mit Pfirsichduft benutzt anstatt des klassischen Motoröl-Haifischtanks. Oder z. B. in Form eines kollektiven Herzinfarkts, als *Gillette* in einer Werbung behauptete, dass die Welt netter wäre, wenn sich Jungs und Männer nicht ständig hauen müssten. Oder wir alternativ zu Männern, die Frauen hinterherpfeifen, so was Hyperkritisches sagen könnten wie: «Not cool.» Das Video wurde postwendend für das sofortige Ende der Männlichkeit mitverantwortlich gemacht. Dabei gäbe es so viele interessante Probleme, in deren Richtung man wild fuchteln könnte, als zu irgendeiner pseudo-aktivistischen Werbung (Damenrasierer sind bei *Gillette* übrigens immer noch teurer als das Produkt für Herren). Man könnte z. B. darauf hinweisen, dass auch in *Gillettes* Rasiercreme östrogenähnliche Stoffe enthalten sind. Aber bevor wir dazu kommen, werden wir wahrscheinlich wieder von irgendeinem Vater mit einer Bauchtrage abgelenkt. («Jetzt strickt er! Er strickt!») Was man daran mal wieder sieht: Populismus ist der Alkohol zu jeder Debatte. Sieht in schlechtem Licht wie eine Lösung aus, betäubt den Schmerz, macht aber eigentlich alles nur noch schlimmer. Außerdem lauter. Hormone sind und bleiben eben das beste Thema, um die Fernbedienung an die Wand zu werfen. Und wenn das kein guter Grund ist, ein Buch zu schreiben, dann weiß ich's nicht.

NACHWORT: DIE TAKE-HOME-MESSAGE

Das war er also, unser Trip durch die Hormonwelt. Angefangen mit der Erkenntnis, dass uns jede Trennung zwischen Kopf und Körper auf dieser Reise wahrscheinlich ins Nirgendwo führt, und geleitet von der Frage, wo es denn hinführen könnte, wenn man sie aufgäbe. Das vielleicht wichtigste Mitbringsel von dieser Reise ist die Erkenntnis: Wir müssen uns viel weniger Gedanken machen über das, was Hormone mit uns machen, und viel mehr darüber, was *wir* mit *ihnen* anstellen. Der Störfunk sind wir.

Teil eins und zwei des Buches haben gezeigt, dass fast alles, was wir für hormonell fragwürdig halten, tatsächlich seinen Sinn und Zweck hat, wenn man die Hormone von ihrer Funktion aus versteht. Das, wozu sie uns motivieren, passiert auf einer erstaunlich guten Datenbasis –

berechnet aus Erfahrung und den akuten Bedarfsstandanzeigen unseres Körpers. Das Bauchgefühl ist nicht halb so diffus, wie wir glauben, und (fast) alles, was uns guttut, geht in gewisser Weise als Schmerzmittel durch. Die Stressreaktion, die Hormone uns bieten, bringt uns nicht nur an den Rand des Wahnsinns, sondern steuert uns im Idealfall auch sicher wieder in den Hafen zurück. Testosteron macht uns nicht per se aggressiv, sondern waghalsig und durchsetzungsstark. Und die Frage, wie es wirkt, hat auch damit zu tun, durch welche Verhaltensweisen man in unserer Gesellschaft nach oben kommt.

Die Liebe ist nicht immer so, wie wir's erwarten, und geht doch bis tief unter die Haut. Das hat sie mit der Angst gemeinsam. Beide zusammen zeigen uns, dass alles, was an Hormonen besorgniserregend klingt – die pränatalen Effekte, die Langzeitfolgen von «Mutterseelenalleinsein» und der Stress, der sich durch den Darm frisst –, uns umgekehrt einen gewaltigen Werkzeugkasten mitgibt, aus dem wir für uns und andere beherzt auswählen können. Es ist sogar ein sehr alltagstauglicher Werkzeugkasten, in dem die wenigsten Teile eine komplizierte Gebrauchsanleitung brauchen. «Schlaf!» steht auf dem einen Fach, direkt neben «Anregung!» und «Sonnenlicht». Eine Sanduhr für den Tagesrhythmus liegt in dem Werkzeugkoffer, eine Schlafbrille für die echte Dunkelheit, und Joggingschuhe (okay, es ist nicht alles schön). Aber vor allem eine Menge sozialer Kitt, den Oxytocin beigesteuert hat: *Gaffa*-Tape für die Bindung. Wie in jedem Werkzeugkasten ist das wahrscheinlich das

Unverzichtbarste, obwohl es so unscheinbar daherkommt. Es kleistert außerdem einige der Erkenntnisse über Hormone sehr schön zusammen (*Gaffa*-Tape eben): Vieles von dem, was wir in die Schublade «wolkig und/oder eingebildet» sortieren – vom Placebo-Effekt über Geschlecht bis Gefühle –, hat seine Grundlagen tief verwurzelt in unserem Körper. Manchmal im Schlechten, aber ziemlich oft auch im Guten: Von allen heldenhaften Taten, die Leben retten, ist «Frühchen auf die Brust legen» mit Sicherheit eine der angenehmsten. Außerdem schön bewegungsarm. Umso schöner, dass wir diese Fähigkeit, Ruhe und Gesundheit zu schaffen, in unsere Beziehung reintragen. Ohne Sie hätte Ihr Partner vielleicht lange schon Reizdarm!

Die hormonellen Schwankungen haben uns gezeigt, dass alles aus gutem Grund schwankt: über die Tage und über das Jahr, in Männern und/oder Frauen. Alles ist in Bewegung, und darum sind Sie nachts nicht wach (hoffentlich), kommen morgens aus dem Bett und spüren den Frühling, wenn die Tage länger werden. Als Teenager sind wir wagemutig und können das System infrage stellen, als Eltern sind wir idealerweise sozial kompetent. Wenn dabei etwas schiefläuft, liegt das selten allgemein an Hormonen und ihren Schwankungen, sondern an Abwesenheit und Abweichung davon. Hormone stellen Körper, Gene und Gehirn um, manchmal auf ziemlich lange Zeit. Dabei sind *Umbauphasen oft Risikophasen*. Ob das die Pubertät ist, Elternschaft oder das Leben nach 40. Trotzdem sorgt keine dieser Phasen automatisch für ein emotionales Blackout.

Und kognitiv bemerken wir vor allem hormonellen Rückenwind.

Die vielleicht wichtigste Bauphase liegt eh ganz am Anfang. Die Zeit kurz vor oder nach der Geburt, in der die hormonellen Grundlagen gelegt werden, für Beziehungsgestaltung bis Aufregungsbereitschaft. Was wir aus diesem Wissen mitnehmen können? Lieben und sich beruhigen muss man lernen, und jemand muss uns dabei an die Hand nehmen ... Eltern auszureden, genau das zu tun, ist deshalb eine ganz schlechte Idee. Aber auch wieder eine, die gut in die Hormonwelt passt: Bei jedem wunderbaren Fortschritt brauchen wir anscheinend immer ein bisschen Zeit, bis wir rausgefunden haben, welches natürliche Puzzleteil wir auf dem Weg dahin verloren haben. («Kinder brauchen körperliche Nähe? Verrückt.») Und wenn man es dann sucht, liegt es immer unter irgendeiner kontraproduktiven Ersatzidee, die wir uns inzwischen ausgedacht haben. («Kinder brauchen dunkle Räume und Verzweiflung.»)

Bevor wir aber aufgeben, weil uns diese hormonellen Prägungen allzu endgültig vorkommen («Also, meine führt direkt auf einen Abgrund zu ...!?»), sollten wir nie vergessen, dass nicht nur Stress unser Gehirn verändert, sondern auch all das Positive, was wir ihm entgegensetzen, und dass ein gewisses Maß an Stress als Trainingseffekt gilt. Eine Stressreaktion, die in einem Umfeld stört, ist im anderen adaptiv. Jetzt müssen wir nur noch rausfinden, welches das richtige für uns ist.

Alles sehr beruhigende, wichtige Informationen, die

uns vielleicht ein bisschen versöhnen mit uns und unserem Hormonteam und allem, was wir ihm so unterstellen (*mehrere Hormone schluchzen*). Kurzum: Hormone sind genauso wenig Störfunk wie Blutkörperchen oder die Amygdala und der präfrontale Cortex. Sie sind kompliziert und schützenswert und unerlässlich. Und auch, wenn sie bisweilen sehr amüsante Sachen machen (von denen manche sogar mit Sex zu tun haben), sollte das nicht das Letzte sein, was uns zu ihnen einfällt.

Nachdem wir geklärt haben, dass das, was Hormone in unserem Körper tun, weder belanglos noch geistig umnachtet ist, können wir uns vielleicht dem noch bedenklicheren Irrglauben zuwenden, dass alles, was *wir* mit den Hormonen anstellen, vollkommen harmlos ist. Schließlich ist dieser Glaube einer der Hauptgründe, warum das Hormongelände bis jetzt so reguliert ist wie der Wilde Westen. Ein Terrain mit eindeutig zu wenig Gesetz und Ordnung, und wenn doch mal Grenzen gezogen werden, sind sie merkwürdig archaisch, selten basierend auf Erkenntnissen und umso häufiger auf irgendwelcher Leute Sexualmoral. Dabei ist es höchste Zeit, dass wir das ändern. Müssen hormonelle Stoffe wirklich erst ihren Weg in die hinterletzte Ecke der Erde finden, bis wir uns fragen, ob das eine gute Idee ist oder wie lange wir das machen können, bevor es ernsthaft unsere Art gefährdet? Wir verschreiben hormonelle Medikamente, bevor wir ihre Effekte kennen. Und selbst wenn wir sie kennenlernen wollen, dann ist unser Gehirn immer der letzte Ort, um den wir uns sorgen.

Zum Glück haben wir auf dem Weg einige Grundsätze aufgeschnappt, an denen wir uns orientieren können. Als Erstes: *Dem Körper ist es egal, woher das Hormon stammt*, auch wenn das Wort «grün» darin vorkommt. Selbst, wenn Sie Ihr Progesteron nur aus biologischstem Yams gewinnen und die Opioide nur aus schönsten Mohnblumen – die Hormone darin wirken trotzdem.

Woran wir uns schon eher halten können, ist *die Dosis:* Zu viel oder zu wenig ist gefährlich, und das gilt auch bei Stoffen, die schon in unserem Körper vorhanden sind. Da gibt es schließlich auch Magensäure. Und Kohlenmonoxid. Darum sollten wir am besten das Vorsichtsprinzip walten lassen und nachweisen, dass und in welchen Mengen die Hormone unbedenklich sind, *bevor* wir sie nehmen – anstatt sie ständig zu verteilen und *dann* herauszufinden, dass sie uns schaden.

Und wenn wir sie schon testen, dann richtig: mit großen und kleinen Dosen, wegen der *U-Kurven.* Bei jungen und älteren Menschen aller Geschlechter. Und besonders in Zeiten der Gehirnentwicklung. Denn bei den Störstoffen gilt das Gleiche, was wir schon vom Rest der Hormonwelt kennen: Umbauphasen sind Risikophasen. Das zu testen vermeiden wir im wissenschaftlichen Experiment natürlich aus gutem Grund. («Also wir testen *nur* an Schwangeren.») Gleichzeitig probieren wir es in der realen Welt tagtäglich aus – nur schreibt keiner mit und untersucht die Folgen.

Auch der Faktor Zeit spielt eine Rolle: *Nur, weil ein Ereignis für uns schon vorbei ist, heißt das nicht, dass unser Hormon-*

system damit abgeschlossen hat. Wir müssen die Ursachen für Probleme manchmal in der Vergangenheit suchen und die Folgen in ferner Zukunft. Außerdem müssen wir damit rechnen, dass sich Effekte ändern: Progesteron tut heute gut, aber an Tag 23 macht es uns unleidlich – und *den* Übergang muss die Hormonersatztherapie erst mal hinbekommen..

In der Auseinandersetzung mit Hormonen sollten wir uns darüber hinaus nicht nur auf das verlassen, was wir bewusst wahrnehmen oder was wir schon wissen. Schließlich ist das lückenhaft: *Der Cortex wird immer zuletzt informiert.* («Wir sind schwanger!?») Bei der Pille haben wir die Blutgerinnung nicht beachtet, und auch Störstoff-Effekte übersehen wir, wenn sie nicht auf bekannten Skalen auftauchen.[505] Wenn gar nichts mehr geht, versuchen wir's mit Arroganz oder rufen: «Hysterie!» Dann doch lieber die Augen offen halten: nach Darmbakterien. Oder dem Immunsystem ... und vor allem dem, was unser Gehirn dazu sagt. (Haben wir das schon wieder vergessen!)

Alles hängt mit allem zusammen. Darum zählt am Ende nicht der einzelne Wirkstoff, sondern die Kombination, die wir abbekommen. («Er hat einen Östrogenblocker *und* eine Östrogencreme gekauft?») Und wenn dann noch chronischer Stress dazu kommt, ist's aus mit dem Gleichgewicht.

Das alles müssen wir bedenken, austüfteln und testen, wenn wir an den Hormonen herumwerkeln wollen. Klingt anstrengend und kompliziert? Hey, wir *wollten* mit ihnen spielen!

Immerhin gilt: *Das, was bedenklich klingt, birgt auch die Chance, es besser zu machen.* Eine Menge Effekte hängen am richtigen Timing: bei der Hormonersatztherapie für Meno- und Andropause (besser während des Übergangs), bei den Stresshormonen, die den Frühchen beim Entwickeln helfen (besser vor der Geburt) oder beim Kaiserschnitt (besser nach den ersten Wehen). Informationen helfen. Ebenso eine individuelle Behandlung, der Blick auf Alternativen – und könnten wir noch mal auf die Pille für den Mann zurückkommen?

Auch gegen ausufernde Störstoffe können wir einiges tun, vor allem: sie dort eliminieren, wo wir es können. Durch politische Maßnahmen und manchmal auch durch unser Verhalten als Einzelpersonen: Wenn die Sorge um die Ozeane noch nicht ausgereicht hat, um auf Glasflaschen umzustellen, tut's vielleicht die um Ihre Hoden. Dort, wo wir die Stoffe nicht vermeiden können, können wir zumindest versuchen, sie von Schwangeren, (Klein-)Kindern und Pubertierenden fernzuhalten.

Die Zeiten ändern sich, und wir sind ja lernfähig. (Dopamin glaubt an Sie!) Bei der Beschäftigung mit Hormonen gibt es jedenfalls wahnsinnig viel zu gewinnen und eigentlich nichts zu verlieren – außer unsere Vorurteile. Und die stehen uns schon viel zu lange im Weg.

FUSSNOTEN

1. Kimmel, M. *et al.* Oxytocin receptor DNA methylation in postpartum depression. *Psychoneuroendocrinology 69* (2016).
2. Braga, O. *et al.* Steroid estrogens in ocean sediments. *Chemosphere* (2005).
3. Kunze, A. Ich wollte keine Glatze. Die Pille, die der Arzt mir gab, hat mein Leben zerstört. *DIE ZEIT, Nr. 9* (2018).
4. Kuhl, H. *et al.* Das Post-Finasterid-Syndrom. *Gynäkologische Endokrinol* (2017).
5. Melcangi, R. C. *et al.* Neuroactive steroid levels and psychiatric and andrological features in post-finasteride patients. *J. Steroid Biochem. Mol. Biol.* (2017).
6. Giatti, S. *et al.* Post-finasteride syndrome and post-SSRI sexual dysfunction: two sides of the same coin? *Endocrine* (2018).
7. Ganzer, C. A. *et al.* Persistent Sexual, Emotional, and Cognitive Impairment Post-Finasteride: A Survey of Men Reporting Symptoms. *Am. J. Mens. Health* (2015).
8. Belknap, S. M. *et al.* Adverse event reporting in clinical trials of finasteride for androgenic alopecia ameta-analysis. *JAMA Dermatology* (2015).
9. Zanatta, A. *et al.* Occupational markers and pathology of the castrato singer Gaspare Pacchierotti (1740–1821). *Sci. Rep.* (2016).
10. Maxwell, R. W. The physiological foundation of yoga chakra expression. *Zygon* (2009).
11. Valeggia, C. R. *et al.* Human Reproductive Ecology. In *Basics Hum. Evol.* (2015).
12. Bonilla-Jaime, H. *et al.* Hormonal responses to different sexually related conditions in male rats. *Horm. Behav.* (2006).
13. Kamel, F. *et al.* Alterations in plasma concentrations of testosterone, LH, and prolactin associated with mating in the male rat. *Horm. Behav.* (1975).
14. Rozin, P. *et al.* Conditioned opponent responses in human tolerance to caffeine. *Bull. Psychon. Soc.* (1984).
15. Hartmann, C. *et al.* Sperm-activating odorous substances in human follicular fluid and vaginal secretion: Identification by gas chromatography-olfactometry and Ca2+ imaging. *Chempluschem* (2013).
16. Pavan, B. *et al.* Potential therapeutic effects of odorants through their ectopic receptors in pigmented cells. *Drug Discov. Today* (2017).
17. Martin, L. T. P. *et al.* Bitter taste receptors are expressed in human epithelial ovarian and prostate cancers cells and noscapine stimulation impacts cell survival. *Mol. Cell. Biochem.* (2019).

18. Zheng, K. *et al.* Bitter taste receptors as targets for tocolytics in preterm labor therapy. *FASEB J.* (2017).
19. Siegmann, E. M. *et al.* Association of depression and anxiety disorders with autoimmune thyroiditis: A systematic review and meta-analysis. *JAMA Psychiatry* (2018).
20. Wacker, D. *et al.* Crystal Structure of an LSD-Bound Human Serotonin Receptor. *Cell* (2017).
21. Moran, R. J. *et al.* The Protective Action Encoding of Serotonin Transients in the Human Brain. *Neuropsychopharmacology* (2018).
22. Heinz, A. *et al.* Serotonergic dysfunction, negative mood states, and response to alcohol. *Alcohol. Clin. Exp. Res.* (2001).
23. Montoya, E. R. *et al.* Testosterone, cortisol, and serotonin as key regulators of social aggression: A review and theoretical perspective. *Motiv. Emot. 36* (2012).
24. Carhart-Harris, R. L. *et al.* Serotonin and brain function: A tale of two receptors. *J. Psychopharmacol.* (2017).
25. Gibbons, R. D. *et al.* The relationship between antidepressant medication use and rate of suicide. *Arch. Gen. Psychiatry* (2005).
26. Munkholm, K. *et al.* Considering the methodological limitations in the evidence base of antidepressants for depression: A reanalysis of a network meta-analysis. *BMJ Open 9* (2019).
27. Karyotaki, E. *et al.* Combining pharmacotherapy and psychotherapy or monotherapy for major depression? A meta-analysis on the long-term effects. *J. Affect. Disord. vol. 194* (2016).
28. Marazziti, D. Understanding the role of serotonin in psychiatric diseases. *F1000Research vol. 6* (2017).
29. Stein, K. *et al.* Serotonin transporter genetic variation and antidepressant response and tolerability: A systematic review and meta-analysis. *J. Pers. Med. vol. 11* (2021).
30. Aston-Jones, G. *et al.* AN INTEGRATIVE THEORY OF LOCUS COERULEUS-NOREPINEPHRINE FUNCTION: Adaptive Gain and Optimal Performance. *Annu. Rev. Neurosci.* (2005).
31. Love, T. M. Oxytocin, motivation and the role of dopamine. *Pharmacol. Biochem. Behav. 119* (2014).
32. Redcay, A. *et al.* Criteria for Love and Relationship Addiction: Distinguishing Love Addiction from Other Substance and Behavioral Addictions. *Sex. Addict. Compulsivity* (2018).
33. Lenoir, M. *et al.* Intense sweetness surpasses cocaine reward. *PLoS One* (2007).
34. Kim, S. H. *et al.* Reduced striatal dopamine D2 receptors in people with Internet addiction. *Neuroreport* (2011).
35. Clark, L. *et al.* Disordered gambling: A behavioral addiction. *Curr. Opin. Neurobiol.* (2013).

36. Mehta, T. R. *et al.* Neurobiology of ADHD: A Review. *Curr. Dev. Disord. Reports vol. 6* (2019).
37. Benedetti, F. *et al.* Mechanisms of the placebo response. *Pulm. Pharmacol. Ther.* (2013).
38. Leknes, S. *et al.* A common neurobiology for pain and pleasure. *Nat. Rev. Neurosci.* (2008).
39. Scott, D. J. *et al.* Placebo and nocebo effects are defined by opposite opioid and dopaminergic responses. *Arch. Gen. Psychiatry* (2008).
40. Chrousos, G. P. Stress and disorders of the stress system. *Nat. Rev. Endocrinol.* (2009).
41. Hübler, O. *et al.* Height and Wages. In *Oxford Handb. Econ. Hum. Biol.* (2016).
42. Hermans, E. J. *et al.* Dynamic adaptation of large-scale brain networks in response to acute stressors. *Trends Neurosci.* (2014).
43. Mittal, R. *et al.* Neurotransmitters: The Critical Modulators Regulating Gut–Brain Axis. *J. Cell. Physiol.* (2017).
44. Papanicolaou, D. A. *et al.* The pathophysiologic roles of interleukin-6 in human disease. In *Ann. Intern. Med.* (1998).
45. Liu, L. *et al.* Gut-brain axis and mood disorder. *Front. Psychiatry* (2018).
46. Burkett, J. P. *et al.* The behavioral, anatomical and pharmacological parallels between social attachment, love and addiction. *Psychopharmacology (Berl)* (2012).
47. Wang, D. V. *et al.* Convergent processing of both positive and negative motivational signals by the VTA dopamine neuronal populations. *PLoS One* (2011).
48. Stoll, O. Peak performance, the runner's high, and flow. In *APA Handb. Sport Exerc. Psychol. Vol. 2 Exerc. Psychol. (Vol. 2)* (2019).
49. Dunbar, R. I. M. *et al.* Performance of music elevates pain threshold and positive affect: Implications for the evolutionary function of music. *Evol. Psychol. 10* (2012).
50. Tarr, B. *et al.* Synchrony and exertion during dance independently raise pain threshold and encourage social bonding. *Biol. Lett. 11* (2015).
51. Mayberry, L. *et al.* ‹Birthgasm›: A Literary Review of Orgasm as an Alternative Mode of Pain Relief in Childbirth. *J. Holist. Nurs.* (2016).
52. Dunbar, R. I. M. *et al.* Social laughter is correlated with an elevated pain threshold. *Proc. R. Soc. B Biol. Sci. 279* (2012).
53. Nummenmaa, L. *et al.* Adult attachment style is associated with cerebral μ-opioid receptor availability in humans. *Hum. Brain Mapp.* (2015).
54. Johnson, K. V. A. *et al.* Pain tolerance predicts human social network size. *Sci. Rep.* (2016).

55. Aerni, A. *et al.* Low-dose cortisol for symptoms of posttraumatic stress disorder. *Am. J. Psychiatry 161* (2004).
56. De Quervain, D. J. F. *et al.* Glucocorticoids enhance extinction-based psychotherapy. *Proc. Natl. Acad. Sci. U. S. A.* (2011).
57. Kanczkowski, W. *et al.* Is there a role for the adrenal glands in long COVID? *Nat. Rev. Endocrinol. 18* (2022).
58. Klein, J. *et al.* Distinguishing features of Long COVID identified through immune profiling. *medRxiv* (2022).
59. Nicolaides, N. C. *et al.* Basic Research concerning Glucocorticoids Stress, the Stress System and the Role of Glucocorticoids. *Neuroimmunomodulation* (2015).
60. McEwen, B. S. Neurobiological and Systemic Effects of Chronic Stress. *Chronic Stress* (2017).
61. McEwen, B. S. The good side of «stress». *Stress* (2019).
62. Kelly, J. R. *et al.* Breaking down the barriers: the gut microbiome, intestinal permeability and stress-related psychiatric disorders. *Front. Cell. Neurosci.* (2015).
63. Allen, A. P. *et al.* A psychology of the human brain–gut–microbiome axis. *Soc. Personal. Psychol. Compass* (2017).
64. Glaser, R. *et al.* The influence of psychological stress on the immune response to vaccines. In *Ann. N. Y. Acad. Sci.* (1998).
65. Glaser, R. *et al.* Stress-induced modulation of the immune response to recombinant hepatitis B vaccine. *Psychosom. Med.* (1992).
66. Terburg, D. *et al.* The Basolateral Amygdala Is Essential for Rapid Escape: A Human and Rodent Study. *Cell* (2018).
67. Gaffey, A. E. *et al.* Aging and the HPA axis: Stress and resilience in older adults. *Neurosci. Biobehav. Rev.* (2016).
68. Kremen, W. S. *et al.* Mechanisms of age-related cognitive change and targets for intervention: Social interactions and stress. *Journals Gerontol. – Ser. A Biol. Sci. Med. Sci.* (2012).
69. Hoge, E. A. *et al.* The effect of mindfulness meditation training on biological acute stress responses in generalized anxiety disorder. *Psychiatry Res.* (2018).
70. Rohleder, N. *et al.* Stress on the dance floor: The cortisol stress response to social-evaluative threat in competitive ballroom dancers. *Personal. Soc. Psychol. Bull.* (2007).
71. Maier, S. F. *et al.* Learned helplessness at fifty: Insights from neuroscience. *Psychol. Rev.* (2016).
72. Steinberg, L. J. *et al.* Cortisol Stress Response and in Vivo PET Imaging of Human Brain Serotonin 1A Receptor Binding. *Int. J. Neuropsychopharmacol.* (2019).
73. Brown, E. D. *et al.* Daily Poverty-Related Stress and Coping: Associations with Child Learned Helplessness. *Fam. Relat.* (2016).

74. Landry, N. *et al.* Learned helplessness moderates the relationship between environmental concern and behavior. *J. Environ. Psychol.* (2018).
75. Seery, M. D. Resilience: A silver lining to experiencing adverse life events? *Curr. Dir. Psychol. Sci. vol. 20* (2011).
76. Seery, M. D. *et al.* Whatever Does Not Kill Us: Cumulative Lifetime Adversity, Vulnerability, and Resilience. *J. Pers. Soc. Psychol. 99* (2010).
77. Lyoo, I.K. *et al.* The neurobiological role of the dorsolateral prefrontal cortex in recovery from trauma: Longitudinal brain imaging study among survivors of the South Korean subway disaster. *Arch. Gen. Psychiatry 68* (2011).
78. Hulbert, J. C. *et al.* What Doesn't Kill You Makes You Stronger: Psychological Trauma and Its Relationship to Enhanced Memory Control. *J. Exp. Psychol. Gen.* (2018).
79. Küpper, C. S. *et al.* Direct suppression as a mechanism for controlling unpleasant memories in daily life. *J. Exp. Psychol. Gen. 143* (2014).
80. Tops, M. *et al.* Cortisol involvement in mechanisms of behavioral inhibition. *Psychophysiology* (2011).
81. Mehta, P. H. *et al.* Testosterone and cortisol jointly modulate risk-taking. *Psychoneuroendocrinology 56* (2015).
82. Moore, F. R. *et al.* Cues to sex- and stress-hormones in the human male face: Functions of glucocorticoids in the immunocompetence handicap hypothesis. *Horm. Behav.* (2011).
83. Bos, P. A. The endocrinology of human caregiving and its intergenerational transmission. *Dev. Psychopathol. 29* (2017).
84. Vandello, J. A. . W. M. . B. J. K. . W. B. M. . & K.-B. N. Precarious manhood and men's physical health around the world. *Psychol. Men Masculinities* (2022).
85. Andrew Caswell, T. *et al.* Testosterone and men's stress responses to gender threats. *Psychol. Men Masculinity 15* (2014).
86. Carré, J. M. *et al.* Testosterone and human behavior: the role of individual and contextual variables. *Curr. Opin. Psychol. 19* (2018).
87. Archer, J. *et al.* Testosterone and aggression. In *Aggress. Violence A Soc. Psychol. Perspect.* (2016).
88. Wood, R. I. *et al.* Neurobiology of Anabolic-Androgenic Steroid Abuse. In *Oxford Res. Encycl. Neurosci.* (2019).
89. Gilman, J. M. *et al.* Why we like to drink: A functional magnetic resonance imaging study of the rewarding and anxiolytic effects of alcohol. *J. Neurosci.* (2008).
90. Van Honk, J. *et al.* Testosterone reduces unconscious fear but not consciously experienced anxiety: implications for the disorders of fear and anxiety. *Biol. Psychiatry 58* (2005).

91. Bos, P. A. *et al.* Acute effects of steroid hormones and neuropeptides on human social-emotional behavior: a review of single administration studies. *Front. Neuroendocrinol. 33* (2012).
92. Terburg, D. *et al.* The testosterone-cortisol ratio: A hormonal marker for proneness to social aggression. *Int. J. Law Psychiatry* (2009).
93. Ronay, R. *et al.* The Presence of an Attractive Woman Elevates Testosterone and Physical Risk Taking in Young Men. *Soc. Psychol. Personal. Sci.* (2010).
94. Peters, M. *et al.* Testosterone is associated with mating success but not attractiveness or masculinity in human males. *Anim. Behav.* (2008).
95. Studer, L. H. *et al.* Testosterone, sexual offense recidivism, and treatment effect among adult male sex offenders. *Sex. Abus. A J. Res. Treat. 17* (2005).
96. Carter, C. S. *et al.* The Monogamy Paradox: What Do Love and Sex Have to Do With It? *Front. Ecol. Evol.* (2018).
97. Newman, M. L. *et al.* Testosterone, cognition, and social status. *Horm. Behav.* (2005).
98. Nave, G. *et al.* Single-Dose Testosterone Administration Impairs Cognitive Reflection in Men. *Psychol. Sci.* (2017).
99. van Honk, J. *et al.* Effects of Testosterone Administration on Strategic Gambling in Poker Play. *Sci. Rep. 6* (2016).
100. Sapolsky, R. M. Testicular function, social rank and personality among wild baboons. *Psychoneuroendocrinology* (1991).
101. Sapolsky, R. M. Adrenocortical function, social rank, and personality among wild baboons. *Biol. Psychiatry 28* (1990).
102. Kurath, J. *et al.* Individual differences in risk taking and endogeneous levels of testosterone, estradiol, and cortisol: A systematic literature search and three independent meta-analyses. *Neurosci. Biobehav. Rev.* (2018).
103. Stanton, S. *et al.* Testosterone is positively associated with risk taking in the Iowa Gambling Task. *Horm. Behav.* (2011).
104. Campbell, J. *et al.* Endocrine Correlates of Social Comparison in Couple Relationships. *Adapt. Hum. Behav. Physiol.* (2019).
105. Casudan, E. Hormones, sex, and status in women. *Horm. Behav.* (1995).
106. Luine, V. N. Estradiol and cognitive function: Past, present and future. *Horm. Behav.* (2014).
107. Mauvais-Jarvis, F. *et al.* Estradiol, Progesterone, Immunomodulation, and COVID-19 Outcomes. *Endocrinol. (United States) vol. 161* (2020).
108. Ferree, N. K. *et al.* The influence of emergency contraception on posttraumatic stress symptoms following sexual assault. *J. Forensic Nurs.* (2012).

109. Endler, M. *et al.* Effect of levonorgestrel emergency contraception on implantation and fertility: A review. *Contraception vol. 109* (2022).
110. Gocan, A. G. *et al.* Balancing steroidal hormone cascade in treatment-resistant veteran soldiers with PTSD using a fermented soy product (FSWW08): A pilot study. *Horm. Mol. Biol. Clin. Investig. 10* (2012).
111. Berger, J. *et al.* Cortisol modulates men's affiliative responses to acute social stress. *Psychoneuroendocrinology* (2016).
112. Walum, H. *et al.* The neural mechanisms and circuitry of the pair bond. *Nat. Rev. Neurosci.* (2018).
113. Saxbe, D. *et al.* For Better or Worse? Coregulation of Couples' Cortisol Levels and Mood States. *J. Pers. Soc. Psychol.* (2010).
114. Kiecolt-Glaser, J. K. *et al.* Love, marriage, and divorce: Newlyweds' stress hormones foreshadow relationship changes. *J. Consult. Clin. Psychol.* (2003).
115. Kuo, P. X. *et al.* Individual variation in fathers' testosterone reactivity to infant distress predicts parenting behaviors with their 1-year-old infants. *Dev. Psychobiol. 58* (2016).
116. De Boer, A. *et al.* Love is more than just a kiss: A neurobiological perspective on love and affection. *Neuroscience* (2012).
117. Marazziti, D. *et al.* Hormonal changes when falling in love. *Psychoneuroendocrinology* (2004).
118. Murray, D. R. *et al.* Falling in love is associated with immune system gene regulation. *Psychoneuroendocrinology 100* (2019).
119. Marazziti, D. *et al.* The Science of Love: State of the Art. In *Adv. Exp. Med. Biol. vol. 1331* (2021).
120. Burkett, J. P. *et al.* Oxytocin-dependent consolation behavior in rodents. *Science (80-.)* (2016).
121. Sussman, R. W. *et al.* Proximate Mechanisms Regulating Sociality and Social Monogamy, in the Context of Evolution. In *Orig. Nat. Soc.* (2019).
122. Young, L. C. *et al.* Successful same-sex pairing in Laysan albatross. *Biol. Lett. 4* (2008).
123. Handwerk, B. How animals choose their leaders, from brute force to democracy. *Natl. Geogr. Mag.*
124. Scheele, D. *et al.* Oxytocin Modulates Social Distance between Males and Females. *J. Neurosci.* (2012).
125. Naber, F. *et al.* Intranasal oxytocin increases fathers' observed responsiveness during play with their children: a double-blind within-subject experiment. *Psychoneuroendocrinology 35* (2010).
126. Bakermans-Kranenburg, M. J. *et al.* Oxytocin decreases handgrip force in reaction to infant crying in females without harsh parenting experiences. *Soc. Cogn. Affect. Neurosci. 7* (2012).

127. Compier-de Block, L. H. C. G. *et al.* Handgrip force of maltreating mothers in reaction to infant signals. *Child Abus. Negl.* 40 (2015).
128. Huston, T. L. *et al.* The connubial crucible: Newlywed years as predictors of marital delight, distress, and divorce. *J. Pers. Soc. Psychol.* (2001).
129. Van IJzendoorn, M. H. *et al.* A sniff of trust: Meta-analysis of the effects of intranasal oxytocin administration on face recognition, trust to in-group, and trust to out-group. *Psychoneuroendocrinology 37* (2012).
130. Bick, J. *et al.* Foster Mother-Infant Bonding: Associations Between Foster Mothers' Oxytocin Production, Electrophysiological Brain Activity, Feelings of Commitment, and Caregiving Quality. *Child Dev. 84* (2013).
131. Liu, J. J. W. *et al.* Sex differences in salivary cortisol reactivity to the Trier Social Stress Test (TSST): A meta-analysis. *Psychoneuroendocrinology* (2017).
132. Bangasser, D. A. *et al.* Sex differences in stress regulation of arousal and cognition. *Physiol. Behav.* (2018).
133. Jacobs, E. G. *et al.* 17 β-Estradiol differentially regulates stress circuitry activity in healthy and depressed women. *Neuropsychopharmacology* (2015).
134. Chrousos, G. P. *et al.* Interactions between the hypothalamic-pituitary-adrenal axis and the female reproductive system: Clinical implications. In *Ann. Intern. Med.* (1998).
135. Davis, E. P. *et al.* The timing of prenatal exposure to maternal cortisol and psychosocial stress is associated with human infant cognitive development. *Child Dev.* (2010).
136. Bronson, S. L. *et al.* The Placenta as a Mediator of Stress Effects on Neurodevelopmental Reprogramming. *Neuropsychopharmacology* (2016).
137. Taylor, S. E. *et al.* Biobehavioral responses to stress in females: tend-and-befriend, not fight-or-flight. *Psychol. Rev. 107* (2000).
138. Anderson, M. V. *et al.* Recognition of novel faces after single exposure is enhanced during pregnancy. *Evol. Psychol. 9* (2011).
139. Pearson, R. M. *et al.* Emotional sensitivity for motherhood: Late pregnancy is associated with enhanced accuracy to encode emotional faces. *Horm. Behav. 56* (2009).
140. DeBruine, L. M. *et al.* Women's attractiveness judgments of self-resembling faces change across the menstrual cycle. *Horm. Behav.* (2005).
141. Burri, A. *et al.* The acute effects of intranasal oxytocin administration on endocrine and sexual function in males. *Psychoneuroendocrinology* (2008).

142. Behnia, B. *et al.* Differential effects of intranasal oxytocin on sexual experiences and partner interactions in couples. *Horm. Behav.* (2014).
143. Anon. Effects of sexual activity on beard growth in man. *Nature* (1970).
144. Motofei, I. G. *et al.* The physiological basis of human sexual arousal: Neuroendocrine sexual asymmetry. *Int. J. Androl.* (2005).
145. Goldey, K. L. *et al.* Sexy thoughts: Effects of sexual cognitions on testosterone, cortisol, and arousal in women. *Horm. Behav.* (2011).
146. Schulster, M. *et al.* The role of estradiol in male reproductive function. *Asian J. Androl.* (2016).
147. Moynihan, R. The making of a disease: female sexual dysfunction. *BMJ* (2003).
148. Chivers, M. L. *et al.* Agreement of self-reported and genital measures of sexual arousal in men and women: A meta-analysis. *Arch. Sex. Behav. 39* (2010).
149. Levin, R. *et al.* Nipple/breast stimulation and sexual arousal in young men and women. *J. Sex. Med.* (2006).
150. Robinson, J. E. *et al.* Changes in breast sensitivity at puberty, during the menstrual cycle, and at parturition. *Br. Med. J.* (1977).
151. Robinson, V. C. Support for the hypothesis that sexual breast stimulation is an ancestral practice and a key to understanding women's health. *Med. Hypotheses* (2015).
152. Damse, J. R. *et al.* Effect of antenatal stimulation of breast and breast milk outcome: cross sectional study. *Indian J. Basic Appl. Med. Res.* (2014).
153. Singh, N. *et al.* Breast stimulation in low-risk primigravidas at term: Does it aid in spontaneous onset of labour and vaginal delivery? A pilot study. *Biomed Res. Int.* (2014).
154. Misery, L. *et al.* Innervation of the Male Breast: Psychological and Physiological Consequences. *J. Mammary Gland Biol. Neoplasia* (2017).
155. Lykins, A. D. *et al.* Sex differences in visual attention to erotic and non-erotic stimuli. *Arch. Sex. Behav. 37* (2008).
156. Hamann, S. *et al.* Men and women differ in amygdala response to visual sexual stimuli. *Nat. Neurosci. 7* (2004).
157. West, E. *et al.* Natural Aphrodisiacs – A Review of Selected Sexual Enhancers. *Sex. Med. Rev. 3* (2015).
158. Johnson, A. *et al.* Complementary and Alternative Medicine for Menopause. *J. Evidence-Based Integr. Med. 24* (2019).
159. Martinotti, G. *et al.* Novel psychoactive substances and behavioral addictions. *Biomed Res. Int. vol. 2014* (2014).
160. Roehr, B. FDA committee recommends approval for ‹female Viagra›. *BMJ* (2015).

161. Goldstein, C. A. *et al.* Sleep, Circadian Rhythms, and Fertility. *Curr. Sleep Med. Reports* (2016).
162. Cardinali, D. P. *et al.* The Timed Autonomic Nervous System. In *Auton. Nerv. Syst.* (2018).
163. Pohanka, M. New Uses of Melatonin as a Drug; A Review. *Curr. Med. Chem. 29* (2022).
164. Goldstein, C. A. *et al.* Hit or miss: The use of melatonin supplements. *J. Clin. Sleep Med. vol. 16* (2020).
165. Gotlieb, N. *et al.* Circadian control of neuroendocrine function: implications for health and disease. *Curr. Opin. Physiol.* (2018).
166. Afifi, T. D. *et al.* WIRED: The impact of media and technology use on stress (cortisol) and inflammation (interleukin IL-6) in fast paced families. *Comput. Human Behav.* (2018).
167. Wallenius, M. *et al.* Salivary Cortisol in Relation to the Use of Information and Communication Technology (ICT) in School-Aged Children. *Psychology* (2010).
168. Golder, S. A. *et al.* Diurnal and seasonal mood vary with work, sleep, and daylength across diverse cultures. *Science (80-.)* (2011).
169. Het, S. *et al.* A meta-analytic review of the effects of acute cortisol administration on human memory. *Psychoneuroendo. 30* (2005).
170. Neumann, A.M. *et al.* Circadian regulation of endocrine systems. *Auton. Neurosci. Basic Clin.* (2019).
171. Anderson, K. J. Impulsitivity, caffeine, and task difficulty: A within-subjects test of the Yerkes-Dodson law. *Pers. Individ. Dif. 16* (1994).
172. Adan, A. *et al.* Circadian typology: A comprehensive review. *Chronobiol. Int.* (2012).
173. Hadlow, N. C. *et al.* The effects of season, daylight saving and time of sunrise on serum cortisol in a large population. *Chronobiol. Int.* (2014).
174. Shechter, A. *et al.* Sleep, Hormones, and Circadian Rhythms throughout the Menstrual Cycle in Healthy Women and Women with Premenstrual Dysphoric Disorder. *Int. J. Endocrinol. 2010* (2010).
175. Hood, S. *et al.* Biological clocks and rhythms of anger and aggression. *Front. Behav. Neurosci.* (2018).
176. Simons, S. S. H. *et al.* Development of the cortisol circadian rhythm in the light of stress early in life. *Psychoneuroendocrinology* (2015).
177. Caplan, R. D. *et al.* White collar work load and cortisol: Disruption of a circadian rhythm by job stress? *J. Psychosom. Res.* (1979).
178. Ockenfels, M. C. *et al.* Effect of chronic stress associated with unemployment on salivary cortisol: Overall cortisol levels, diurnal rhythm, and acute stress reactivity. *Psychosom. Med.* (1995).
179. Stock, D. *et al.* Rotating night shift work and menopausal age. *Hum. Reprod.* (2019).

180. Fernandez, R. C. *et al.* Fixed or Rotating Night Shift Work Undertaken by Women: Implications for Fertility and Miscarriage. *Semin. Reprod. Med.* (2016).
181. Deng, N. *et al.* The Relationship Between Shift Work and Men's Health. *Sex. Med. Rev.* (2018).
182. Faraut, B. *et al.* Napping reverses the salivary interleukin-6 and urinary norepinephrine changes induced by sleep restriction. *J. Clin. Endocrinol. Metab.* (2015).
183. Naska, A. *et al.* Siesta in healthy adults and coronary mortality in the general population. *Arch. Intern. Med.* (2007).
184. Giedke, H. *et al.* Therapeutic use of sleep deprivation in depression. *Sleep Med. Rev.* (2002).
185. Vitale, J. A. *et al.* Biological rhythms, chronodisruption and chrono-enhancement: The role of physical activity as synchronizer in correcting steroids circadian rhythm in metabolic dysfunctions and cancer. *Chronobiol. Int.* (2018).
186. Wright, K. P. *et al.* Entrainment of the human circadian clock to the natural light-dark cycle. *Curr. Biol.* (2013).
187. Dopico, X. C. *et al.* Widespread seasonal gene expression reveals annual differences in human immunity and physiology. *Nat. Commun.* (2015).
188. Ralph, C. L. The pineal gland and geographical distribution of animals. *Int. J. Biometeorol.* (1975).
189. Pääkkönen, T. *et al.* Seasonal levels of melatonin, thyroid hormones, mood, and cognition near the arctic circle. *Aviat. Sp. Environ. Med.* (2008).
190. Lo, K. *et al.* The impact of seasonal affective disorder on financial analysts. *Account. Rev.* (2018).
191. Rastad, C. *et al.* High prevalence of self-reported winter depression in a Swedish county. *Psychiatry Clin. Neurosci.* (2005).
192. Whitehead, B. S. Winter seasonal affective disorder: a global biocultural perspective. *ANT (Actor-Network Theory)* (2004).
193. Workman, L. *et al.* Blue eyes keep the blues away: the relationship between SAD, lateralized emotions and eye colour. In *Nottingham 2018, Br. Psychol. Soc. Annu. Conf. 2–4 May* (2018).
194. Goel, N. *et al.* Depressive symptomatology differentiates subgroups of patients with seasonal affective disorder. *Depress. Anxiety* (2002).
195. Sulovari, A. *et al.* Eye color: A potential indicator of alcohol dependence risk in European Americans. *Am. J. Med. Genet. Part B Neuropsychiatr. Genet.* (2015).
196. Eissenberg, J. C. More than Meets the Eye: Eye Color and Alcoholism. *Mo. Med.* (2016).
197. Keller, M. *et al.* A warm heart and a clear head. *Psychol. Sci.* (2005).

198. Praschak-Rieder, N. *et al.* Seasonal variation in human brain serotonin transporter binding. *Arch. Gen. Psychiatry* (2008).
199. Stevenson, T. J. *et al.* Disrupted seasonal biology impacts health, food security and ecosystems. *Proc. R. Soc. B Biol. Sci.* (2015).
200. Makris, G. D. *et al.* Serotonergic medication enhances the association between suicide and sunshine. *J. Affect. Disord.* (2016).
201. Oh, E. Y. *et al.* Global breast cancer seasonality. *Breast Cancer Res. Treat.* (2010).
202. Persson, R. *et al.* Seasonal variation in human salivary cortisol concentration. *Chronobiol. Int.* (2008).
203. Razzaque, M. S. Sunlight exposure: Do health benefits outweigh harm? *J. Steroid Biochem. Mol. Biol.* (2018).
204. van der Rhee, H. *et al.* Sunlight: For Better or For Worse? A Review of Positive and Negative Effects of Sun Exposure. *Cancer Res. Front.* (2016).
205. Ortiz, A. *et al.* High endogenous melatonin concentrations enhance sperm quality and short-term in vitro exposure to melatonin improves aspects of sperm motility. *J. Pineal Res.* (2011).
206. Abd-Allah, A. R. A. *et al.* Effect of melatonin on estrogen and progesterone receptors in relation to uterine contraction in rats. *Pharmacol. Res.* (2003).
207. Nazzaro, A. *et al.* The addiction of melatonin to myo-inositol plus folic acid improve oocyte quality and pregnancy outcome in IVF cycle. A prospective clinical trial. *Hum. Reprod.* (2011).
208. Dikic, S. D. *et al.* Melatonin: A ‹Higgs boson› in human reproduction. *Gynecol. Endocrinol.* (2015).
209. Pacchiarotti, A. *et al.* Effect of myo-inositol and melatonin versus myo-inositol, in a randomized controlled trial, for improving in vitro fertilization of patients with polycystic ovarian syndrome. *Gynecol. Endocrinol.* (2016).
210. Goldstein, C. A. *et al.* Sleep in women undergoing in vitro fertilization: a pilot study. *Sleep Med.* (2017).
211. Smith, R. P. *et al.* The evidence for seasonal variations of testosterone in men. *Maturitas* (2013).
212. Stanton, S. J. *et al.* Seasonal variation of salivary testosterone in men, normally cycling women, and women using hormonal contraceptives. *Physiol. Behav.* (2011).
213. van Anders, S. M. *et al.* Seasonality, waist-to-hip ratio, and salivary testosterone. *Psychoneuroendocrinology* (2006).
214. Moskovic, D. J. *et al.* Seasonal fluctuations in testosterone-estrogen ratio in men from the southwest United States. *J. Androl.* (2012).
215. Cagnacci, A. *et al.* The relation of season of birth to severity of menopausal symptoms. *Menopause* (2006).

216. Luykx, J. J. *et al.* Season of sampling and season of birth influence serotonin metabolite levels in human cerebrospinal fluid. *PLoS One* (2012).
217. Luykx, J. J. *et al.* Seasonal variation of serotonin turnover in human cerebrospinal fluid, depressive symptoms and the role of the 5-HTTLPR. *Transl. Psychiatry* (2013).
218. Chotai, J. *et al.* Converging evidence suggests that monoamine neurotransmitter turnover in human adults is associated with their season of birth. *Eur. Arch. Psychiatry Clin. Neurosci.* (2002).
219. Siemann, J. K. *et al.* Sequential photoperiodic programing of serotonin neurons,signaling and behaviors during prenatal and postnatal development. *Front. Neurosci.* (2019).
220. García-Serna, A. M. *et al.* Neurodevelopmental effects of prenatal vitamin D in humans: systematic review and meta-analysis. *Mol. Psychiatry 25* (2020).
221. Leridon, H. Can assisted reproduction technology compensate for the natural decline in fertility with age? A model assessment. *Hum. Reprod.* (2004).
222. Lin, C. *et al.* The Value of Anti-Müllerian Hormone in the Prediction of Spontaneous Pregnancy: A Systematic Review and Meta-Analysis. *Front. Endocrinol. (Lausanne) 12* (2021).
223. Oh, S. R. *et al.* Clinical application of serum anti-Müllerian hormone in women. *Clin. Exp. Reprod. Med. vol. 46* (2019).
224. Woods, D. C. *et al.* Oocyte family trees: Old branches or new stems? *PLoS Genet. 8* (2012).
225. Martin, J. J. *et al.* Implications and current limitations of oogenesis from female germline or oogonial stem cells in adult mammalian ovaries. *Cells vol. 8* (2019).
226. Dunson, D. B. Changes with age in the level and duration of fertility in the menstrual cycle. *Hum. Reprod.* (2002).
227. Fürtbauer, I. *et al.* You mate, I mate: Macaque females synchronize sex not cycles. *PLoS One* (2011).
228. Courvoisier, D. S. *et al.* Sex hormones and mental rotation: An intensive longitudinal investigation. *Horm. Behav.* (2013).
229. Cerda-Molina, A. L. *et al.* Changes in Men's Salivary Testosterone and Cortisol Levels, and in Sexual Desire after Smelling Female Axillary and Vulvar Scents. *Front. Endocrinol. (Lausanne)* (2013).
230. Makhanova, A. *et al.* Female Fertility and Male Mating: Women's Ovulatory Cues Influence Men's Physiology, Cognition, and Behavior. *Soc. Personal. Psychol. Compass* (2013).
231. Pipitone, R. N. *et al.* Women's voice attractiveness varies across the menstrual cycle. *Evol. Hum. Behav.* (2008).
232. Pavela Banai, I. Voice in different phases of menstrual cycle among

naturally cycling women and users of hormonal contraceptives. *PLoS One* (2017).

233. Roberts, S. C. *et al.* Female facial attractiveness increases during the fertile phase of the menstrual cycle. *Proc. R. Soc. B Biol. Sci.* (2004).
234. Sheffield-Moore, M. *et al.* A randomized pilot study of monthly cycled testosterone replacement or continuous testosterone replacement versus placebo in older men. *J. Clin. Endocrinol. Metab.* (2011).
235. Becker, J. B. *et al.* Female rats are not more variable than male rats: A meta-analysis of neuroscience studies. *Biol. Sex Differ.* (2016).
236. Poromaa, I. S. *et al.* Menstrual cycle influence on cognitive function and emotion processing from a reproductive perspective. *Front. Neurosci.* (2014).
237. Peper, J. S. *et al.* Sex steroids and connectivity in the human brain: A review of neuroimaging studies. *Psychoneuroendocrinology 36* (2011).
238. Bernal, A. *et al.* The influence of estradiol and progesterone on neurocognition during three phases of the menstrual cycle: Modulating factors. *Behav. Brain Res. vol. 417* (2022).
239. Kues, J. N. *et al.* The effect of manipulated information about premenstrual changes on the report of positive and negative premenstrual changes. *Women Heal.* (2018).
240. Graham, B. M. *et al.* The association between estradiol levels, hormonal contraceptive use, and responsiveness to one-session-treatment for spider phobia in women. *Psychoneuroendocrinology* (2018).
241. Miller, G. *et al.* Ovulatory cycle effects on tip earnings by lap dancers: economic evidence for human estrus? [star, open]. *Evol. Hum. Behav.* (2007).
242. Schmader, T. *et al.* Converging Evidence that Stereotype Threat Reduces Working Memory Capacity. *J. Pers. Soc. Psychol.* (2003).
243. Tiranini, L. *et al.* Recent advances in understanding/management of premenstrual dysphoric disorder/premenstrual syndrome. *Fac. Rev. 11* (2022).
244. Singh, H., Walia, R., Gorea, R. K. & Maheshwari, A. Premenstrual syndrome (PMS) the malady and the law. *J. Indian Acad. Forensic Med. 26* (4) (2004).
245. Sapolsky, R. M. *Behave: The biology of humans at our best and worst* (2017).
246. Riley, T. L. Premenstrual syndrome as a legal defense. *Hamline L. Rev. 9* (1986).
247. Vito, G. F. *et al. Criminology: Theory, Research, and Policy* (2015).
248. Roomruangwong, C. *et al.* The menstrual cycle may not be limited to the endometrium but also may impact gut permeability. *Acta Neuropsychiatr.* (2019).

249. El-Tawil, A. Gender and the Pathogenesis of Gastrointestinal Diseases: The Role of Steroid Sex Hormones in the Development. *J. Steroids Horm. Sci.* (2013).
250. Jensen, D. V. *et al.* Prostaglandins in the menstrual cycle of women. A review. *Dan. Med. Bull.* (1987).
251. Bernstein, M. T. *et al.* Gastrointestinal symptoms before and during menses in healthy women. *BMC Womens Health* (2014).
252. Iacovides, S. *et al.* Does pain vary across the menstrual cycle? A review. *Eur. J. Pain (United Kingdom)* (2015).
253. Kiesner, J. *et al.* Day-to-day co-variations of psychological and physical symptoms of the menstrual cycle: Insights to individual differences in steroid reactivity. *Psychoneuroendocrinology* (2010).
254. Silberstein, S. D. Sex hormones and headache. In *Rev. Neurol. (Paris)* (2000).
255. MacGregor, E. A. *et al.* Incidence of migraine relative to menstrual cycle phases of rising and falling estrogen. *Neurology* (2006).
256. Merki-Feld, G. S. Migraine and Use of Progestin-Only Contraception. In A. M. van den Brink; E. A. MacGregor (Eds.) Gender and Migraine. S. 81–88 (2019).
257. Bontempo, A. C. *et al.* Patient perceptions of misdiagnosis of endometriosis: results from an online national survey. *Diagnosis 7* (2020).
258. Romans, S. *et al.* Mood and the menstrual cycle: A review of prospective data studies. *Gend. Med.* (2012).
259. Bolea-Alamanac, B. *et al.* Female psychopharmacology matters! Towards a sex-specific psychopharmacology. *J. Psychopharmacol.* (2018).
260. Lovick, T. SSRIs and the female brain – Potential for utilizing steroid-stimulating properties to treat menstrual cycle-linked dysphorias. *J. Psychopharmacol.* (2013).
261. Asbell, B. *The pill: a biography of the drug that changed the world* (Random House, 1995).
262. Marsh, M. *et al. The fertility doctor: John Rock and the reproductive revolution. Fertil. Dr. John Rock Reprod. Revolut.* (2008).
263. Planned Parenthood Federation of America. The birth Control Pill A history (2015).
264. Schwentker, B. Pillenknick? Kannst du knicken! *SPIEGEL Online* (2014).
265. Bailey, M. J. Fifty years of family planning: New evidence on the long-run effects of increasing access to contraception. *Brookings Pap. Econ. Act.* (2013).
266. Nappi, R. E. *et al.* Extended regimen combined oral contraception: A review of evolving concepts and acceptance by women and clinicians. *Eur. J. Contracept. Reprod. Heal. Care vol. 21* (2016).

267. Montoya, E. R. *et al.* How Oral Contraceptives Impact Social-Emotional Behavior and Brain Function. *Trends Cogn. Sci.* (2017).
268. Cahill, L. How does hormonal contraception affect the developing human adolescent brain? *Curr. Opin. Behav. Sci.* (2018).
269. Burrows, L. J. *et al.* The Effects of Hormonal Contraceptives on Female Sexuality: A Review. *J. Sex. Med.* (2012).
270. Pastor, Z. *et al.* The influence of combined oral contraceptives on female sexual desire: A systematic review. *Eur. J. Contracept. Reprod. Heal. Care* (2013).
271. Davis, A. R. *et al.* Oral contraceptives and libido in women. *Annu. Rev. Sex Res.* (2004).
272. Ross, R. A. *et al.* The emotional cost of contraception. *Nat. Rev. Endocrinol.* (2017).
273. Meier, T. B. *et al.* Kynurenic acid is reduced in females and oral contraceptive users: Implications for depression. *Brain. Behav. Immun.* (2018).
274. Skovlund, C. W. *et al.* Association of hormonal contraception with depression. *JAMA Psychiatry* (2016).
275. Slade, A. *et al.* Do patients taking combined oral contraceptives experience mood changes compared to patients not taking combined oral contraceptives? *Evidence-Based Pract.* (2017).
276. Graham, B. M. *et al.* Blockade of estrogen by hormonal contraceptives impairs fear extinction in female rats and women. *Biol. Psychiatry* (2013).
277. Monciunskaite, R. *et al.* Do oral contraceptives modulate an ERP response to affective pictures? *Biol. Psychol.* (2019).
278. Petersen, N. *et al.* Amygdala reactivity to negative stimuli is influenced by oral contraceptive use. *Soc. Cogn. Affect. Neurosci.* (2014).
279. Petersen, N. *et al.* Oral contraceptive pill use and menstrual cycle phase are associated with altered resting state functional connectivity. *Neuroimage* (2014).
280. Engman, J. *et al.* Hormonal Cycle and Contraceptive Effects on Amygdala and Salience Resting-State Networks in Women with Previous Affective Side Effects on the Pill. *Neuropsychopharmacology* (2018).
281. Pletzer, B. A. *et al.* 50 years of hormonal contraception – time to find out, what it does to our brain. *Front. Neurosci.* (2014).
282. Lisofsky, N. *et al.* Hormonal contraceptive use is associated with neural and affective changes in healthy young women. *Neuroimage* (2016).
283. Skovlund, C. W. *et al.* Association of hormonal contraception with suicide attempts and suicides. *Am. J. Psychiatry* (2018).
284. Pérez-López, F. R. *et al.* Hormonal contraceptives and the risk of sui-

cide: a systematic review and meta-analysis. *Eur. J. Obstet. Gynecol. Reprod. Biol.* *251* (2020).
285. de Wit, A.E. *et al.* Hormonal contraceptive use and depressive symptoms: systematic review and network meta-analysis of randomised trials. *BJPsych Open* *7* (2021).
286. Bengtsdotter, H. *et al.* Ongoing or previous mental disorders predispose to adverse mood reporting during combined oral contraceptive use. *Eur. J. Contracept. Reprod. Heal. Care* (2018).
287. Roberts, T. A. *et al.* Association of Hormonal Contraception with depression in the postpartum period. *Contraception* (2017).
288. Gava, G. *et al.* Update on male hormonal contraception. *Ther. Adv. Endocrinol. Metab.* (2019).
289. Glasier, R. *et al.* Would women trust their partners to use a male pill? *Hum. Reprod.* (2000).
290. Glasier, A. Acceptability of contraception for men: A review. *Contraception* (2010).
291. Fitzpatrick, J. L. *et al.* Chemical signals from eggs facilitate cryptic female choice in humans. *Proc. R. Soc. B Biol. Sci.* *287* (2020).
292. Cameron, E. L. Pregnancy and olfaction: A review. *Front. Psychol.* (2014).
293. Nirmala, G. C. *et al.* Effect of estrogen and progesterone on seed germination. *Vet. World* (2008).
294. Kubátová, A. *et al.* Seed germination test as an alternative urine-based non-invasive pregnancy test in alpacas (Vicugna pacos). In *J. Camel Pract. Res.* (2016).
295. Henry, J. F. *et al.* Hormones and cognitive functioning during late pregnancy and postpartum: A longitudinal study. *Behav. Neurosci.* (2012).
296. Galea, L. A. *et al.* Beyond sex differences: short and long-term implications of motherhood on women's health. *Curr. Opin. Physiol.* (2018).
297. Buckwalter, J. G. *et al.* Pregnancy and post partum: Changes in cognition and mood. In *Prog. Brain Res.* (2001).
298. Pluchino, N. *et al.* Neurobiology of DHEA and effects on sexuality, mood and cognition. *J. Steroid Biochem. Mol. Biol.* (2015).
299. Kim, T. B. *et al.* Does the mother or father determine the offspring sex ratio? Investigating the relationship between maternal digit ratio and offspring sex ratio. *PLoS One* (2015).
300. Edwards, A. M. *et al.* Forgotten fathers: Paternal influences on mammalian sex allocation. *Trends Ecol. Evol.* (2014).
301. Manning, J. T. *et al.* 2nd to 4th digit ratio and offspring sex ratio. *J. Theor. Biol.* (2002).
302. Gupta, D. *et al.* Firstborn offspring sex ratio is skewed towards female

offspring in anesthesia care providers. *J. Anaesthesiol. Clin. Pharmacol.* (2013).

303. Kaková, Š. *et al.* Women infected with parasite Toxoplasma have more sons. *Naturwissenschaften* (2007).
304. Noorlander, A. M. *et al.* Female gender pre-selection by maternal diet in combination with timing of sexual intercourse – A prospective study. *Reprod. Biomed. Online* (2010).
305. Sereshti, M. *et al.* The role of maternal diet on fetal sex selection: A Review. *Iran. J. Endocrinol. Metab.* (2014).
306. Lummaa, V. *et al.* Adaptive sex ratio variation in pre-industrial human (Homo sapiens) populations? *Proc. R. Soc. B Biol. Sci.* (1998).
307. Nager, R. G. *et al.* Experimental demonstration that offspring sex ratio varies with maternal condition. *Proc. Natl. Acad. Sci.* (2002).
308. Bonier, F. *et al.* Maternal corticosteroids influence primary offspring sex ratio in a free-ranging passerine bird. *Behav. Ecol.* (2007).
309. Andersson, R. *et al.* Is maternal malnutrition associated with a low sex ratio at birth? *Hum. Biol.* (1998).
310. Di Renzo, G. C. *et al.* Does fetal sex affect pregnancy outcome? *Gend. Med.* (2007).
311. Melamed, N. *et al.* Effect of fetal sex on pregnancy outcome in twin pregnancies. *Obstet. Gynecol.* (2009).
312. Sheiner, E. *et al.* Gender does matter in perinatal medicine. *Fetal Diagn. Ther.* (2004).
313. Roselli, C. E. Neurobiology of gender identity and sexual orientation. *J. Neuroendocrinol.* (2018).
314. Blanchard, R. *et al.* Reassessing the Effect of Older Sisters on Sexual Orientation in Men. *Arch. Sex. Behav.* 50 (2021).
315. Davis, S. R. Androgen therapy in women, beyond libido. *Climacteric* (2013).
316. Rosenfeld, C. S. *et al.* Cognitive effects of aromatase and possible role in memory disorders. *Front. Endocrinol. (Lausanne)* (2018).
317. Akioyamen, L. E. *et al.* Effects of depression pharmacotherapy in fertility treatment on conception, birth, and neonatal health: A systematic review. *J. Psychosom. Res.* (2016).
318. Brezina, P. R. *et al.* Effects of pharmaceutical medications on male fertility. *J. Reprod. Infertil.* (2012).
319. Wang, L. J. *et al.* Dehydroepiandrosterone sulfate, free testosterone, and sex hormone-binding globulin on susceptibility to attention-deficit/hyperactivity disorder. *Psychoneuroendocrinology* (2019).
320. Beery, A. K. *et al.* Sex bias in neuroscience and biomedical research. *Neurosci. Biobehav. Rev.* (2011).
321. Die forschenden Pharma-Unternehmen. vfa-Positionspapier «Be-

rücksichtigung von Frauen und Männern bei der Arzneimittelforschung».

322. Samulowitz, A. *et al.* ‹Brave Men› and ‹Emotional Women›: A Theory-Guided Literature Review on Gender Bias in Health Care and Gendered Norms towards Patients with Chronic Pain. *Pain Res. Manag. vol. 2018* (2018).
323. Kuo, K. *et al.* The Endocrine Control of Human Pregnancy. (2018).
324. Datta, S. *et al.* Maternal Physiological Changes During Pregnancy, Labor, and the Postpartum Period. In *Obstet. Anesth. Handb.* (2010).
325. Davies, S. J. *et al.* Cognitive impairment during pregnancy: A meta-analysis. *Med. J. Aust. 208* (2018).
326. Ning, K. *et al.* Parity is associated with cognitive function and brain age in both females and males. *Sci. Rep. 10* (2020).
327. Duarte-Guterman, P. *et al.* The long and short term effects of motherhood on the brain. *Front. Neuroendocrinol. vol. 53* (2019).
328. Grattan, D. R. *et al.* Neurophysiological and cognitive changes in pregnancy. In *Handb. Clin. Neurol. vol. 171* (2020).
329. Cuttler, C. *et al.* Everyday life memory deficits in pregnant women. *Can. J. Exp. Psychol.* (2011).
330. Barba-Müller, E. *et al.* Brain plasticity in pregnancy and the postpartum period: links to maternal caregiving and mental health. *Arch. Womens. Ment. Health* (2019).
331. Brinkman, S. A. *et al.* Efficacy of infant simulator programmes to prevent teenage pregnancy: a school-based cluster randomised controlled trial in Western Australia. *Lancet* (2016).
332. Curran, E. A. *et al.* Research Review: Birth by caesarean section and development of autism spectrum disorder and attention-deficit/hyperactivity disorder: A systematic review and meta-analysis. *J. Child Psychol. Psychiatry Allied Discip.* (2015).
333. Varendi, H. *et al.* The effect of labor on olfactory exposure learning within the first postnatal hour. *Behav. Neurosci.* (2002).
334. Ben-Ari, Y. Is birth a critical period in the pathogenesis of autism spectrum disorders? *Nat. Rev. Neurosci.* (2015).
335. Bos, P. A. The endocrinology of human caregiving and its intergenerational transmission. *Dev. Psychopathol. 29* (2017).
336. Tam, E. W. Y. *et al.* Preterm birth: Preterm cerebellar growth impairment after postnatal exposure to glucocorticoids. *Sci. Transl. Med.* (2011).
337. Yates, N. *et al.* Preventing brain injury in the preterm infant – current controversies and potential therapies. *Int. J. Mol. Sci. vol. 22* (2021).
338. Jl, D. *et al.* Kangaroo mother care to reduce morbidity and mortality in low birthweight infants (Review). *Cochrane Database Syst Rev.* (2014).

339. van Oers, H. J. J. *et al.* Maternal deprivation effect on the infant's neural stress markers is reversed by tactile stimulation and feeding but not by suppressing corticosterone. *J. Neurosci. 18* (1998).
340. Schanberg, S. M. *et al.* Sensory deprivation stress and supplemental stimulation in the rat pup and preterm human neonate. *Child Dev. 58* (1987).
341. Taylor, S. *et al.* Social Responses to Stress: The Tend and Befriend Model. In *Handb. Stress Sci. Biol. Psychol. Heal.* (2011).
342. Moore, E. R. *et al.* Early skin-to-skin contact for mothers and their healthy newborn infants. *Cochrane Database Syst. Rev. vol. 2016* (2016).
343. Latva, R. *et al.* How is maternal recollection of the birth experience related to the behavioral and emotional outcome of preterm infants? *Early Hum. Dev. 84* (2008).
344. Mehler, K. *et al.* Mothers seeing their VLBW infants within 3 h after birth are more likely to establish a secure attachment behavior: Evidence of a sensitive period with preterm infants. *J. Perinatol. 31* (2011).
345. Feldman, R. *et al.* Maternal-preterm skin-to-skin contact enhances child physiologic organization and cognitive control across the first 10 years of life. *Biol. Psychiatry 75* (2014).
346. N, C. *et al.* Twenty-year Follow-up of Kangaroo Mother Care Versus Traditional Care. *Pediatrics 139* (2017).
347. Fancourt, D. *et al.* The effects of mother – infant singing on emotional closeness, affect, anxiety, and stress hormones. *Music Sci.* (2018).
348. Underdown, A. *et al.* Massage intervention for promoting mental and physical health in infants aged under six months. *Cochrane Database Syst. Rev.* (2006).
349. Riem, M. M. E. *et al.* Emotional maltreatment is associated with atypical responding to stimulation of endogenous oxytocin release through mechanically-delivered massage in males. *Psychoneuroendocrinology* (2017).
350. Thiel, M. *et al.* Perception of kangaroo care in German neonatology – nationwide survey. *Eur. J. Integr. Med.* (2016).
351. Shorey, S. *et al.* Skin-to-skin contact by fathers and the impact on infant and paternal outcomes: an integrative review. *Midwifery* (2016).
352. Mörelius, E. *et al.* A randomised trial of continuous skin-to-skin contact after preterm birth and the effects on salivary cortisol, parental stress, depression, and breastfeeding. *Early Hum. Dev. 91* (2015).
353. Uvnäs-Moberg, K. Oxytocin may mediate the benefits of positive social interaction and emotions. In *Psychoneuroendocrinology vol. 23* (1998).

354. Feldman, R. *et al.* Oxytocin Pathway Genes: Evolutionary Ancient System Impacting on Human Affiliation, Sociality, and Psychopathology. *Biol. Psychiatry 79* (2015).
355. Robles, T. F. *et al.* The physiology of marriage: Pathways to health. In *Physiol. Behav.* (2003).
356. Cacioppo, J. T. *et al.* Do lonely days invade the nights? Potential social modulation of sleep efficiency. *Psychol. Sci.* (2002).
357. Cacioppo, J. T. *et al.* The anatomy of loneliness. *Curr. Dir. Psychol. Sci.* (2003).
358. Kiserud, T. *et al.* The World Health Organization Fetal Growth Charts: A Multinational Longitudinal Study of Ultrasound Biometric Measurements and Estimated Fetal Weight. *PLoS Med.* (2017).
359. Veenendaal, M. V. E. *et al.* Transgenerational effects of prenatal exposure to the 1944–45 Dutch famine. *BJOG An Int. J. Obstet. Gynaecol.* (2013).
360. Scheinost, D. *et al.* Prenatal stress alters amygdala functional connectivity in preterm neonates. *NeuroImage Clin. 12* (2016).
361. Heim, C. *et al.* Lower CSF oxytocin concentrations in women with a history of childhood abuse. *Mol. Psychiatry 14* (2009).
362. Seltzer, L. J. *et al.* Stress-Induced Elevation of Oxytocin in Maltreated Children: Evolution, Neurodevelopment, and Social Behavior. *Child Dev.* (2014).
363. Maud, C. *et al.* The role of oxytocin receptor gene (OXTR) DNA methylation (DNAm) in human social and emotional functioning: a systematic narrative review. *BMC Psychiatry* (2018).
364. Meinlschmidt, G. *et al.* Sensitivity to Intranasal Oxytocin in Adult Men with Early Parental Separation. *Biol. Psychiatry* (2007).
365. Young, G. *et al.* Differential Susceptibility: Orchids, Dandelions, and the Flowering of Developmental Psychology. In *Unifying Causality Psychol.* (2016).
366. Zhang, T. Y. *et al.* Epigenetic mechanisms for the early environmental regulation of hippocampal glucocorticoid receptor gene expression in rodents and humans. *Neuropsychopharmacology* (2013).
367. Canli, T. *et al.* Long story short: The serotonin transporter in emotion regulation and social cognition. *Nat. Neurosci.* (2007).
368. Johnson, A. B. *et al.* Attachment security buffers the HPA axis of toddlers growing up in poverty or near poverty: Assessment during pediatric well-child exams with inoculations. *Psychoneuroendocrinology 95* (2018).
369. Clauss, J. A. *et al.* The nature of individual differences in inhibited temperament and risk for psychiatric disease: A review and meta-analysis. *Prog. Neurobiol.* (2015).

370. Sarkadi, A. *et al.* Fathers' involvement and children's developmental outcomes. *Acta Paediatr. Int. J. Paediatr.* (2008).
371. Melgoza, Y. *et al.* The effects of a prenatal cognitive behavior stress management intervention on mothers perceived stress reactivity levels. *Psychosom. Med. 76* (2014).
372. Feinberg, M. *et al.* Effects of a Psychosocial Couple-Based Prevention Program on Adverse Birth Outcomes. *Matern. Child Heal. J. 19* (2015).
373. G.G., U.J. *et al.* Impact of a prenatal cognitive-behavioral stress management intervention on salivary cortisol levels in low-income mothers and their infants. *Psychoneuroendocrinology 36* (2011).
374. Fontein-Kuipers, Y. J. *et al.* Antenatal interventions to reduce maternal distress: A systematic review and meta-analysis of randomised trials. *BJOG An Int. J. Obstet. Gynaecol. vol. 121* (2014).
375. Fontein-Kuipers, Y. J. Reducing maternal anxiety and stress in pregnancy: what is the best approach? *Curr. Opin. Obstet. Gynecol. 27* (2015).
376. Laplante, D. P. *et al.* Project ice storm: Prenatal maternal stress affects cognitive and linguistic functioning in 5 1/2-year-old children. *J. Am. Acad. Child Adolesc. Psychiatry* (2008).
377. Storey, A. E. *et al.* Primate paternal care: Interactions between biology and social experience. *Horm. Behav. 77* (2016).
378. Stallings, J. *et al.* The Effects of Infant Cries and Odors on Sympathy, Cortisol, and Autonomic Responses in New Mothers and Nonpostpartum Women. *Parenting* (2001).
379. Giardino, J. *et al.* Effects of motherhood on physiological and subjective responses to infant cries in teenage mothers: A comparison with non-mothers and adult mothers. *Horm. Behav.* (2008).
380. Kim, P. *et al.* Sad dads: paternal postpartum depression. *Psychiatry (Edgmont)* (2007).
381. Marín-Morales, D. *et al.* Relationship Between Postpartum Depression and Psychological and Biological Variables in the Initial Postpartum Period. *Matern. Child Health J. 22* (2018).
382. Okun, M. L. *et al.* Changes in sleep quality, but not hormones predict time to postpartum depression recurrence. *J. Affect. Disord. 130* (2011).
383. Yim, I. S. *et al.* Biological and Psychosocial Predictors of Postpartum Depression: Systematic Review and Call for Integration. *Annu. Rev. Clin. Psychol.* (2015).
384. Gentile, S. Suicidal mothers. *J. Inj. Violence Res.* (2011).
385. Hahn-Holbrook, J. *et al.* Does breastfeeding offer protection against maternal depressive symptomatology?: A prospective study from pregnancy to 2 years after birth. *Arch. Womens Ment. Health* (2013).

386. Health, C. Why Mothers Die 2000–2002. The sixth report of the Confidential Enquiries into Maternal Deaths in the United Kingdom. *Heal. (San Fr)* (2004).
387. Lindahl, V. *et al.* Prevalence of suicidality during pregnancy and the postpartum. *Arch. Womens Ment. Health* (2005).
388. Samandari, G. *et al.* Are pregnant and postpartum women: At increased risk for violent death? Suicide and homicide findings from North Carolina. *Matern. Child Health J.* (2011).
389. Lang, C. T. *et al.* Maternal mortality in the United States. *Best Pract. Res. Clin. Obstet. Gynaecol.* (2008).
390. Hellbernd, H. *et al.* Häusliche Gewalt im Kontext von Schwangerschaft und Geburt: Interventions- und Präventionsmöglichkeiten für Gesundheitsfachkräfte. In *Handb. Kinder und häusliche Gewalt* (2007).
391. Caldwell, H. K. Oxytocin and Vasopressin: Powerful Regulators of Social Behavior. *Neuroscientist* (2017).
392. Edelstein, R. S. *et al.* Prenatal hormones in first-time expectant parents: Longitudinal changes and within-couple correlations. *Am. J. Hum. Biol.* (2015).
393. Brennan, A. *et al.* A qualitative exploration of the Couvade syndrome in expectant fathers. *J. Reprod. Infant Psychol.* 25 (2007).
394. Steel, B. Oral health: Couvade syndrome and toothache. *Br. Dent. J.* (2017).
395. Mascaro, J. S. *et al.* Testicular volume is inversely correlated with nurturing-related brain activity in human fathers. *Proc. Natl. Acad. Sci. 110* (2013).
396. Rilling, J. K. *et al.* The neurobiology of fatherhood. *Curr. Opin. Psychol. 15* (2017).
397. Storey, A. Hormonal correlates of paternal responsiveness in new and expectant fathers. *Evol. Hum. Behav. 21* (2000).
398. Mascaro, J. S. *et al.* Behavioral and genetic correlates of the neural response to infant crying among human fathers. *Soc. Cogn. Affect. Neurosci. 9* (2014).
399. Saturn, S. R. Flexibility of the father's brain. *Proc. Natl. Acad. Sci. U. S. A.* (2014).
400. Saxbe, D. E. *et al.* High paternal testosterone may protect against postpartum depressive symptoms in fathers, but confer risk to mothers and children. *Horm. Behav.* (2017).
401. Edelstein, R. S. *et al.* Dyadic associations between testosterone and relationship quality in couples. *Horm. Behav.* 65 (2014).
402. Teichroeb, J. A. *et al.* Social correlates of fecal testosterone in male ursine colobus monkeys (Colobus vellerosus): The effect of male reproductive competition in aseasonal breeders. *Horm. Behav.* (2008).
403. Bos, P. A. *et al.* Testosterone administration modulates neural respon-

ses to crying infants in young females. *Psychoneuroendocrinology 35* (2010).

404. Roellke, E. *et al.* Infant Crying Levels Elicit Divergent Testosterone Response in Men. *Parenting* (2019).
405. Feldman, R. *et al.* Natural variations in maternal and paternal care are associated with systematic changes in oxytocin following parent-infant contact. *Psychoneuroendocrinology 35* (2010).
406. Weisman, O. *et al.* Oxytocin shapes parental motion during father-infant interaction. *Biol. Lett.* (2013).
407. Hahn-Holbrook, J. *et al.* Maternal defense: Breast feeding increases aggression by reducing stress. *Psychol. Sci.* (2011).
408. Bosch, O. J. *et al.* Brain oxytocin correlates with maternal aggression: link to anxiety. *J. Neurosci. 25* (2005).
409. Bosch, O. J. Maternal aggression in rodents: brain oxytocin and vasopressin mediate pup defence. *Philos. Trans. R. Soc. Lond. B. Biol. Sci. 368* (2013).
410. Crone, E. A. *et al.* Understanding adolescence as a period of social-affective engagement and goal flexibility. *Nat. Rev. Neurosci.* (2012).
411. Cooke, B. M. *et al.* Double Helix: Reciprocity between juvenile play and brain development. *Dev. Cogn. Neurosci.* (2011).
412. Peters, S. *et al.* The link between testosterone and amygdala-orbitofrontal cortex connectivity in adolescent alcohol use. *Psychoneuroendocrinology* (2015).
413. Uy, J. P. *et al.* Acute stress increases risky decisions and dampens prefrontal activation among adolescent boys. *Neuroimage* (2017).
414. Deardorff, J. *et al.* Puberty and Gender Interact to Predict Social Anxiety Symptoms in Early Adolescence. *J. Adolesc. Heal.* (2007).
415. Chaplin, T. M. *et al.* Gender, anxiety, and depressive symptoms: A longitudinal study of early adolescents. *J. Early Adolesc.* (2009).
416. Gorday, J. Y. *et al.* Linking puberty and error-monitoring: Relationships between self-reported pubertal stages, pubertal hormones, and the error-related negativity in a large sample of children and adolescents. *Dev. Psychobiol.* (2018).
417. Peters, S. *et al.* Increased striatal activity in adolescence benefits learning. *Nat. Commun.* (2017).
418. Gardner, M. *et al.* Peer influence on risk taking, risk preference, and risky decision making in adolescence and adulthood: An experimental study. *Dev. Psychol.* (2005).
419. Wouters, E. J. *et al.* Peer influence on snacking behavior in adolescence. *Appetite* (2010).
420. Choukas-Bradley, S. *et al.* Peer Influence, Peer Status, and Prosocial Behavior: An Experimental Investigation of Peer Socialization of Adolescents' Intentions to Volunteer. *J. Youth Adolesc.* (2015).

421. van Hoorn, J. *et al.* Peer Influence on Prosocial Behavior in Adolescence. *J. Res. Adolesc.* (2016).
422. Hofmann, V. *et al.* Avoiding antisocial behavior among adolescents: The positive influence of classmates' prosocial behavior. *J. Adolesc.* (2018).
423. Hoorn, J. Van *et al.* Neural correlates of prosocial peer influence on public goods game donations during adolescence. *Soc. Cogn. Affect. Neurosci.* (2016).
424. Blakemore, S.-J. *et al.* Is Adolescence a Sensitive Period for Sociocultural Processing? *Annu. Rev. Psychol.* (2014).
425. Masten, C. L. *et al.* Subgenual anterior cingulate responses to peer rejection: A marker of adolescents' risk for depression. *Dev. Psychopathol.* (2011).
426. Silk, J. S. *et al.* Increased neural response to peer rejection associated with adolescent depression and pubertal development. *Soc. Cogn. Affect. Neurosci.* (2014).
427. Purdie, V. *et al.* Rejection sensitivity and adolescent girls' vulnerability to relationship-centered difficulties. *Child Maltreat.* (2000).
428. Harper, M. S. *et al.* Self-silencing and rejection sensitivity in adolescent romantic relationships. *J. Youth Adolesc.* (2006).
429. Brix, N. *et al.* Timing of puberty in boys and girls: A population-based study. *Paediatr. Perinat. Epidemiol.* (2019).
430. Peters, A. T. *et al.* Impact of pubertal timing and depression on error-related brain activity in anxious youth. *Dev. Psychobiol.* (2019).
431. Doll, L. M. *et al.* Sexual Selection and Life History: Earlier Recalled Puberty Predicts Men's Phenotypic Masculinization. *Adapt. Hum. Behav. Physiol.* (2016).
432. Kaltiala-Heino, R. *et al.* Early puberty is associated with mental health problems in middle adolescence. *Soc. Sci. Med.* (2003).
433. McEwen, B. S. Stress, sex, and neural adaptation to a changing environment: Mechanisms of neuronal remodeling. *Ann. N. Y. Acad. Sci.* (2010).
434. Van Cauter, E. *et al.* Effects of gender and age on the levels and circadian rhythmicity of plasma cortisol. *J. Clin. Endocrinol. Metab.* (1996).
435. Honour, J. W. Biochemistry of the menopause. *Ann. Clin. Biochem. vol.* 55 (2018).
436. Magistro, G. *et al.* Vaccine Development for Urinary Tract Infections: Where Do We Stand? *Eur. Urol. Focus vol.* 5 (2019).
437. Schaller, S. *et al.* Suizidalität: epidemiologische Befunde, Probleme und Schlussfolgerungen für die Prävention. In *Die Versorgung psych. kranker alter Menschen. Bestandsaufnahme und Herausforderung für die Versorgungsforsch.* (2010).

438. McCarrey, A. C. *et al.* Postmenopausal hormone therapy and cognition. *Horm. Behav.* (2015).
439. Vesco, K. K. *et al.* Influence of menopause on mood: A systematic review of cohort studies. *Climacteric* (2007).
440. Bjørnerem, Å. *et al.* Seasonal variation of estradiol, follicle stimulating hormone, and dehydroepiandrosterone sulfate in women and men. *J. Clin. Endocrinol. Metab.* (2006).
441. Parandavar, N. *et al.* The effect of melatonin on climacteric symptoms in menopausal women; a double-blind, randomized controlled, clinical trial. *Iran. J. Public Health* (2014).
442. Fischer, T. W. *et al.* Melatonin as a major skin protectant: From free radical scavenging to DNA damage repair. *Exp. Dermatol.* (2008).
443. Das, A. *et al.* Social Modulation or Hormonal Causation? Linkages of Testosterone with Sexual Activity and Relationship Quality in a Nationally Representative Longitudinal Sample of Older Adults. *Arch. Sex. Behav.* (2016).
444. Randolph, J. F. *et al.* Masturbation frequency and sexual function domains are associated with serum reproductive hormone levels across the menopausal transition. *J. Clin. Endocrinol. Metab.* (2015).
445. Isidori, A. M. *et al.* Effects of testosterone on sexual function in men: Results of a meta-analysis. *Clin. Endocrinol. (Oxf)* (2005).
446. Snyder, P. J. Hypogonadism in Elderly Men – What to Do Until the Evidence Comes. *N. Engl. J. Med.* (2004).
447. Nieschlag, E. *et al.* Testosterone deficiency: A historical perspective. *Asian J. Androl.* (2014).
448. Schlich, C. *et al.* Issues surrounding testosterone replacement therapy. *Hosp. Pharm.* (2016).
449. Amanatkar, H. R. *et al.* Impact of exogenous testosterone on mood: A systematic review and meta-analysis of randomized placebo-controlled trials. *Ann. Clin. Psychiatry* (2014).
450. Bovee, T. F. H. *et al.* Screening of synthetic and plant-derived compounds for (anti)estrogenic and (anti)androgenic activities. *Anal. Bioanal. Chem.* (2008).
451. Aggarwal, B. B. *et al.* Molecular targets and anticancer potential of indole-3-carbinol and its derivatives. *Cell Cycle* (2005).
452. Grassi, D. *et al.* Flavanol-rich chocolate acutely improves arterial function and working memory performance counteracting the effects of sleep deprivation in healthy individuals. *J. Hypertens.* (2016).
453. Ben Maamar, M. *et al.* Ibuprofen results in alterations of human fetal testis development. *Sci. Rep.* (2017).
454. Kristensen, D. M. *et al.* Ibuprofen alters human testicular physiology to produce a state of compensated hypogonadism. *Proc. Natl. Acad. Sci. U. S. A.* (2018).

455. Rohleder, N. *et al.* The hypothalamic-pituitary-adrenal (HPA) axis in habitual smokers. *Int. J. Psychophysiol.* (2006).
456. M., Y. *et al.* Nicotine and the adolescent brain. *J. Physiol.* (2015).
457. Salas-Huetos, A. *et al.* The effect of nutrients and dietary supplements on sperm quality parameters: A systematic review and meta-analysis of randomized clinical trials. *Adv. Nutr.* (2018).
458. Lai, J. S. *et al.* A systematic review and meta-analysis of dietary patterns and depression in community-dwelling adults. *Am. J. Clin. Nutr.* (2014).
459. Silber, B. Y. *et al.* Effects of tryptophan loading on human cognition, mood, and sleep. *Neurosci. Biobehav. Rev.* (2010).
460. Schneider-Helmert, D. *et al.* Evaluation of l-tryptophan for treatment of insomnia: A review. *Psychopharmacology (Berl)* (1986).
461. Nardi, J. *et al.* Prepubertal subchronic exposure to soy milk and glyphosate leads to endocrine disruption. *Food Chem. Toxicol. 100* (2017).
462. Segovia-Siapco, G. *et al.* Soy isoflavone consumption and age at pubarche in adolescent males. *Eur. J. Nutr.* 57 (2018).
463. Patisaul, H. B. *et al. Endocrine disruptors, brain, and behavior.* (Oxford University Press, 2017).
464. Vorvolakos, T. *et al.* There is no safe threshold for lead exposure: A literature review. *Psychiatrike* (2016).
465. Massaly, N. *et al.* A trigger for opioid misuse: Chronic pain and stress dysregulate the mesolimbic pathway and Kappa opioid system. *Front. Neurosci.* (2016).
466. Tchernitchin, A. N. *et al.* Effect of Prenatal Exposure to Lead on Estrogen Action in the Prepubertal Rat Uterus. *ISRN Obstet. Gynecol.* (2011).
467. Caito, S. *et al.* Developmental Neurotoxicity of Lead. In *Adv. Neurobiol.* (2017).
468. Georgescu, B. *et al.* Heavy Metals Acting as Endocrine Disrupters. *Sci. Pap. Anim. Sci. Biotechnol.* (2011).
469. Muller, C. *et al.* Environmental Inequality: The Social Causes and Consequences of Lead Exposure. *Annu. Rev. Sociol.* (2018).
470. Feigenbaum, J. J. *et al.* Lead exposure and violent crime in the early twentieth century. *Explor. Econ. Hist.* (2016).
471. Reyes, J. W. Environmental policy as social policy? The impact of childhood lead exposure on crime. *B. E. J. Econ. Anal. Policy* (2007).
472. Gould, E. Childhood lead poisoning: Conservative estimates of the social and economic benefits of lead hazard control. *Environ. Health Perspect.* (2009).
473. Pichery, C. *et al.* Childhood lead exposure in France: Benefit estima-

tion and partial cost-benefit analysis of lead hazard control. *Environ. Heal. A Glob. Access Sci. Source* (2011).

474. Patisaul, H. Long-term effects of environmental endocrine disruptors on reproductive physiology and behavior. *Front. Behav. Neurosci.* (2009).
475. Braun, J. M. *et al.* Cohort profile: The Health Outcomes and Measures of the Environment (HOME) study. *Int. J. Epidemiol.* (2017).
476. Zedrosser, A. *et al.* Genetic estimates of annual reproductive success in male brown bears: The effects of body size, age, internal relatedness and population density. *J. Anim. Ecol.* (2007).
477. Reed, K. E. *et al.* Neither soy nor isoflavone intake affects male reproductive hormones. *Reprod. Toxicol. vol. 100* (2021).
478. Skakkebaek, N. E. *et al.* Male reproductive disorders and fertility trends: Influences of environment and genetic susceptibility. *Physiol. Rev.* (2015).
479. Zawatski, W. *et al.* Male pubertal development: Are endocrine-disrupting compounds shifting the norms? *J. Endocrinol.* (2013).
480. Jagne, J. *et al.* Endocrine-Disrupting Chemicals: Adverse Effects of Bisphenol A and Parabens to Women's Health. *Water. Air. Soil Pollut.* (2016).
481. Maqbool, F. *et al.* Review of endocrine disorders associated with environmental toxicants and possible involved mechanisms. *Life Sci.* (2016).
482. Levine, H. *et al.* Temporal trends in sperm count: A systematic review and meta-regression analysis. *Hum. Reprod. Update* (2017).
483. Carlsen, E. *et al.* Evidence for decreasing quality of semen during past 50 years. *Br. Med. J.* (1992).
484. Swan, S. H. *et al.* The question of declining sperm density revisited: An analysis of 101 studies published 1934–1996. *Environ. Health Perspect.* (2000).
485. Wang, L. *et al.* Decline of semen quality among Chinese sperm bank donors within 7 years (2008–2014). *Asian J. Androl.* (2017).
486. Ravanos, K. *et al.* Declining Sperm Counts. Or Rather Not? A Mini Review. *Obstet. Gynecol. Surv.* (2018).
487. Sengupta, P. *et al.* Decline in sperm count in European men during the past 50 years. *Hum. Exp. Toxicol.* (2018).
488. Paasch, U. *et al.* Semen quality in sub-fertile range for a significant proportion of young men from the general German population: A co-ordinated, controlled study of 791 men from Hamburg and Leipzig. In *Int. J. Androl.* (2008).
489. Pastuszak, A. W. *et al.* Re: Human semen quality in the new millennium: A prospective cross-sectional population-based study of 4867 men. *Eur. Urol.* (2012).

490. Adami, H. O. *et al.* Testicular cancer in nine northern european countries. *Int. J. Cancer* (1994).
491. Shi, H. *et al.* Association between urinary phthalates and pubertal timing in Chinese adolescents. *J. Epidemiol.* (2015).
492. Rubin, B. S. Bisphenol A: An endocrine disruptor with widespread exposure and multiple effects. *J. Steroid Biochem. Mol. Biol.* (2011).
493. Thayer, K. A. *et al.* Bisphenol a, bisphenol s, and 4-hydro xyphenyl 4-isopro oxyphenyl sulfone (bpsip) in urine and blood of cashiers. *Environ. Health Perspect.* (2016).
494. Lv, Y. *et al.* Higher dermal exposure of cashiers to BPA and its association with DNA oxidative damage. *Environ. Int.* (2017).
495. Hass, U. *et al.* Low-dose effect of developmental bisphenol A exposure on sperm count and behaviour in rats. *Andrology* (2016).
496. Calafat, A.M. *et al.* Urinary concentrations of four parabens in the U.S. population: NHANES 2005–2006. *Environ. Health Perspect.* (2010).
497. Erdmann, S.E. *et al.* Xenoestrogenic and dioxin-like activity in blood of East Greenland polar bears (Ursus maritimus). *Chemosphere* (2013).
498. Sonne, C. *et al.* Xenoendocrine pollutants may reduce size of sexual organs in East Greenland polar bears (Ursus maritimus). *Environ. Sci. Technol.* (2006).
499. Sonne, C. *et al.* Reproductive performance in East Greenland polar bears (Ursus maritimus) may be affected by organohalogen contaminants as shown by physiologically-based pharmacokinetic (PBPK) modelling. *Chemosphere* (2009).
500. Miyashita, C. *et al.* Demographic, behavioral, dietary, and socioeconomic characteristics related to persistent organic pollutants and mercury levels in pregnant women in Japan. *Chemosphere* (2015).
501. Moore, K. *et al.* Birth control hormones in water: Separating myth from fact. *Contraception vol. 84* (2011).
502. Frederiksen, H. *et al.* Urinary excretion of phthalate metabolites, phenols and parabens in rural and urban Danish mother-child pairs. *Int. J. Hyg. Environ. Health* (2013).
503. Miao, M. *et al.* In utero exposure to bisphenol-A and its effect on birth weight of offspring. *Reprod. Toxicol.* (2011).
504. Vandenberg, L. N. *et al.* Regulatory decisions on endocrine disrupting chemicals should be based on the principles of endocrinology. *Reprod. Toxicol.* (2013).
505. Colborn, T. Commentary: setting aside tradition when dealing with endocrine disruptors. *ILAR J.* (2004).